U0387825

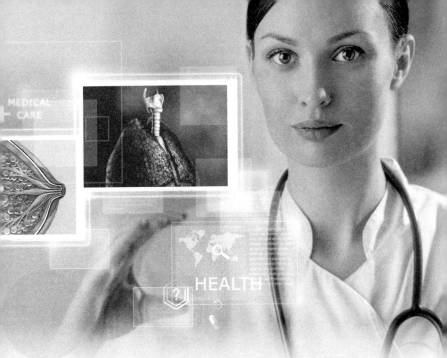

ZHONGLIU NEIKE JIBING ZHENLIAO YU CHUFANG SHOUCE

肿瘤内科疾病
诊疗与处方手册

陈 强 林小燕 施纯玫 主编

化学工业出版社

·北京·

该书介绍常见肿瘤内科疾病的诊断要点、治疗原则，再列出一个或多个常用、经典的处方，并对每个处方的使用范围、药物安全剂量范围、用药观察及注意事项加以说明。

本书适合肿瘤内科医师、实习医师、进修医师、全科医师阅读。

图书在版编目（CIP）数据

肿瘤内科疾病诊疗与处方手册 / 陈强，林小燕，施纯玫主编 .—北京：化学工业出版社，2018.6
ISBN 978-7-122-31916-6

Ⅰ.①肿… Ⅱ.①陈… ②林… ②施… Ⅲ.①肿瘤 - 内科 - 诊疗 - 手册 Ⅳ.① R73-62

中国版本图书馆 CIP 数据核字 (2018) 第 074126 号

责任编辑：戴小玲　　　　　　　装帧设计：刘丽华
责任校对：王素芹

出版发行：化学工业出版社（北京市东城区青年湖南街13号　邮政编码100011）
印　　装：三河市航远印刷有限公司
787mm×1092mm　1/32　印张13 $\frac{1}{4}$　字数416千字
2018年10月北京第1版第1次印刷

购书咨询：010-64518888（传真：010-64519686）
售后服务：010-64518899
网　　址：http://www. cip. com. cn
凡购买本书，如有缺损质量问题，本社销售中心负责调换。

定　　价：59.00元　　　　　　　　　　版权所有　违者必究

编者名单

主　编　陈　强　林小燕　施纯玫

编　者　王新利　叶韵斌　刘　青　江　涛

　　　　　杜　彬　杨　升　杨宝玉　吴日平

　　　　　沈松菲　陈　强　林小燕　林梦心

　　　　　钟东塔　侯培峰　施纯玫　徐　倩

　　　　　翁小娇　翁桂珍　高鑫艳　黄小兵

　　　　　赖金火　潘璋驰

前言 >>> FOREWORD

随着分子生物学和药物学的研究深入,促使肿瘤疾病的诊断与治疗方法不断改进,提升了肿瘤诊疗的技术水平。面对大量推陈出新的研究成果,亟须梳理归纳,及时准确地指导临床应用。

本书以年轻的初中级医师为主要读者,也供其他肿瘤学相关的医生或研究者在了解和研究临床肿瘤学时参考使用。

书中总论部分重点介绍肿瘤学理论与诊疗方法的研究进展。各论部分则依据临床工作需要,对不同肿瘤疾病,简要介绍诊断要点、治疗原则和相应的处方,力求清晰易读、实用效果好。

本书涉及面广、信息量大,在编写中大量参考了国内外最新研究资料。在福建医科大学附属协和医院肿瘤内科全体医师通力合作下,历时一年多完成该书编写。编写过程中得到许多单位与同仁的关心、支持和帮助,在此表示感谢。

由于我们水平有限,不足之处在所难免,敬请读者批评指正。

编者
2018年2月

CONTENTS ‹‹‹ 目 录

第一章　总论　　　　　　　　　　　　　/1

第一节　概述 …………………………………………………… 1
第二节　肿瘤早期诊断及预防 ……………………………… 4
　一、早预防，降低发病率 ………………………………… 4
　二、肿瘤的化学预防 ……………………………………… 7
　三、早发现、早诊断、早治疗、降低病死率 …………… 8
第三节　抗肿瘤药物的分类及作用机制 ………………… 10
　一、化疗药物 …………………………………………… 10
　二、分子靶向药物 ……………………………………… 19
第四节　肿瘤综合治疗的原则及规范化治疗 …………… 28
　一、肿瘤综合治疗的原则 ……………………………… 28
　二、综合治疗的模式 …………………………………… 31
　三、综合治疗团队的组成 ……………………………… 32
　四、规范化治疗 ………………………………………… 33
第五节　肿瘤内科治疗原则及工作程序 ………………… 33
　一、治疗前的准备 ……………………………………… 34
　二、治疗方案的实施 …………………………………… 36
　三、毒副作用的监测 …………………………………… 36
　四、用药剂量的调整或停止用药 ……………………… 36
　五、疗效评价与方案更改 ……………………………… 37
　六、治疗后的随访 ……………………………………… 37
　七、化疗及靶向治疗的注意事项 ……………………… 37
　八、抗肿瘤药物的不良反应 …………………………… 38

第六节　肿瘤生物免疫治疗和分子靶向治疗 ………… 39

一、肿瘤生物免疫治疗 ………………………………… 39

二、肿瘤分子靶向治疗 ………………………………… 43

第七节　抗肿瘤药物不良反应的预防及处理 …………… 45

一、骨髓抑制 …………………………………………… 45

二、恶心、呕吐 ………………………………………… 47

三、腹泻 ………………………………………………… 52

四、肝功能损害 ………………………………………… 54

五、肾毒性 ……………………………………………… 56

六、心脏毒性 …………………………………………… 58

七、过敏反应 …………………………………………… 60

八、化疗药物外渗 ……………………………………… 62

九、皮疹 ………………………………………………… 66

十、手足综合征 ………………………………………… 67

第八节　RECIST疗效评价标准 ………………………… 70

一、肿瘤在基线水平的可测量性 ……………………… 70

二、肿瘤缓解的评估 …………………………………… 72

第二章　成人癌症疼痛规范化治疗　　　　　　/80

一、癌痛病因、机制及分类 …………………………… 80

二、癌痛评估 …………………………………………… 81

三、癌痛的治疗 ………………………………………… 83

四、患者及家属宣教 …………………………………… 85

五、处方 ………………………………………………… 85

附　简明疼痛评估量表（BPI） ……………………… 90

第三章　血液系统肿瘤　　　　　　　　　　/92

第一节　恶性淋巴瘤 …………………………………… 92

一、霍奇金淋巴瘤 ……………………………………… 92

　　二、非霍奇金淋巴瘤 ·· 106

第二节　多发性骨髓瘤 ·· 125

　　一、诊断要点 ··· 126

　　二、治疗原则 ··· 129

　　三、处方 ··· 132

第四章　头颈部肿瘤　　　　　　　　/139

第一节　甲状腺癌 ··· 139

　　一、诊断要点 ··· 139

　　二、治疗原则 ··· 142

　　三、处方 ··· 143

第二节　鼻咽癌 ··· 143

　　一、诊断要点 ··· 144

　　二、治疗原则 ··· 146

　　三、处方 ··· 149

第三节　脑胶质瘤 ··· 154

　　一、诊断要点 ··· 154

　　二、治疗原则 ··· 159

　　三、处方 ··· 162

第五章　肺癌　　　　　　　　　　　/163

第一节　非小细胞肺癌 ·· 163

　　一、诊断要点 ··· 163

　　二、治疗原则 ··· 165

　　三、处方 ··· 167

第二节　小细胞肺癌 ·· 173

　　一、诊断要点 ··· 174

　　二、治疗原则 ··· 175

　　三、处方 ··· 175

第六章　乳腺癌 　　　　　　　　　　　　　　/180

　　一、诊断要点 ………………………………………… 180
　　二、治疗原则 ………………………………………… 184
　　三、处方 …………………………………………… 189

第七章　消化道肿瘤 　　　　　　　　　　　　/206

　第一节　食管癌 …………………………………… 206
　　一、诊断要点 ……………………………………… 206
　　二、治疗原则 ……………………………………… 210
　　三、处方 ………………………………………… 211
　第二节　胃癌 ……………………………………… 232
　　一、诊断要点 ……………………………………… 232
　　二、治疗原则 ……………………………………… 234
　　三、处方 ………………………………………… 234
　第三节　大肠癌 …………………………………… 244
　　一、诊断要点 ……………………………………… 245
　　二、内科治疗原则 ………………………………… 249
　　三、处方 ………………………………………… 252
　第四节　胰腺癌 …………………………………… 261
　　一、诊断要点 ……………………………………… 261
　　二、治疗原则 ……………………………………… 263
　　三、处方 ………………………………………… 264
　第五节　原发性肝癌 ……………………………… 269
　　一、诊断要点 ……………………………………… 270
　　二、治疗原则 ……………………………………… 273
　　三、处方 ………………………………………… 274
　第六节　胆管系统肿瘤——胆道肿瘤（胆囊癌和胆管癌）…… 276
　　一、诊断要点 ……………………………………… 277

二、治疗原则 ………………………………………… 281

三、处方 …………………………………………… 284

第八章 骨软组织肿瘤 /286

第一节 骨肉瘤 …………………………………… 286

一、诊断要点 ……………………………………… 286

二、治疗原则 ……………………………………… 289

三、处方 …………………………………………… 291

第二节 尤因肉瘤 ………………………………… 295

一、诊断要点 ……………………………………… 295

二、治疗原则 ……………………………………… 297

三、处方 …………………………………………… 298

第三节 软组织肉瘤 ……………………………… 301

一、诊断要点 ……………………………………… 302

二、治疗原则 ……………………………………… 307

三、处方 …………………………………………… 309

第四节 胃肠道间质瘤 …………………………… 318

一、诊断要点 ……………………………………… 318

二、治疗原则 ……………………………………… 322

三、处方 …………………………………………… 323

第九章 皮肤恶性肿瘤 /326

第一节 基底细胞癌 ……………………………… 326

一、诊断要点 ……………………………………… 326

二、治疗原则 ……………………………………… 328

第二节 鳞状细胞癌 ……………………………… 329

一、诊断要点 ……………………………………… 329

二、治疗原则 ……………………………………… 330

第三节 黑色素瘤 ………………………………… 331

一、诊断要点 ··· 331

二、治疗原则 ··· 333

三、处方 ··· 334

第十章　泌尿系统肿瘤 /336

第一节　肾癌 ··· 336

一、诊断要点 ··· 336

二、治疗原则 ··· 340

三、处方 ··· 341

第二节　膀胱癌 ··· 347

一、诊断要点 ··· 347

二、治疗原则 ··· 349

三、处方 ··· 349

第十一章　男性生殖系统肿瘤 /357

第一节　睾丸肿瘤 ··· 357

一、诊断要点 ··· 357

二、治疗原则 ··· 358

三、处方 ··· 358

第二节　精原细胞瘤 ······································· 358

一、诊断要点 ··· 358

二、治疗原则 ··· 359

三、处方 ··· 359

第三节　非精原细胞瘤 ····································· 359

一、诊断要点 ··· 360

二、治疗原则 ··· 360

三、处方 ··· 361

第四节　前列腺癌 ··· 367

一、诊断要点 ··· 368

二、治疗原则 ………………………………………… 368

三、处方 …………………………………………………… 369

第十二章　妇科恶性肿瘤化疗 /374

第一节　卵巢上皮细胞肿瘤 ……………………………… 374

一、诊断要点 …………………………………………… 374

二、治疗原则及处方 ………………………………… 375

第二节　卵巢生殖细胞肿瘤 ……………………………… 383

一、诊断要点 …………………………………………… 383

二、治疗原则 …………………………………………… 384

三、处方 …………………………………………………… 384

第三节　子宫颈癌 ……………………………………… 387

一、诊断要点 …………………………………………… 388

二、治疗原则 …………………………………………… 389

三、处方 …………………………………………………… 390

第四节　子宫内膜癌 ……………………………………… 395

一、诊断要点 …………………………………………… 395

二、治疗原则 …………………………………………… 396

三、处方 …………………………………………………… 397

第五节　子宫肉瘤 ……………………………………… 399

一、诊断要点 …………………………………………… 399

二、治疗原则 …………………………………………… 400

三、处方 …………………………………………………… 401

参考文献 /405

第一章

总论

>第一节 概述

　　肿瘤是机体自身细胞在众多内因（包括基因、内分泌失调和免疫异常等因素）和外因（包括物理性、化学性、生物性等因素）长期作用下，导致其过度异常增生而形成的疾病。一般可分为良性肿瘤和恶性肿瘤。凡有浸润、转移能力并能致宿主死亡的肿瘤被认为恶性肿瘤。有些肿瘤虽能致死但无浸润、转移能力被认良性肿瘤。但良性肿瘤与恶性肿瘤之间有时并无绝对界限，有些良性肿瘤具有良性细胞形态，但容易复发，甚至转变成恶性肿瘤，如神经纤维瘤，切除后容易复发，是良性肿瘤存在恶性行为。恶性肿瘤中也存在部分低度恶性，生长发展缓慢的肿瘤，如皮肤基底细胞癌生长缓慢，几乎不发生转移，经治疗后能完全治愈。从广义上来讲，癌症指一切恶性肿瘤，狭义上仅指由上皮细胞来源的恶性肿瘤，即来源于上皮细胞的恶性肿瘤称为癌（cancer），来源间叶组织细胞包括中胚层起源的恶性肿瘤称为肉瘤（sarcoma）。癌占恶性肿瘤的90％以上，几乎全身各种组织器官均可发生。

　　早期恶性肿瘤治疗主要采取局部治疗如外科手术和放射治疗，但是很多肿瘤早期甚至在原位癌期就出现了远处转移，因此恶性肿瘤被认为是全身性疾病的局部表现。全身治疗因此也被摆在重要的位置上，全身治疗有化学药物治疗、生物免疫治疗、内分泌治疗、中医中药治疗等。其中化学药物治疗作为现代肿瘤治疗的全身治疗手段之一，有着不可替代的作用。肿瘤化学药物治疗主要有四种形式：根治性化疗、新辅助化疗、辅助化疗和姑息性化疗。新辅助化疗即术前化疗，为先通过化疗缩小肿瘤再进行放疗或手术，或通过化疗消除一些微转病灶。辅助化疗为先手术或放疗再化疗，消除一些微转病灶及防止癌症复发。

患者疗效评估分为近期疗效和远期疗效，近期疗效主要根据肿瘤大小变化即可作出评价。目前常用的标准有WHO标准和RECIST疗效评价标准（本章第八节）。远期疗效评估涉及患者的生存期与生活质量，生存期包含无病生存期和总生存期等，生活质量评估最为困难，尚缺乏理想的客观标准。新辅助化疗的近期疗效可根据实体瘤评价标准做出疗效评估。术后的辅助化疗无客观近期疗效评定标准，治疗的远期效果更重于近期的疗效，评价一种治疗方法需要3～5年或更长时间的追踪观察，才能得出更为可靠的正确的结论。因此需要大样本的临床研究证据也即循证医学，来指导肿瘤患者的术后化疗方案。证据是循证医学的核心，循证医学证据信用等级分为五级：级别Ⅰ：研究结论来自按特定病种的特定疗法收集所有质量可靠的临床随机对照试验所做的系统评估或meta分析。级别Ⅱ：研究结论来自单个足够样本量的随机临床试验。级别Ⅲ：研究结论来自设有对照组但未用随机方法分组的研究。级别Ⅳ：无对照的系列病例观察。级别Ⅴ：病例报告和临床总结。循证医学认为大样本随机对照研究即RCT和所有相关随机研究的系统评估（systematic reviews，SR）所得出的结果，是证明某种疗法有效性和安全性的最可靠证据，也即可供临床应用的最好证据。其他非随机对照实验的临床研究及其系统评估也可作为参考依据，但可靠性低。所以，临床医生应结合个人的临床经验，利用现有最好的临床研究证据，为患者的治疗做出最佳的选择。

在恶性肿瘤的治疗研究中，对于同一分期，同一病理类型，采用同一治疗方案的肿瘤患者，其治疗效果有着明显的不同。因此，如何个体化治疗成为恶性肿瘤治疗的一个发展方向。患者通过初次治疗如局部手术或放疗后，是否必要行后续的全身治疗，需要有准确的预后判断，临床治疗既不能过度又避免治疗不足，如何找到合理准确的评估指标、如何制定标准是临床亟待解决的问题，理想的评估方法应是能准确预测预后（而不是解释过去），而且在同样的、准确的前提下，应尽可能简单。目前临床对预后的判断主要依据病情分期、病理类型和分级及相关免疫组化等。近年随着分子生物学的发展，基因检测水平的进步，相关靶点的检测以及针对某一靶点而进行的抗癌药物治疗即靶向药物治疗的应用，并根据其检测结果了解治疗效果、预测病情转归，使个体化治疗乃至精确医疗成为可能。

肿瘤内科的化疗是从1943年氮芥被成功地应用于恶性淋巴瘤的治疗为起点，经过几十年的发展，目前抗肿瘤化疗药物的种类已有上百种。目前所使用的绝大多数化疗药物，主要是通过杀伤或抑制增殖活跃的肿瘤细胞，这些治疗由于选择性不强，必然对机体正常细胞尤其是那些增殖旺盛的细胞也有杀伤，导致副作用，如恶心呕吐、脱发、白细胞下降、感染等等。这些严重的副作用直接影响病人的治疗。20多年来，随着化疗辅助药的进展，化疗副作用的处理有了较大的进步。镇吐药物的出现如5-羟色胺受体拮抗药及其衍生物，使患者在化疗期间大大减轻其恶心、呕吐，患者的化疗耐受性和依从性均得到明显的提高。升白药重组人粒细胞集落刺激因子（G-CSF）的出现，使化疗引起的白细胞下降而导致的感染明显减少；新一代抗菌药物的不断出现，使化疗引起感染的病死率也明显下降。同时，胃肠道肿瘤患者营养支持的使用及新技术如造血干细胞及造血细胞因子支持下的大剂量和超大剂量化疗等的应用，使患者化疗适应证得到扩大，疗效明显提高。随着临床应用的实践，化疗以更加合理的给药方式、给药途径、给药剂量达到了较前有长足进步的疗效却不增加甚至降低了化疗毒性。同时，时辰化疗、药动学研究、体内外药物敏感实验的研究都成为目前肿瘤内科学研究的热点。

导致肿瘤发生的相关因素有癌基因的存在、辐射、病毒感染、慢性炎症、基因突变等，这些均可诱发人体细胞突变，一旦免疫监控系统异常即可产生肿瘤，因此，肿瘤是一种基因突变与免疫异常引发的疾病。随着分子生物学的进步，基因检测及分析促进了针对基因突变及细胞通路的靶向药物不断出现，相应免疫研究的进步也为个体化免疫治疗成为可能。

随着肿瘤治疗的进步，患者生存期的延长，恶性肿瘤已成为一种慢性疾病。如何适当地、理性地选择治疗手段，减轻患者的痛苦，强调人文关怀，让患者生活得更幸福，成为肿瘤内科医生值得探讨的课题。

（陈强）

第二节 肿瘤早期诊断及预防

肿瘤在世界多数国家都是常见病、多发病。国际癌症研究中心（IARC）发表的《全球癌症报告2014》指出近十年全球癌症患者和死亡病例都在呈迅猛增长态势，2012年全球癌症每年新发病例约1409万人，死亡病例约820万人，预计发病例数在即将到来的二十年将增长一倍以上。据全国肿瘤登记中心发表的《2015中国癌症统计数据》显示，2015年中国预计有429.2万例新发肿瘤病例和281.4万例死亡病例，我国的癌症发病率属于中等偏下，而死亡率却偏高，这与各国癌谱差异及我国肿瘤发现晚，治愈率低相关。据统计结果显示，中国排名前十的肿瘤生存率为30.9%，而美国为68%，不及其一半，这也标志着中国在一些癌症的防治中还有很大提升空间。

《2015中国癌症统计数据》中指出，约60%的癌症死亡是可以通过减少可控危险因素暴露来预防的，而控制慢性感染是减少中国癌症死亡最可行的途径，29%的癌症死亡是与慢性感染相关，主要是胃癌[幽门螺杆菌（HP）感染]、肝癌[肝炎病毒(HBV和HCV)感染]、宫颈癌[人乳头瘤病毒(HPV)感染]。且我国超过六成患者就诊时已到中晚期，严重影响其生存率，故做好以"预防为主、防治结合、重在三早（早发现、早诊断、早治疗）"的肿瘤防治策略是扭转我国中晚期癌症患者布局的重要手段。

一、早预防，降低发病率

1. 远离致癌物质

（1）职业暴露 据统计估计，人类有80%～90%的肿瘤与化学致癌物质相关，我们生活环境中存在着大量的化学物质。截至2015年，国际癌症研究中心（IARC）已经公布了985类化学物和职业因素的致癌性评估结果，有118种化学物定为人类致癌物，75种化学物为可能致癌物，288种化学物为可疑致癌物，这些物质的绝大部分涉及职业暴露问题。在职业致癌机制中，基因突变一直被认为是肿瘤发病机制的关键环节，这些致癌因子可引起机体DNA核苷酸序列编码信息的改变从而导致基因突变引发肿瘤的遗传学信息改变，从而破坏多种基因的正常转录活性。当然，职业暴露很少只和某种单一因子相关，更多的是多种因子的综合作用。

（2）吸烟　2008年《世界卫生组织全球烟草流行报告》提出，烟草成为人类健康面临的最大却可预防的危险因素，可导致肺、口腔、鼻咽、宫颈、食管等部位的十余种恶性肿瘤，研究表明喉癌患者中吸烟者与不吸烟者的比例高达（20～30）∶1，欧美国家吸烟者肺癌发生率是非吸烟者的10倍以上，我国是5.75倍。烟草中含有4000多种化学物质，已确认为致癌成分的有尼古丁、一氧化碳、烟焦油等69种，其中烟焦油是导致肺癌的元凶，与其内含多环芳烃和亚硝胺密切相关。现全球均在开展禁烟宣传，禁止公共场合吸烟，禁止烟草广告，提高烟草价格等一系列措施，共同筑造全球性的无烟环境。

（3）肿瘤病毒　病毒是细胞内寄生物，有些病毒能使正常细胞转化为肿瘤细胞起致癌物质作用时被称为肿瘤病毒。目前确认与人类肿瘤相关的病毒有6个，分别是4个DNA病毒（HPV、EBV、HBV、HHV-8）和2个RNA病毒（HIV、HTLV），这些病毒感染和15%～20%的人类肿瘤发生有关。虽然各种病毒的结构特性尚不相同，但它们均是通过感染宿主细胞后，病毒抗原和病毒基因组被释放于宿主细胞内或是全部整合于正常细胞基因组中，从而导致宿主DNA序列发生癌变。

人乳头状瘤病毒（HPV病毒）分为低危型和高危型，低危型HPV病毒主要是以游离状态存在，常引起肛门、皮肤、生殖道疣和喉乳头状瘤；高危型HPV病毒绝大部分以单拷贝或多拷贝的形式整合到宿主细胞染色体中，从而导致机体细胞病变，与宫颈癌、肛-外生殖道癌，头颈部癌的发生有关。近来已有两家制药公司开发出有效的HPV预防性疫苗，使宫颈癌成为人类可以预防和根除的第一种恶性肿瘤。

肝炎病毒（HBV和HCV病毒）是肝细胞癌的主要危险因素。但是HBV为DNA病毒，HCV为RNA病毒，两者互不相关，同一患者可单独被两种病毒感染，也可同时感染。据统计，我国有HBV感染者1.2亿，占总人口数的9.09%，其中有1/4为慢性乙肝患者，原发性肝癌与HBV感染密切相关。自1982年以来，已有抗HBV感染有效安全的预防性疫苗，直至今日已有147个国家实现了对新生儿和儿童的HBV疫苗普遍接种。

EB病毒是1964年英国Epstein和Barr等从非洲欧伯基特淋巴瘤建立了细胞株中发现的疱疹类病毒，是第一个被发现的人类致癌病毒，与伯基特（Burkitt）淋巴瘤、鼻咽癌、肠癌、胃癌、乳腺癌等肿瘤发生密切相关。EBV的致癌机制比较复杂，尚未完全清楚，但是可以根据一些标志物进行肿瘤的早期检测和诊断。

（4）饮酒　饮酒是致癌危险因素之一，约占4%，虽然在各种危险因素中所占比例很低，但它与其他危险因素有协同作用。经研究，饮酒患者发生食管癌、肝癌、乳腺癌、大肠癌的概率升高。故应限制酒精的摄入量，男性每天饮酒不超过2杯，女性不超过1杯，1杯酒被定义为12oz（1oz＝28.3495g）的啤酒，或5oz的葡萄酒，或1.5oz的白酒。

（5）紫外线及电离辐射　紫外线（UVR）是电磁波谱中波长100～400nm辐射的总称，是导致皮肤癌发生最主要的环境的因素，诱发波长为298nm。UVR导致肿瘤的发生机制主要包括DNA光损伤、过氧化作用和免疫抑制三个方面。电离辐射是一种天然存在的基因毒剂，通过改变机体某些关键DNA分子的结构和功能，从而导致细胞增殖失调和向恶性转化。机体中的任何组织均可受到电离辐射的攻击，其与皮肤癌、白血病、乳腺癌、肺癌、甲状腺癌等肿瘤相关。

2.杜绝肥胖

超重或肥胖会增加大肠癌、绝经后乳腺癌、子宫内膜癌、食管癌、胰腺癌和肾癌等风险。其可能的机制之一是身体产生更多的雌激素和胰岛素，继而刺激肿瘤生长。所以对于超重或肥胖的人来说，保持健康体重，即使减轻了很少的体重也有益健康。

3.良好的饮食结构

食物在人类肿瘤的发生发展过程中扮演着双重角色，一方面食物含有人体必需的营养成分，另一方面具有诸多致癌及抗癌成分。研究表明，约45%的肿瘤与饮食营养因素密切相关，如胃肠癌、卵巢癌、宫颈癌、乳腺癌等，又称为生活方式癌，具有一定的地域性。

不良饮食结构如高脂肪、高胆固醇、低纤维素、高能量和高碳水化合物是大肠、乳腺、胰腺、前列腺等肿瘤的高发因素。而食物中的抗氧化剂，如维生素A、维生素C、维生素E、β-胡萝卜素等具有抑制亚硝胺致癌的作用，限制过氧化物和环氧化物在体内的生成，从而起到预防肿瘤的作用。可见，良好的膳食营养结构不仅具有预防肿瘤的作用，部分膳食成分在抗氧化、抑制肿瘤细胞生长及刺激人体干扰素生成方面具有促进作用。

4.保持健康心态，避免"癌症性格"

近年来，医学界出现了一个新兴研究领域，称为精神神经免疫学。它显示，人的情绪状况、态度和处理问题的方式均可以明显影响到人的免疫系统。很多癌症患者在发病之前性格抑郁内向，喜怒不溢于言表，自我感觉甚差，不易与别人发展诚挚、深厚的友谊，沉默寡言，人们常称为"癌症性格"。癌症性格和情绪因素主要是通过下丘脑-垂体-肾上腺轴的功能紊乱，紧张刺激使人陷于抑郁、沮丧时，促肾上腺素及肾上腺皮质醇分泌增加，从而抑制免疫系统的正常功能，影响肿瘤诊治及恢复的效果。而后者又会加重患者的心理负担及压力，导致更为激烈的心理冲突、抑郁，形成恶性循环。因此，培养乐观心态，积极向上，坦然处事，经常参加有益于身心的集体活动是一项重要的防癌措施。

二、肿瘤的化学预防

化学预防是指利用天然的或者合成的化学物质来阻止、减缓或逆转癌症发生发展过程的手段，从而降低肿瘤的发生率和病死率。肿瘤的化学预防是一种由杀伤为手段的肃清策略转为以干预为手段的肿瘤预防策略。目前至少有400多种化合物被作为化学预防药物研究，已有近两百个临床试验完成，并有超过一百个临床试验正在进行。根据其对肿瘤发生的影响可大致分为阻断和抑制剂两大类，其中阻断剂的作用是阻止最终致癌物的形成或阻止致癌剂与DNA相互作用，而抑制剂是干预促癌作用，即活性氧自由学说。但是目前疗效确切安全可靠的化学预防药物种类仍然很少，有待科学研究学者进一步的努力。

近年来，表观遗传学在肿瘤化学预防中发展迅速，主要包括DNA甲基化、组蛋白修饰及非编码RNA的水平调控，其通过抑制DNA甲基转移酶的活性、改变DNMT1和DNMT3B的蛋白表达水平以及细胞内的信号通路、对DNA甲基化水平及肿瘤基因启动子的调节，可抵抗或逆转肿瘤各时期进程来阻断或者逆转癌变过程。表观遗传学调控引起的基因沉默都具有可逆性，为肿瘤预防和诊治提供了新方向。

三、早发现、早诊断、早治疗、降低病死率

恶性肿瘤的早发现能提高恶性肿瘤诊断时的期别，降低病死率。癌症早期发现早期诊断的方法和途径：患者的知识普及、定期体检、疾病筛查及医生的专业水平。

1. 全民普及防癌健康教育，警惕肿瘤早期症状

癌症防治战略已成为全球性的卫生战略重点，科学抗癌的首要任务就是开展全民防癌抗癌健康教育。全方位向群众普及防癌卫生知识，促使人们树立癌症可防可治的防癌观，形成完整的癌症防治体系和健康教育渠道，实现健康教育的制度化和社会化。

全民普及防癌知识的最终目的，是在养成良好习惯的同时，加强自身的自我检查，警惕肿瘤出现的早期症状，及时就医，降低病死率。WHO专家提出恶性肿瘤的"十个"早期征兆以供全民警惕：身体任何部位，如乳腺、皮肤、唇、舌或其他部位有可触及的硬结或不消的肿块；疣或黑痣有颜色加深、迅速增大、瘙痒、脱发、溃烂或出血等改变；持续性消化不良；吞咽变冷粗硬物哽咽感，胸骨后不适、灼痛或食管有异物感；耳鸣、重听、鼻塞、头痛、咽部分泌物带血，颈部肿块；持续性声哑，干咳或痰中带血；原因不明的大便带血，无痛性血尿，外耳道出血；月经不正常、大出血。月经期以外或绝经后不规则阴道出血；久治不愈的溃疡；原因不明的体重减轻或低热。出现以上症状应及时就医，做进一步的检查确诊。

2. 健康体检与肿瘤筛查

随着人们健康意识的不断增强，个人主动健康体检的人数逐年

增加，健康体检意识明显增强。通过健康体检查出的无症状的恶性肿瘤常属于病变早期，从而使患者得到早期治疗，提高了生存率。

筛查是恶性肿瘤二级预防的主要手段，是通过特定检测方法定期地对健康人群进行检查。我国对肿瘤筛查的工作起步相对较晚，经过十余年的研究，于1999年发布《中国常见恶性肿瘤筛查方案》。肿瘤筛查有两个重要指标，灵敏度和特异性，灵敏度越高，漏诊率越低，特异性越高，误诊率越低。但是如果肿瘤筛查项目没有很高的灵敏度和特异性，则会出现大量的假阳性和假阴性病例，对患者造成的影响可能大于其预期利益。

肿瘤标志物是反映肿瘤存在的化学、生物类物质，同时也可以提供包括疗效、预后等相关的临床信息。目前其已广泛应用于临床，作为一种诊断癌症的常规手段。临床上常用的有甲脂蛋白（AFP）、癌胚抗原（CEA）、糖抗原（CA）125、CA199、细胞角蛋白19片段抗原（Cyfra21-1）、β-绒毛膜促性腺激素（β-HCG）、前列腺特异抗原（PSA）、葡萄糖调节蛋白（GRP）等，但是因正常细胞也可分泌癌细胞所分泌的蛋白质种类，故许多肿瘤标志物的特异性和敏感性往往存在不足。随着科学研究的发展，一些新型的肿瘤标志物将不断被发现。

3.癌前病变的随访

人体对于某些增生性的病变容易演变成恶性肿瘤，称为癌前状态，病理学上称为癌前病变。癌前病变是恶性肿瘤发生前的一个阶段，虽然并非所有的癌前病变都会发展为癌，但及时发现和治疗，对癌症的预防有重要意义。目前被列为癌前病变的有：乳腺的囊性增生，慢性萎缩性胃炎、胃溃疡，家族性多发性大肠息肉，口腔白斑，慢性迁延性肝炎，子宫颈糜烂，经久不愈的皮肤溃疡，老年日光性角化病等。定期随访这些癌前病变可较早发现恶变，提高肿瘤早期的诊断率，从而获得更好更有效的治疗以获得长期的生存效果，更重要的是发现癌前病变，使其还未完全转化成癌细胞前通过临床干预、控制危险因素、合理饮食和坚持锻炼、平衡心态等方法控制细胞的转化，使其不再进一步恶变，提高肿瘤整体的诊治水平。

4.提高医生诊治水平，减少误诊、延诊现象

提高医生的诊治水平，减少误诊、延诊现象。第一，加强全体

医生的肿瘤学知识及培训。第二，首诊医生应重视癌前症状，做好问诊、触诊等基本检查方式，认真细致倾听或诱导患者的倾诉并注意每一个细节，切勿过度依赖先进的检查设备等项目，而忽略了肿瘤本身发生发展的特点。第三，倡导多学科协作理念，即为某一特定患者提供不同专业专家在特定时间的诊治意见，共同讨论该患者诊治方向，以提高肿瘤的诊治水平。第四，增强循证医学意识，循证医学强调临床医师应深思熟虑地将目前所得到的最佳证据用于恶性肿瘤的治疗中，对每一个恶性肿瘤患者按循证医学原则制订个体化治疗方案。

（陈强　翁桂珍）

第三节　抗肿瘤药物的分类及作用机制

　　直至今日，肿瘤的治疗仍是全世界共同面对的难题。手术治疗、放射治疗、化学治疗被认为是抗肿瘤治疗的三大主要手段，其中化学药物治疗起着不可替代的作用。第一个用于肿瘤治疗的化学药物是1943年的氮芥。绝大部分化疗药物的研发观念是通过抑制细胞增殖和肿瘤生长的效应发挥其抗癌作用，对机体的正常细胞也有毒性，特别是对那些新陈代谢旺盛的骨髓细胞和黏膜细胞毒性最为明显。所以，研发更具有特异性和选择性的控制肿瘤生长而对机体损害最小的药物成为1980年后主流。随着分子生物学技术的发展以及抗体基因结构的阐明，科学家开始较全面研究靶向制剂，其研发观念也逐渐从传统的细胞毒药物转向以分子为靶向的药物研究。

　　抗肿瘤药物根据其来源和作用机制可以将其分为两大类：化学治疗药物和分子靶向治疗药物。

一、化疗药物

　　根据其来源和作用机制进行分类，一般分为烷化剂、抗代谢药、抗肿瘤抗生素、植物类抗肿瘤药及其衍生物、激素及激素拮抗剂类和其他六大类（详见表1-1）。

表 1-1 常用化学治疗药物的分类及作用机制

分类	作用机制	药物名称（代表）	给药途径	主要适应证
1.烷化剂类				
氮芥类	与易感分子区域富含电子的区域产生作用，产生具有高度活性的正碳离子	环磷酰胺（Cytoxan®）	胸膜内，iv，po	乳腺癌、卵巢癌、多发性骨髓瘤（MM）、白血病、淋巴瘤、神经母细胞瘤、视网膜母细胞瘤、覃样肉芽肿
		异环磷酰胺（Ifex®）	iv	睾丸癌、头颈部肿瘤、非霍奇金淋巴瘤（NHL）、肉瘤、乳腺癌、胰腺癌
		氮芥（nitrogen mustard, Mustargen®）	iv	霍奇金病（HD）、NHL、慢性淋巴细胞白血病（CLL）、慢性髓细胞性白血病（CML）、覃样肉芽肿
		苯丁酸氮芥（Leukeran®, 瘤可宁）	po	CLL、HD、NHL
		美法仑（Alkeran®，爱克兰）	iv，po	MM、卵巢癌、睾丸癌、乳腺癌、黑色素瘤、肉瘤
金属盐类	与DNA形成交叉链，抑制DNA合成；或是通过螯合细胞膜作用与DNA发生反应	顺铂（Platinol®）	iv	卵巢、睾丸、膀胱、子宫颈、前列腺及头头颈部肿瘤
		卡铂（Paraplatin®，伯尔定）	iv	卵巢癌
		奥沙利铂（Eloxatin，乐沙定）	iv	大肠癌
		奈达铂（Nedaplatin®）	iv	非小细胞肺癌、小细胞肺癌、头颈部癌、食管癌、卵巢癌、膀胱癌、宫颈癌、睾丸肿瘤

分类	作用机制	药物名称（代表）	给药途径	主要适应证
1. 烷化剂类				
三氮杂苯	破坏环DNA双螺旋结构，干扰DNA复制	达卡巴嗪（DTIC®）	iv	多发性骨髓瘤、HD、软组织肉瘤、纤维肉瘤、神经母细胞瘤
		替莫唑胺（Temodar®）	po	用于经亚硝基脲类药物和丙卡肼治疗后进展的难治性间变性星形细胞瘤，或用于新诊断的多形性胶质母细胞瘤
氮丙啶及衍生物	与氮芥类相似	噻替哌（Thioplex®）	iv, h, im, it, 膀胱内灌注、眼内用药、瘤内注射	膀胱癌、乳腺癌、卵巢癌、HD、NHL、淋巴肉瘤、肉瘤
烷基磺酸类	与细胞中的巯醇基/核酸产生作用	苯达莫司汀（Treanda®）	iv	CLL、B细胞NHL
		白消安（口服：白舒非；静滴：利兰®）	iv, po	CLL、BMT前准备
2. 抗代谢药类				
	药物嵌入DNA，抑制DNA修复	甲氨蝶呤（MTX®）	im, iv, it, po	HD、NHL、白血病、乳腺癌和头颈部肿瘤、CNS转移、肺癌、肿瘤；骨肉瘤；妊娠滋养细胞肿瘤；类风湿关节炎
叶酸拮抗剂	破坏细胞复制中所依赖的叶酸代谢过程	奈拉滨（Arranon®）	iv	两个疗程治疗后复发或治疗无效的T细胞急性淋巴细胞白血病和T细胞恶性淋巴瘤
		培美曲塞（Alimta®，力比泰）	iv	与顺铂联合作为治疗非小细胞肺癌（NSCLC）的初始治疗或单独应用于首次化疗后
		三甲曲沙（Neutrexin®）	iv	大肠癌、头颈部肿瘤、非小细胞肺癌、PCP、弓形虫病

続表

分类	作用机制	药物名称（代表）	给药途径	主要适应证
2.抗代谢药类				
嘌呤类	药物嵌入DNA，抑制DNA修复	氟达拉滨（Fludara®）	iv	CLL、低分化淋巴瘤
	破坏细胞复制中所依赖的叶酸代谢过程	喷司他丁（Nipent®）	iv	毛细胞性白血病、CLL、淋巴瘤
	作用于S期，抑制DNA聚合酶从而使DNA链合成受阻	硫鸟嘌呤（6-thioguanine®、6-TG）	po	ALL、AML、CML
		克拉屈滨（Leustatin®）	iv	毛细胞白血病、NHL
嘧啶类	药物嵌入DNA，抑制DNA修复	氟尿嘧啶（5-fluorouracil®、5-FU）	iv、局部应用	大肠癌、乳腺癌、胃、胰腺、食管和头颈部肿瘤
		阿糖胞苷（cytosine arabinoside®、ARA-C、Cytosar-U）	iv、h、it、im	ALL、AML、CML、HD、NHL
		阿糖胞苷脂质体（DepoCyt®）	仅用于it	淋巴瘤性脑膜炎
		吉西他滨（Gemzar®、健泽）	iv	胰腺癌、乳腺癌、卵巢癌、NSCLC
	破坏细胞复制中所依赖的叶酸代谢过程	替加氟和尿嘧啶（UFT）	po、iv	乳腺癌、大肠癌、胃癌、胰腺癌
	作用于S期，抑制DNA聚合酶从而使DNA链合成受阻	卡培他滨（Xeloda®、希罗达）	po	乳腺癌、转移性结肠癌
	药物嵌入DNA，抑制DNA修复	替吉奥	po	胃癌、头颈部肿瘤、大肠癌

第一章　总论 **13**

3. 抗肿瘤抗生素类

分类	作用机制	药物名称（代表）	给药途径	主要适应证
抗生素类	导致DNA断裂，抑制其合成	博来霉素 (Blenoxane®)	iv, h, im, 腔内	恶性胸膜渗出、头颈部鳞状细胞癌、宫颈癌、阴茎癌、睾丸癌、黑色素瘤、HD、NHL
	依赖拓扑异构酶II的DNA发生断裂，也可以嵌入DNA双螺旋	放线菌素D (action-mycin D®, Cosmegen, 更生霉素)	iv	尤因肉瘤、肾母细胞瘤、睾丸癌、妊娠滋养细胞疾病、横纹肌肉瘤
		米托蒽醌 (Novantrone®)	iv	乳腺癌、前列腺癌、淋巴细胞白血病及急性非淋巴细胞白血病 (ANLL)
	与DNA双链形成交叉联结，干扰DNA损伤修复	丝裂霉素 (Mutamycin®)	iv	胰腺癌、结肠癌、乳腺癌、肺癌、膀胱癌、头颈部肿瘤和食管癌
蒽环类	依赖拓扑异构酶II的DNA发生断裂，也可以嵌入DNA双螺旋	表柔比星 (Ellence®)	iv	乳腺癌
		多柔比星 (Adriamycin®)	iv	乳腺癌、卵巢癌、前列腺癌、胃癌、甲状腺癌、小细胞肺癌、头颈部鳞状细胞癌、MM、HD、NHL、肝癌、巴细胞白血病 (ALL)、急性髓细胞白血病 (AML)、肾母细胞瘤
		脂质体多柔比星 (Doxil®)	iv	AIDS相关的卡波西肉瘤、卵巢癌、与硼替佐米联合使用治疗MM
		柔红霉素 (Cerubidine®, Daunomycin)	iv	儿童ALL、ANLL
		枸橼酸柔红霉素脂质体 (Dauno Xome®)	iv	获得性免疫缺陷综合征 (AIDS) 相关的卡波西肉瘤
		伊达比星 (Idamycin®)	iv	ANLL
		戊柔比星 (Valstar®)	膀胱内给药	用于治疗卡介菌 (BCG) 无效的膀胱原位癌

分类		作用机制	药物名称（代表）	给药途径	主要适应证
4. 植物类抗肿瘤药及其衍生物					
紫杉烷类		保持微管蛋白稳定性，抑制细胞分裂，对G2期或M期细胞起效	紫杉醇（Taxol®，泰素）	iv	转移性乳腺癌、卵巢癌、头颈癌、NSCLC、AIDS相关的卡波西肉瘤
			多西他赛（Taxotere®，泰素帝）	iv	NSCLC、乳腺癌、头颈部肿瘤、胃癌、前列腺癌
			紫杉醇蛋白结合颗粒、紫杉醇蛋白结合型（Abraxane®）	iv	联合化疗治疗失败或辅助化疗6个月内复发的转移性乳腺癌
长春花生物碱类		作用于M期，抑制细胞有丝分裂；作用于G2晚期，抑制DNA合成	长春新碱（Oncovin®）	iv	ALL、HD、NHL、CML、肉瘤、乳腺癌、小细胞肺癌（SCLC）、神经母细胞瘤、肾母细胞瘤
			长春碱（Velban®）	iv	睾丸癌、头颈部鳞状细胞癌、HD、卡波西肉瘤、组织细胞增多症
			长春瑞滨（Navelbine®）	iv	NSCLC、乳腺癌、卵巢癌、HD
			长春地辛（Vindesine®，VDS）	iv	肺癌、恶性淋巴瘤、食管癌、乳腺癌、恶性黑色素瘤
喜树碱（CPT）类		作用于S期，作用靶点是拓扑异构酶Ⅰ，引起DNA双链改变	伊立替康（Camptosar®）	iv	转移性大肠癌
			托泊替康（Hycamtin®）	iv	转移性卵巢癌、宫颈癌、SCLC

分类	作用机制	药物名称（代表）	给药途径	主要适应证
4. 植物类抗肿瘤药及其衍生物				
鬼白毒类衍生物	作用靶点是拓扑异构酶II，导致DNA链断裂，使细胞终止于晚S期及早G2期	依托泊苷（VP-16, VePesid®, Etopophos®）	iv, po	乳腺癌、睾丸癌、SCLC、MM、骨髓移植（BMT）
		替尼泊苷（VM, Vumon®）	iv	小儿ALL
5. 激素及激素拮抗剂				
抗雌激素类	与雌二醇竞争结合肿瘤雌激素受体从而抑制肿瘤生长	他莫昔芬（Tamoxifen®, TAM）	po	治疗晚期乳腺癌和卵巢癌
	与他莫昔芬相似，但与雌激素受体的亲和力强10～60倍	屈洛昔芬（Droloxifene, DRI）	po	
	与雌激素受体结合，调节mRNA和蛋白质合成	托瑞米芬（Toremifene）	po	
孕激素	通过负反馈作用抑制腺垂体	醋酸甲羟孕酮片	po	晚期乳腺癌、子宫内膜癌、肾癌、前列腺癌
		甲地孕酮（Medroxyprogesterone）	po	

分类	作用机制	药物名称（代表）	给药途径	主要适应证
5. 激素及激素拮抗剂				
抗雄激素类	与雄激素竞争雄激素受体并与之结合后再与核蛋白结合而抑制肿瘤细胞的生长	氟他胺（Flutamide）	po	前列腺癌
芳香化酶抑制剂	通过抑制芳香化酶，降低雌激素水平	依西美坦（Exemestane®）	po	绝经后ER阳性转移性乳腺癌患者
		来曲唑（Lelrozol）	po	适用于用他莫昔芬及抗雌激素疗法仍不能控制的绝经后妇女的晚期乳腺癌
		阿那曲唑（Anastrozole，瑞宁得）	po	绝经后的晚期乳腺癌，雌激素受体阳性患者有效率更好
	抑制胆固醇转变为孕烯醇酮，阻断肾上腺皮质激素的合成	氨鲁米特（Aminoglutethimide，AG）	po	绝经前及绝经期乳腺癌；绝经前列腺癌患者
促性腺激素释放激素激动剂（LHRH）	抑制垂体的促黄体生成激素的分泌	戈舍瑞林（Goserelin®，诺雷得）	h	
	抑制垂体-性腺系统功能	亮丙瑞林（Leuprorelin acetate®，Enantone）	h	子宫肌瘤、乳腺癌、前列腺癌
性激素	大剂量抑制腺素的分泌，促性腺激素的分泌减少	己烯雌酚（DES）	po、im	前列腺癌、晚期乳腺癌、肺癌、肾癌
	抑制垂体前叶促卵泡成熟激素分泌，减少雌激素分泌	丙酸睾酮	im	晚期乳腺癌，尤其对骨转移患者效果较好

分类	作用机制	药物名称（代表）	给药途径	主要适应证
5. 激素及激素拮抗剂				
糖皮质激素	抑制白血病细胞增殖，抑制NF-Kb的活性以增强化疗药物诱导的肿瘤细胞凋亡	地塞米松	po	与其他化疗方案联合应用于多发性骨髓瘤、非小细胞肺癌、结肠癌、乳腺癌、急性淋巴细胞白血病、淋巴瘤等
	作用于S及G2期，细胞周期非特异性药物	泼尼松	po	与其他化疗方案联合治疗、急性型白血病、乳腺癌、前列腺癌等
6. 其他				
酶类	消耗肿瘤细胞必需的氨基酸，抑制蛋白质合成	门冬酰胺酶（Elspar®）	iv、h、im	ALL、霍奇金病及非霍奇金淋巴瘤、黑色素瘤
		培门冬酶（Oncaspar®）	im、iv	ALL（前期使用过门冬酰胺酶或对其过敏的患者）
盐类	降解PML/RARa蛋白的嵌合体，分解肿瘤细胞	三氧化二砷（Trisenox®）	iv	急性早幼粒细胞白血病（APL）
脲类物	抗代谢作用于细胞周期的S期	羟基脲（Hydrea、Mylocel®）	po	CML、多发性骨髓瘤、头颈部鳞状细胞癌、转移性卵巢癌
	破坏DNA双螺旋结构、影响DNA的修复	卡莫司汀（BiCNU®）	iv、灌洗	HD、NHL、中枢神经系统（CNS）肿瘤、MM、BMT、恶性黑色素瘤
		洛莫司汀（CeeNu®）	po	胰腺癌、肝癌、胃癌、大肠癌、CNS肿瘤、脑肿瘤、MM、HD、NHL
		链佐星（Zanosar、链脲菌素）	iv	转移性胰岛细胞癌、类癌

分类		作用机制	药物名称（代表）	给药途径	主要适应证
6. 其他	肾上腺皮质抑制剂	抑制肾上腺皮质激素的产生	米托坦 (Lysodren®)	po	肾上腺皮质癌
	丙卡巴肼衍生物	抑制蛋白质、RNA、DNA 的合成	丙卡巴肼 (Matulane®)	po	HD、脑肿瘤
	细胞保护剂	内源性含 DNA 基团进行反应，还可以通过氧气竞争和 DNA 反应	氨磷汀 (Amifostine®)	iv	肿瘤放疗或细胞毒性化疗的辅助治疗剂
		具有巯基 (SH) 可与丙烯醛整合形成无毒化合物；与 4-OH-环磷酰胺和 4-OH-异环磷酰胺结合	美司钠	iv	任何应用异环磷酰胺 (IFO) 化疗方案；高剂量环磷酰胺 (CTX) 治疗；既往应用 CTX 有出血性膀胱炎者；既往盆腔照射患者
	其他	抑制 HDAC 的活性，导致细胞周期阻滞或凋亡	伏立诺他 (Zolinza®)	po	皮肤 T 细胞淋巴瘤
		作用于微导管上的微管蛋白，使细胞停滞在 M 期	伊沙匹隆 (Ixempra®)	iv	蒽环类抗生素或紫杉醇治疗无效后，与卡培他滨联合用治疗转移性或局部晚期乳腺癌

二、分子靶向药物

根据药物的性质和作用靶点，可将主要分子靶向治疗药物分为以下几类（详见表1-2）：

表 1-2 常用分子靶向治疗药物的分类及作用机制

分类		作用机制	药物名称（代表）	给药途径	主要适应证
1. 单克隆抗体					
作用于 I 型酪氨酸激酶受体家族（EGFR,HER2等）		特异性针对 EGFR（ErbB1）受体，阻断细胞内信号传导途径，减少基质金属蛋白酶和血管内皮生长因子的产生	西妥昔单抗（cetuximab, Erbitux®, 爱必妥 2004）	iv	表达EGFR的、对伊立替康或奥沙利铂为基础的治疗方案失败后的转移性大肠癌；晚期或进展期头颈部鳞状上皮细胞癌：肺癌
		完全人源化的IgG2单克隆抗体，与EGFR结合，更高的受体亲和性，免疫原性低	帕尼单抗（panitumumab, Vecibix®, 2006）	iv	单药治疗用于EGFR表达的转移性大肠癌进展期：或者在氟尿嘧啶、奥沙利铂或伊立替康使用之后应用
		与HER2细胞外结构域结合，介导ADCC，从而抑制HER2过表达的细胞增殖	曲妥组单抗（trastuzumab, Herceptin®, 赫赛汀，1998）	iv	本品适用于HER2过表达的转移性乳腺癌；乳腺癌辅助治疗；HER2过表达的转移性胃癌
		第一个HER2二聚化抑制剂	帕妥组单抗（pertuzumab, Perjeta®, 2012）	iv	联合治疗HER2阳性的转移性乳腺癌
		通过和HER2受体结合，在溶酶体内降解后释放出DM1，对细胞周期产生阻滞作用	ado-trastuzumab, emtansine（Kadcyla®, 2013）	iv	既往接受过紫杉类和曲妥组单抗治疗的HER2阳性、转移性乳腺癌

续表

分类	作用机制	药物名称（代表）	给药途径	主要适应证
1. 单克隆抗体				
抗血管内皮生长因子（VEGF）	高亲和力结合所有VEGF亚型，并阻断其生物活性	贝伐组单抗（bevacizumab, Avastin®, 2004）	iv	与其他化疗药物联合治疗转移性大肠癌、非小细胞肺癌、转移性肾癌、胶质母细胞瘤、眼底病
作用于CD20	与B细胞表面的CD20抗原相结合，启动小导B细胞溶解的免疫反应，还可发射β粒子或α粒子的放射性核素引向药物靶点，进一步杀伤肿瘤细胞	利妥昔单抗（rituximab, Rituxan®, 美罗华, 1997）	iv	复发或耐药的滤泡性中央型淋巴瘤；与前未经治疗的CD20阳性III-IV期滤泡性非霍奇金淋巴瘤；与标准CHOP化疗方案合用于CD20阳性弥漫大B细胞非霍奇金淋巴瘤
		替伊莫单抗（90Y-ibritumomab tiuxetan, Zevalin®, 2002）	iv	复发或耐药的滤泡性中央型淋巴瘤
		托西莫单抗（131I-tositumomab, Bexxar®, 2003）	iv	复发或耐药的滤泡性中央型淋巴瘤
		ofatumumab（Arzerra®, 2009）	iv	与苯丁酸氮芥联合用于既往未接受治疗或不适于氟达拉滨疗法的慢性淋巴细胞白血病（CLL）患者的治疗
		obinutuzumab（Gazyva®, 2013）	iv	慢性淋巴细胞白血病
作用于CD30	与细胞表面的CD30结合，与蛋白水解作用并裂解释放MMAE，进而导致细胞周期停滞细胞凋亡	brentuximab vedotin（Adcetris®, 2011）	iv	霍奇金淋巴瘤和间变大细胞淋巴瘤

分类	作用机制	药物名称（代表）	给药途径	主要适应证
1. 单克隆抗体				
作用于CD52	与CD52结合后诱发相应的ADCC反应从而发挥抗肿瘤效应	阿仑单抗（alemtuzumab, Campath®）	iv	B细胞慢性淋巴细胞性白血病
作用于CD3-CD19	首个双特异性抗体，特异性靶点CD3-CD19	blinatumomab（Blincyto®，2014）	iv	适用于费城染色体-阴性复发性或难治性B-细胞前体急性淋巴母细胞白血病（ALL）的治疗
作用于GD2	特异性靶点GD2	dinutuximab（Unituxin®，2015）	iv	适用于治疗神经胶质瘤高风险的儿童患者
作用于细胞毒性T淋巴细胞相关抗原4（CTLA-4）	与CTLA-4结合后可增强T细胞活性及增殖，并提高其抗肿瘤免疫力	易普利姆玛（ipilimumab）	iv	晚期的黑色素瘤
作用于PD-1受体	通过结合PD-1受体，阻断它和PD-L1和PD-L2相互作用，释放PD-1通路介导的免疫反应的抑制作用	ipilimumab, Yervoy®；pembrolizumab, Keytruda®；nivolumab, Opdivo®	iv	晚期黑色素瘤、转移性鳞状非小细胞肺癌

分类	作用机制	药物名称（代表）	给药途径	主要适应证
2.小分子酪氨酸激酶抑制剂				
ErbB家族（HER1, EGFR等）受体的TKI	通过AKT和MAPK途径阻断EGFR信号传导通路；促进G1期细胞周期的终止；阻止表达EGFR的人癌细胞生长	吉非替尼(gefitinib Iressa®, 易瑞沙, 2003)	po、iv	单药治疗既往以铂类为基础的化疗方案或多西他赛治疗失败的局部晚期或转移性非小细胞肺癌
	在细胞内与ATP结合，抑制EGFR-TK磷酸化，阻断肿瘤细胞信号的传导	厄洛替尼(erlotinib, Tarceva®, 特罗凯2004)	po	局部晚期转移性非小细胞肺癌；与吉西他滨联合应用治疗晚期胰腺癌
	小分子4-苯胺基喹唑啉类受体酪氨酸激酶抑制剂，抑制表皮生长因子受体（ErbB1）和人表皮生长因子受体2（ErbB2）	拉帕替尼(lapatinib, Tykerb®, 泰立克布2007)	po	用于联合卡培他滨治疗ErbB-2过表达的、既往接受过包括蒽环类、紫杉醇、曲妥组单抗（赫赛汀）治疗的晚期或转移性乳腺癌
	不可逆转的ErbB家族阻断剂，能抑制信息传导和阻隔与癌细胞生长和分裂相关的主要通道	阿法替尼(afatinib, Gilotrif®, 2013)	po	适用于晚期非小细胞肺癌（NSCLC）的一线治疗及HER2阳性的晚期乳腺癌患者

分类	作用机制	药物名称（代表）	给药途径	主要适应证
2. 小分子酪氨酸激酶抑制剂				
作用于血管内皮生长因子受体（VEGFR）受体	靶点 VEGFR；为多 - 酪氨酸激酶抑制剂，既可以抑制血管的生成，又可以直接抑制肿瘤细胞的增殖	索拉非尼（sorafenib, Nexavar®, 多吉美, 2005）	po	晚期肝肿瘤细胞；晚期肾肿瘤细胞
		舒尼替尼（sunitinib, Sutent®, 索坦, 2006）	po	用于伊马替尼治疗失败或不能耐受伊马替尼的恶性 GISF, 治疗晚期肾细胞癌
		帕唑替尼（pazopanib, Votrient®, 2009）	po	晚期肾细胞癌（肾小管）；软组织肉瘤；上皮性卵巢癌、非小细胞肺癌
		凡德他尼（vandetanib, Caprelsa®, 2011）	po	髓质型甲状腺癌
		cabozantinib（Cometriq®, 2012）	po	不能手术切除的恶性局部晚期或转移性髓样甲状腺癌（medullary thyroid cancer, MTC）的治疗
		阿西替尼（axitinib, Inlyta®, 2012）	po	用于既往接受过一种酪氨酸激酶抑制剂或细胞因子治疗失败的进展期肾细胞癌（RCC）的成人患者
		瑞格非尼（regorafenib, Stivarga®, 2012）	po	转移复发性大肠癌
		乐伐替尼（lenvatinib, Lenvima®, 2015）	po	难治性甲状腺癌患者

分类	作用机制	药物名称（代表）	给药途径	主要适应证
2. 小分子酪氨酸激酶抑制剂				
Bcr-Abl激酶抑制剂	可抑制由于费城染色体阳性（Ph+）基因异常而产生的BCR-ABL酪氨酸激酶，从而抑制BCR-ABL阳性细胞增殖和诱导凋亡	伊马替尼（imatinib mesylate, Gleevec®, 2001） 第二代： 达沙替尼（dasatinib, Sprycel®, 2006） 尼洛替尼（nilotinib, Tasigna®, 2007） 博舒替尼（bosutinib, Bosulif®, 2012） 第三代：ponatinib（Iclusig®, 2012）	po	CML、ALL、恶性胃肠间质瘤（GIST）等
多聚ADP核糖聚合酶抑制剂	阻断参与修复受损DNA的酶	奥拉帕尼（olaparib, Lymparza®, 2014）	po	单药治疗BRCA基因突变的卵巢癌患者
Raf/MEK/MAPK信号通路相关抑制剂	靶点RAF基因（ARAF, BRAF, CRAF）	维罗非尼（vemurafenib, Zelboraf®, 2011）	po	晚期黑色素瘤
		达拉非尼（dabrafenib, Tafinlar®, 2013）	po	晚期黑色素瘤
	靶点MEK家族（MEK1和MEK2）	曲美替尼（trametinib, Mekinist®, 2013）	po	用于携带BRAF V600E突变的手术不可切除性黑色素瘤或转移性黑色素瘤成人患者的治疗（与达拉非尼联合用药）

分类	作用机制	药物名称（代表）	给药途径	主要适应证
2. 小分子酪氨酸激酶抑制剂				
	PI3K δ 抑制剂，高度选择性作用于 δ 亚基，抑制细胞的趋化和黏附，促进凋亡	吉利德 (idelalisib, Zydelig®, 2014)	po	用于 CLL 和滤泡型 B 细胞非霍奇金淋巴瘤等肿瘤的治疗
PI3K/Akt/mTOR 信号通路相关抑制剂	靶点 mTOR	西罗莫司 (temsirolimus, Torisel®, 2007)	iv	与依西美坦联合治疗激素受体阳性、HER2 阴性的乳腺癌；晚期肾癌
		依维莫司 (everolimus, Afinitor®, 2009)	po	晚期肾癌
hedgehog (Hh) 信号通路的抑制剂	通过与平滑跨膜蛋白发生作用，阻断 Hh 下游信号产生效应	Vismodegib (Erivedge®, 2012)	po	第一个被批准用于治疗基底细胞癌的药物
蛋白酶体抑制剂（proteasome inhibitor, PSI）	26S 蛋白酶体糜蛋白酶样活性的可逆抑制剂，从而防止特异蛋白的水解	硼替佐米 (bortezomib, Velcade®, 2003)	iv	多发性骨髓瘤
		卡非佐米 (carfilzomib, Kyprolis®, 2012)		

分类		作用机制	药物名称（代表）	给药途径	主要适应证
2.小分子酪氨酸激酶抑制剂					
CD4和CDK6的抑制剂	CDK4和CDK6 的抑制剂	Palbociclib（Ibrance®，2015）	iv	绝经后ER阳性、HER2阴性晚期乳腺癌患者（与其他药联合应用）
3.其他					
免疫毒素	针对表达IL-2受体的细胞直接产生喉毒素样细胞毒性反应，抑制蛋白质合成，导致细胞死亡	地尼白介素-2（Ontak®）	iv	皮肤T细胞淋巴瘤
各种生物反应调节剂	抑制血管内皮生长因子和成纤维细胞生长因子和生成，抑制血管	沙利度胺（Thalomid®）	po	神经胶质瘤、肾细胞癌、肠癌、肝癌、肺癌、恶性黑色素瘤、前列腺癌、乳腺癌、淋巴瘤、多发性骨髓瘤
		雷立度胺（Revlimid）®	po	与地塞米松联合应用治疗复发或顽固性多发性骨髓瘤

注：®表示已在国家商标总局注册成功。

（陈强　翁桂珍）

▶ 第四节　肿瘤综合治疗的原则及规范化治疗

恶性肿瘤常常原发于某一脏器，但是对人体的影响却是全身性的，因此目前多认为恶性肿瘤是全身性疾病的局部表现。肿瘤的治疗方式从最初的手术治疗发展为手术、放疗、化疗、生物治疗、基因治疗、中医治疗等多元化的治疗方法，每种方法在各自的领域里建立了逐渐健全的学科体系，这些方法在肿瘤治疗上既各有特点但又具局限性。肿瘤综合治疗不是简单单一的几种治疗方法的累加或随意组合，它是一种治疗理念，如何根据患者的实际情况，选择哪些治疗手段及如何安排各种治疗方法的先后顺序、时机及周期等一系列问题是实现肿瘤治疗最大疗效和生存质量的关键所在。孙燕等主编的《肿瘤内科学》定义了综合治疗的概念，"根据患者的机体状况，肿瘤的病理类型、侵犯范围（病期）和发展趋势，有计划地、合理地应用现有的治疗手段，以期大幅度地提高治愈率，改善患者的生活质量。"是一种以系统论和循证医学为指导的科学的、个体化的综合治疗方案。

一、肿瘤综合治疗的原则

1.明确治疗目的

肿瘤的发生发展是一个漫长的演变过程，从原位癌，发展成浸润癌再到转移，有时需经历5～15年的漫长时期。在这个宿主与肿瘤的斗争过程中，致瘤因子的强弱、肿瘤细胞的恶性程度和数量、机体对肿瘤细胞侵袭的防御抵抗能力是决定肿瘤转归的三大主要因素，不同时期的肿瘤会表现出不同的主要矛盾，其表现出的生物特性是不同的。充分评估肿瘤的病理类型、分化程度、受体情况和基因表达情况，明确其治疗目的为根治性的还是姑息性的治疗，以此来选择治疗方法。早期局限性癌首选治疗方法是外科手术，其治愈率达到70%～90%以上，超出早期范围则须考虑手术辅以放疗、化疗等综合性治疗，局部晚期患者的主要矛盾在于延长无进展生存期，避免全身播散；而广泛转移的晚期患者的主要矛盾在于延长生存期，提高生活质量。每一次治疗都应有明确的治疗目的，首先必须明确哪一个是主要威胁或需要优先解决的问题，然后再围绕主要矛盾来确定治疗目的。

2.合理安排原则

目前对肿瘤的治疗方法很多，每种治疗方法均有其独特的效果，但又不可避免存在一定的缺陷，面对不同的患者和不同类型的恶性肿瘤，充分衡量正邪之间、局限与播散、权衡利与弊，制订合理、有计划的综合治疗方案是决定肿瘤治疗疗效的关键，这需要多学科医生团队的共同协商讨论。合理安排主要体现在合理组合治疗手段和合理安排治疗时间两个方面。如乳腺癌外科手术是较好的方法，早期乳腺癌单纯切除治愈率较高，盲目选择、更换的治疗方法则预后不良，但是若在迅速发展阶段则不宜急于手术，应先行放疗然后手术。

当然，对于同一病种或同一病期的患者也应具体分析局限与播散的问题，有些患者表面虽然局限，但潜在播散可能很大，如年轻或妊娠哺乳期乳腺癌，即应考虑首先给予一定全身和局部控制如术前化疗或照射，然后再手术，术后再采取相应的辅助化疗和预防性照射治愈概率较大。此外，无论早期、中期和晚期患者，都应遵循肿瘤本身特殊的生物学发展规律，在选择合理治疗方案的同时，也需考虑到全身免疫机制的保护及术后功能和生命质量的要求，进行长期的免疫监视和随诊。

3.个体化治疗原则

恶性肿瘤具有明显个体化特征，不同个体、不同部位、不同类型和分期的肿瘤表现出的生物学特性不同；即使是同一类型、同一部位、同一分型和分期的肿瘤在不同个体上表现也相差甚远；此外，肿瘤治疗也具有高度个体化，与患者就诊时机、就诊医院、处理手段、敏感性和耐药性等多方面密切相关。尽管目前有很多肿瘤治疗方法，但是无论哪一种治疗方法都无法包含所有的恶性肿瘤，即使是有效的治疗方法也不能适用于所有患者。因此，应充分综合每一位患者的具体情况，包括：①肿瘤的临床分期分类，病理类型及其临床特点；②患者的年龄性别，营养情况，免疫功能，精神状态和治疗耐受性；③患者自身的预期寿命、期望的生活质量和愿望等；④分析各种治疗方法的优点和不足，经过多学科的综合分析协商而制订出科学、合理的、个体化的综合性治疗方案，在实施过程中合理监控，及时调整方案，以达到最佳的治疗效果。如在乳腺癌治疗中，根据患者ER、PR状况的不同，考虑是否加用内分泌治疗，根据C-erBb-2状况考虑是否加用分子靶向药物曲妥组单抗治疗。

4.循证治疗原则

随着信息技术的发展，在肿瘤治疗领域中各界学者不断研制各种新的治疗药物和方法，但其实际临床效果和潜在不良反应之间的利弊难易受到质疑，若盲目滥用各种昂贵的新药物或疗法易造成医疗资源的巨大浪费以及患者的经济损伤和身心伤害。循证医学（EBM）作为一种全新的医学行为被引入肿瘤治疗，指导医生谨慎、准确和明智地应用所能获得的最好的研究依据来确定患者的治疗措施，通过大样本的随机对照研究和系统评估，所获得的最佳证据，作为制订科学、合理的个体化治疗方案的依据。

虽然在临床工作中，个体化决策的依据是循证医学，但是后者并非是万能的和绝对的，医生的个人经验和良好意愿同样重要，如对于一些约定俗成、已被万千病例证实的有效治疗手段，就没有必要再去"循证"，否则会落入繁琐哲学的羁绊，贻误对患者的治疗；对于某些少见病或疑难病例因病例过少，无法进行随机对照临床试验（RCT），难以用EBM进行指导。所以，EBM既讲"冷冰冰"的证据，也讲"人情味"，既依靠证据，也承认医师的个人经验；既保障患者的利益，也维护医师的权利。在肿瘤的综合治疗中，这一点显得尤其突出。因此在EBM面前，任何权威都显得不那么权威，任何专家也都必须根据EBM的证据来制订治疗的方案。

5.中西医并重原则

中医学是我国优秀的传统文化产物，辨证思维是其主要方式，在肿瘤治疗方面已提出扶正培本、活血化瘀、清热解毒、软坚散结等治则治法。虽与西医理论体系不同，但也可系统地调节机体的内环境，从而改善肿瘤的发生、发展，中西医结合治疗恶性肿瘤是我国医学的一大优势。西医肿瘤学虽然在局部切除消灭控制肿瘤病灶方面形成了一套相对完整的方法，但在全身提高机体免疫能力和肿瘤治疗方面却相对贫乏，中医肿瘤学正可以补充这一空缺，提出"以和为贵，以通为顺，以稳为健"的治疗理念，力争以整体治疗为目标，将整体功能调节控制到和谐的程度。但中西医结合治疗并非是两者的简单叠加，而是在肿瘤治疗过程中，两者相辅相成，互相补充。现阶段中西医结合研究的主要任务是研究中药与化疗药物、中药与生物治疗药物以及中药与分子靶向药物之间的相互作用，配伍宜忌以及效价观察等。

二、综合治疗的模式

1.手术+术后辅助化疗和（或）放疗

这是最为经典、目前最常用的肿瘤综合治疗模式，常用于较为局限的早期或中期肿瘤，这不仅有利于病情分期，同时又可防止遗失那些对化疗不敏感肿瘤手术切除的时机。其基本策略为先进行局部根治性手术，再根据手术的情况及病理结果合理选择增加术后辅助放疗或（和）化疗，以消灭体内可能存在的亚临床转移灶，巩固手术治疗效果，以最终达到治愈目的。该模式适用于大多数实体瘤的治疗，如乳腺癌、胃癌、食管癌、大肠癌、非小细胞肺癌、宫颈癌等都常使用这种综合治疗模式。

2.新辅助化疗和（或）放疗+手术

此模式的治疗策略为先进行化疗和（或）放疗，使肿瘤体积缩小或降低肿瘤负荷后再进行手术，术后根据手术情况和病理学检查结果等进一步合理选用化疗、放疗、生物学治疗和中医药治疗等进行综合治疗，以争取达到治愈效果。该模式主要适用于两类肿瘤：①局部晚期肿瘤，直接进行手术切除难度较大，远期效果不理想；②一些局部和全身播散性倾向较强的肿瘤，早期就常有明显的局部扩散和（或）远处的亚临床转移灶，直接进行手术切除的远期效果不好。如局部晚期的乳腺癌患者，近年来有人尝试先行化疗，局部缩小局限后再行手术治疗，术后根据具体情况行放疗或（和）化疗；如小细胞肺癌，其化疗后手术可明显提高治愈率。

3.手术+化疗和（或）放疗+内分泌治疗

这种模式主要适用于发生机制与内分泌相关的肿瘤，这些肿瘤的发生、发展与体内激素失调有关，如乳腺癌，其内分泌治疗在综合治疗中占据重要位置，也取得了良好疗效，特别是绝经后ER/PR阳性的患者，目前已有将其作为术前治疗的研究。

4. 化疗+放疗

常用于不能手术的患者，其放疗和化疗有不同的组合模式。①序贯疗法：何种手段为先，要根据具体情况而定。序贯疗法可以避免两者毒副作用相加，耐受性好，多数学者一般主张先做化疗，因为放疗后易导致血管闭塞影响药物治疗。②同步疗法：放化疗同时进行可以使原发肿瘤很快缩小并且是控制耐药的最佳方法。需要注意的是放化疗同时进行对患者的耐受能力要求较高，要选择好各自的剂量和时间。③交替疗法：也称"三明治"疗法，即化疗→放疗→化疗。与同时疗法相比，急性毒副作用减少，患者耐受性提高；与序贯疗法相比，疗效相对较好。

5. 抗肿瘤治疗+姑息对症支持治疗

癌症患者遭受的磨难是长期和持续的，2013年欧洲姑息协会发起宣言"姑息治疗是基本人权"，姑息与支持治疗贯穿肿瘤诊疗的全过程，其最终的工作目标是改善肿瘤患者的生活质量。因此，护理团队在姑息对症支持治疗中将发挥重要作用，如心理治疗、营养指导、康复指导、癌痛规范化管理等诸多方面。

6. 靶向治疗+其他抗肿瘤治疗

生物治疗是以现代分子生物学、免疫学和细胞生物学等前沿科学为基础，应用现代生物技术及其产品进行肿瘤治疗。生物治疗的作用机制是干扰肿瘤细胞的发生、生长、分化、凋亡、侵袭、转移和复发，促进机体免疫细胞重建，使细胞毒性物质集中于肿瘤组织，从而降低机体不良反应，延长生存期，提高生存质量。生物治疗方法多种多样，或通过增加免疫细胞数量和杀伤力，直接恢复和提高人体免疫功能，或应用生物试剂刺激及增强机体对癌细胞的免疫力而实现肿瘤特异性治疗。主要治疗方法包括细胞因子治疗、单克隆抗体治疗、过继性免疫细胞治疗、基因治疗、肿瘤疫苗治疗、抗新生血管生成治疗等技术。

三、综合治疗团队的组成

传统的肿瘤治疗模式是以临床专业分科的，受医院组织结构所限制，各科室之间缺少联系，临床单一，患者的诊疗程序决定于主管医生的个人知识和经验，患者的综合性治疗难以实施，治疗效果难以保证。20世纪90年代美国率先提出了"多学科综合治疗"的概念，简称 MDT，是一种医疗资源整合的社会活动，是指能够独立为某一特定患者提供诊治意见的不同专业专家在特定时间（可在同一地点或通过电视或电话会议形式）共同讨论该患者诊治方向。这种多学科协作模式现已成为国内外肿瘤治疗的主流趋势。

患者的多学科综合治疗可以由首诊科室发起，也可由有威望专家组织发起，不管哪个部门由谁组织发起，都要以多学科共同协商，以会诊的形式完成。其共同协商成员也即专家组成员是根据疾病的特点而决定的，主要包括肿瘤内科、肿瘤外科（乳腺科、肛肠科、胃外科、胸外科、骨科等）、放疗科、介入科、影像专业（放射科、超声科、核医学科）、病理科、心理、护理等专业专家，为疑难复杂病例搭建了多领域专家共同讨论协商最佳治疗方案的平台。

四、规范化治疗

规范化治疗可以使广大临床肿瘤专家向患者和家属提供最新最好的诊疗选择，提高我国肿瘤患者的治疗效果。国际上对于常见肿瘤已经有了诊疗规范，我国是从2006年开始引进美国NCCN的诊疗规范，并结合我国具体情况制订中国版的诊疗规范。我国原卫生部在2012年启动了制定常见肿瘤诊疗规范和准入制度，目前已经完成了部分肿瘤如肝癌、肺癌和胰腺癌，并正在陆续制订其他肿瘤的诊疗规范。

（陈强　翁桂珍）

▷ 第五节　肿瘤内科治疗原则及工作程序

肿瘤内科治疗在肿瘤综合治疗的地位越来越重要，但治疗药物包括化疗、靶向治疗、免疫治疗药物都有一些不良反应，不适当的使用可能造成严重的不良后果。因此，肿瘤内科治疗是一种特殊治疗，从事肿瘤内科治疗的医师必须经过严格的专业训练，而治疗方案须由有肿瘤内科工作经验的高级职称的医师制订。肿瘤内科医师对肿瘤治疗要掌握综合治疗原则，特别是肿瘤内科治疗的适应证和禁忌证，必须熟悉药物的药效学和药动学特点，特要掌握化疗、靶向治疗、免疫治疗药物不良反应的预防与治疗。肿瘤内科工作程序包括以下几点：

一、治疗前的准备

1.评估肿瘤情况

（1）通过病理和细胞学明确疾病的病理类型，对明确病理类型的应进行免疫组化和基因检测以进行分子分型（如乳腺癌的激素受体，乳腺癌、胃癌的Her-2的表达状态，肠癌的K-ras、N-ras、B-raf基因，MSI状态，肺癌的EGFR、ALK融合基因、ROS1、C-MET、突变状态等）根据分子分型制订治疗方案；肿瘤相关指标（CEA、Cyfra21-1、CA199、CA153、CA125、AFP、HCG、PSA等）。

（2）通过病史、体格检查、影像学检查等明确疾病的分期、发展趋向，制订综合治疗计划；获取基线数据，便于治疗后疗效评价，在疗效评估时用同一种检查方法。

（3）结合功能性检查了解疾病对机体的影响，是否肿瘤损害重要脏器功能、是否造成肿瘤急症、是否造成治疗后溶瘤综合征等急症的风险增高等。

（4）接受化疗或免疫抑制治疗前乙肝筛查。

所有患者应行乙肝两对半检查，HBsAg、HBeAg、HBcAb阳性，应查HBV DNA。

慢性HBV感染患者合并肿瘤时，接受细胞毒性或免疫抑制药治疗期间或紧随其后发生的HBV复制（HBV DNA升高10倍以上），原因是应用细胞毒药物及免疫抑制药后抑制了控制HBV复制的免疫机制，导致病毒在肝细胞内大量复制，当恶性肿瘤病情得到控制后，免疫功能逐渐恢复，细胞毒性T淋巴细胞杀伤感染乙肝病毒的肝细胞，导致大量肝细胞破坏，从而发生急性肝炎甚至暴发性肝炎。急性HBV再激活的患者中超过5%将死于肝衰竭。易引发HBV再激活的抗肿瘤药物大致可分为2类：①传统的细胞毒性药物，其中皮质类固醇和蒽环类药物与病毒再激活的相关性最为显著；②与抗B、T细胞单克隆抗体治疗相关的生物制剂，如利妥昔单抗。

2005年《慢性乙型肝炎防治指南》对于因其他疾病而接受化疗、免疫抑制药（特别是肾上腺糖皮质激素）治疗的HBsAg阳性者，即使HBV DNA阴性和ALT正常，也应在治疗前1周开始服用拉米夫定，每日100mg。

停止化疗和免疫抑制药治疗后，应根据患者病情决定拉米夫定停药时间。

对拉米夫定耐药者，可改用其他已批准的能治疗耐药变异的核苷（酸）类似物。

核苷（酸）类似物停用后可出现复发，甚至病情恶化，应十分注意。

2.评估患者身体状况

对患者的一般状况，体能状态进行正确评估，明确有无基础疾病及其严重程度，预测患者对治疗的耐受性，心、肺、肝、肾和骨髓功能尤为重要。一般认为患者需要满足以下条件才能耐受化疗，包括一般情况良好、ECOG评分≤2，血常规中性粒细胞绝对值＞$1.5×10^9$/L、血小板＞$80×10^9$/L、肝肾功能无明显异常。使用有心脏毒性药物前要检查心电图及心功能。以下情况时禁用化疗或需谨慎考虑化疗药物的种类与剂量，包括高龄、一般状况差、心肺肝肾和肾上腺等脏器功能异常、明显的造血功能不良（贫血、白细胞或血小板减少）、骨髓转移或多发骨转移、既往接受过多程放化疗或大面积放疗、既往放化疗后骨髓抑制严重、存在感染等并发症、存在胃肠出血或穿孔的危险；肿瘤与血管关系密切、化疗后可能发生肿瘤溶解综合征等。使用抗血管生成靶向药物前要评估是否有出血风险。

3.与患者及家属沟通

向患者及家属充分交代肿瘤的预后、不同治疗方法可能达到的疗效和可能引起的不良反应或风险，对毒副作用较大的化疗、靶向治疗、免疫治疗、其他价格昂贵的治疗、应用时间不长而远期毒性尚待进一步认识的新药等，更应着重说明。了解患者及家属的心理状况、经济承受能力以及治疗意愿和期待值等。让患者及家属参与治疗决策，可以提高治疗依从性、减少医疗纠纷，同时也是个体化治疗的体现。

4.制订治疗计划

综合病种、分期、分子分型，明确治疗目的是根治还是姑息，综合患者身体状况进行正确评估，权衡利弊，即不同治疗方法可能达到的疗效和可能引起的不良反应，还有患者及家属的治疗意愿、经济承受能力等制订综合治疗方案。

5.签署化疗、靶向治疗知情同意书

向患者及家属交代具体治疗方案的可能疗效和不良反应，请患者或已得到委托授权的家属或监护人签署化疗或靶向治疗知情同意书。

二、治疗方案的实施

填写化疗或靶向治疗前计划、化疗观察表。核实上文提到的治疗前诸项准备工作已就绪。开出化疗或靶向治疗处方及用药医嘱。核实重要的化疗毒性解救药物（如四氢叶酸）的剂量和使用时间，并确认药品已经到位。核实医嘱的执行情况，并观察是否有毒副作用出现。

三、毒副作用的监测

医生必须熟悉治疗方案的各种不良反应及其处理方法。根据方案进行不同不良反应的监测。在化疗期间，一般每周查血常规 $2 \sim 3$ 次，每周期至少查肝肾功能、心电图1次，必要时增加检查次数，心脏彩超等其他检查按需要进行。

如使用紫杉类和单克隆分子靶向药物时均有致超敏反应的可能，表现为气短、全身荨麻疹/瘙痒、血压改变等症状。用药前应给予抗过敏预处理，包括：地塞米松、苯海拉明、西咪替丁等药物。用药全程应给予心电、血压监护。如使用伊立替康化疗，可能引起迟发性腹泻，在化疗前应做好健康教育，并为患者备好洛哌丁胺（易蒙停），告知注意事项和使用方法，一旦发生腹泻，及时和医生联系。如果应用粒细胞集落刺激因子，至少应在停止用药48h后才能开始下一周期化疗，并且在化疗药物应用期间不能给药，如需预防性用药则应在化疗结束48h后应用。

四、用药剂量的调整或停止用药

1.剂量调整

化疗过程中需根据化疗副反应调整用药剂量。治疗中出现以下情况时需停止用药，并采取相应措施：Ⅲ度以上的非血液学毒性（脱发除外）、Ⅳ度血液学毒性、严重过敏反应、化疗所致的心肌损伤、中毒性肝炎、中毒性肾炎、化学性肺炎或肺纤维化、感染性发热，或穿孔、出血、栓塞、休克等严重并发症。另外，部分药物如蒽环类、博来霉素等到达累积限制剂量后终身不能继续应用。出现Ⅲ度以上的非血

液学毒性（脱发除外）、Ⅳ度血液学毒性，下一周期化疗应相应减量。

2.中止化疗

就辅助治疗和部分肿瘤的姑息治疗而言，达到规定疗程后即可停止治疗。身体状况不能耐受进一步治疗的患者也应中止或暂缓治疗。对于多疗程内科抗肿瘤治疗后复发或进展的晚期患者、若无更好的治疗方法或是体能状态差无法耐受进一步抗肿瘤治疗者，最佳的支持治疗也是姑息治疗的一种选择。

五、疗效评价与方案更改

辅助治疗的病例一般缺乏近期疗效评价指标，因此评价疗效需随访确定生存时间，辅助治疗失败时需采用新的化疗方案治疗；对于晚期肿瘤患者，反映疗效的指标包括患者的症状、肿瘤缩小情况、血清肿瘤标志物的变化等。其中近期疗效指标与本阶段治疗方案调整的关系最为密切，常由肿瘤大小和血清肿瘤标志物水平的变化综合判断，目前常用RECIST评价标准来评价实体瘤的疗效。一般在2～3周期化疗后进行疗效评价（短期内迅速明确进展者除外）。对于晚期患者的姑息性治疗，只要未进展就可维持原方案，但对某些可治愈性疾病、如果一定周期后未达完全缓解，则需要更改化疗方案。

六、治疗后的随访

肿瘤患者治疗后的长期随访对评价疗效是非常重要的，随访时除确定肿瘤是否复发外，还应关注治疗的远期毒性及患者的生活质量。

七、化疗及靶向治疗的注意事项

（1）治疗前所有患者必须有明确的诊断，一般应当有病理或细胞学诊断。多数抗肿瘤药物均有一定毒性，所以不能作"诊断性治疗"或安慰剂，以免给患者带来不必要的损失，靶向治疗前因检测相应的基因状态以选择对应的靶向药物。

（2）必须强调基于循证医学的规范化治疗，但治疗的规范并不是僵化的体系，而是根据患者的身体状态、肿瘤的特征和治疗的特性来制订最佳治疗方案即个体化治疗，让患者得到最合适的治疗。对目前尚无标准治疗或标准治疗疗效不满意的患者，应鼓励其积极参加临床研究。

（3）患者需要一般状况较好ECOG评分0～2分，血象和心、肝、肾等重要脏器功能正常才能耐受抗肿瘤治疗。

凡有以下情况者应当谨慎考虑药物和剂量：

① 年老体弱；

② 以往接受过多程化疗或（及）放疗；

③ 肝肾功能异常；

④ 明显贫血；

⑤ 白细胞或（及）血小板减少；

⑥ 营养不良；

⑦ 肿瘤导致多发骨转移；

⑧ 肾上腺功能不全；

⑨ 有发热、感染或其他并发症；

⑩ 心肌病变；

⑪ 过敏体质；

⑫ 有出血倾向；

⑬ 食管、胃肠有穿孔倾向者；

⑭ 已经有明显恶液质的患者除非所患是敏感肿瘤，难以耐受抗肿瘤治疗的不良反应者。

八、 抗肿瘤药物的不良反应

按出现的时间一般分为：

（1）急性和亚急性不良反应 指在用药后当时和疗程内出现的过敏、恶心呕吐、腹泻、血液学毒性、肝肾功能损害、手指麻木、皮疹、手足综合征和脱发等。

（2）远期不良反应 指在停药后甚至停药后多年出现的不良反应，包括神经毒性、造血功能障碍、间质性肺炎、心脏毒性、内分泌失调、畸胎、不育症、第二种肿瘤等。

在治疗出现下列情况时应当立即停药，并采取必要的措施：①呕吐频繁影响进食或电解质平衡；②腹泻超过每日5次或出现血性腹泻；③任何3级以上的不良反应；④心肌损伤；⑤中毒性肝炎；⑥中毒性肾炎；⑦化学性肺炎或肺纤维变；⑧穿孔、出血、栓塞、休克等严重并发症。

抗肿瘤药物的不良反应的严重程度按NCI分为4级，参见表1-3。

（林小燕）

▶ 第六节　肿瘤生物免疫治疗和分子靶向治疗

一、肿瘤生物免疫治疗

抗肿瘤免疫学机制十分复杂，目前尚未完全阐明。细胞分裂和DNA复制的机制表明，DNA复制不可避免地出错并影响基因组完整性，如果得不到及时修复，就可能成为癌症发生的潜在危险，但幸运的是机体免疫系统具有识别这种变异细胞的能力，并进一步抑制肿瘤，预防其发展。在肿瘤复杂的形成中，肿瘤免疫编辑可出现三个连续的阶段：清除、僵持（平衡）和逃逸。

抗肿瘤免疫监视包括三个方面：免疫系统通过清除或抑制病毒感染，保护机体避免病毒诱发的肿瘤；及时清除病原体和炎症，避免炎症环境诱发肿瘤的发生；在某些组织中根据肿瘤特异性抗原，识别和清除肿瘤细胞。

然而，肿瘤细胞为了生存，通过基因突变，进而发生抗原的调变，导致免疫系统无法及时识别，同时肿瘤细胞也释放许多免疫抑制因子，不仅增加了机体免疫抑制细胞如Treg细胞的数量和活性，并抑制了免疫杀伤细胞如T细胞、NK细胞的杀伤活性，使得肿瘤细胞不被完全清除，免疫系统与肿瘤处于平衡状态。

随着肿瘤细胞的不断增殖和不断改变自身生物学特性，肿瘤对机体免疫系统尤其是T淋巴细胞的影响不断增强，不仅导致T细胞丧失对肿瘤的识别能力，还诱导T细胞无能、凋亡及周围免疫耐受，甚至攻击T细胞，促使其进入逃逸阶段，最终变得临床可见。免疫逃逸是恶性肿瘤的特征之一。

肿瘤发生后，机体可通过免疫效应机制发挥抗肿瘤作用。机体抗肿瘤免疫的机制包括细胞免疫和体液免疫两方面，这两种机制是相互协作共同杀伤肿瘤细胞，而不是孤立存在和单独发挥作用的。

根据上述肿瘤发生及免疫逃逸的机制，可在各个阶段应用不同的免疫治疗手段达到抑制肿瘤生长、控制肿瘤转移的目的。

内源性T细胞群可抑制肿瘤生长，已证明诱导内源性T细胞杀灭肿瘤细胞的免疫治疗在多种人类恶性肿瘤中有治疗效果。早期的临床研究发现，白细胞介素-2在治疗部分小样本的恶性黑色素瘤中有效，与其对T细胞活化有关。2010年这一领域出现复兴，终于证明伊匹单抗可靶向针对T细胞关键蛋白CTLA-4，改善了转移性恶性黑色瘤的总生存。Steven Rosenberg及同事最早发现内源性T细胞群具有潜在杀灭肿瘤的能力，通过分离自体肿瘤浸润淋巴细胞，并经体外扩增后回输可对转移性恶性黑色素瘤产生临床效果，开创了肿瘤细胞免疫治疗的新时代。

内源性T细胞群能够识别恶性细胞表面主要组织相溶性复合体（MHCs）的表位肽。理论上，这些抗原决定簇可能来源于两类抗原，首先，潜在的癌症抑制抗原是由T细胞耐受的非突变蛋白组成，与它们的限制性组织表达模式有关。第二类潜在的癌症抑制抗原由肽组成，这类肽完成脱离于正常的人类基因组，所以称新抗原。

由于肿瘤抗原的存在，势必被机体免疫系统所识别。树突状细胞（dendritic cell，DC）是有效的专职抗原提呈细胞，成熟的DC可以通过Ⅱ型组织相容性抗原（MHC-Ⅱ）等途径提呈肿瘤抗原，有效抵制肿瘤细胞的免疫逃逸。细胞因子诱导的杀伤细胞（cytokine-induced killer cells，CIK）细胞是人外周血单个核细胞（PBMC）在体外经多种刺激后获得的异质细胞，兼具T淋巴细胞强大的抗肿瘤活性和NK细胞的非主要组织相容性复合体（MHC）限制性杀瘤特点。DC和CIK共培养可以同时促进CIK细胞和DC细胞的增殖和免疫功能，并诱导具有特异性杀伤功能的细胞毒性T淋巴细胞(CTL)。

近代研究证明，基于T细胞的免疫治疗对人恶性肿瘤也是有效的，尤其是干扰T细胞"检查点"分子PD-1的抗体的早期临床试验显示对不同肿瘤有临床效果，如恶性黑色素瘤、肺癌、膀胱癌、胃癌和霍奇金淋巴瘤。在恶性黑色素瘤治疗中基于浸润的CD8+T细胞和PD-1之间关系，通过抑制PD-1信号，诱导细胞毒T细胞的作用成为癌症免疫治疗的主要形式。

总之，肿瘤的免疫治疗是以激发和增强机体的免疫功能，以达到控制和杀灭肿瘤细胞的目的。

肿瘤免疫分为两类：一是抗体，二是细胞。抗体分两类，有针对肿瘤细胞的，如肿瘤靶向药物；也有针对T细胞的，如免疫检验点抑制剂，包括CTLA-4抗体、PD-1抗体。细胞免疫治疗-过继性T细胞疗法，包括扩增肿瘤浸润淋巴细胞，基因工程改造的T细胞如CAR-T细胞，TCR-T细胞。

根据治疗手段分为以下两种。

（一）非特异性免疫治疗

非特异性免疫治疗是指不针对任何特异性的致病因素，只在整体水平上增强或抑制抗体的免疫应答水平，包括非特异性免疫增强剂和免疫抑制药。肿瘤治疗多应用一些免疫调节剂通过非特异性地增强机体的免疫功能，以激活机体的抗肿瘤免疫应答。卡介苗、短小棒状杆菌以及一些细胞因子如IL-2等均属于此类。

（二）特异性免疫治疗

特异性免疫治疗是采用可引起特异性免疫应答的措施，包括三种方法，接种治疗性疫苗，输注特异性免疫应答产物包括效应淋巴细胞和抗体，利用抗体特异性地剔除抑制性免疫细胞亚群或进行靶向治疗。

1.主动免疫治疗

主动免疫治疗是以肿瘤疫苗为主体的治疗，着重激发机体抗肿瘤免疫应答能力。肿瘤疫苗来源于自体或异体肿瘤细胞或特有肿瘤特异性抗原（TSA）或肿瘤相关抗原（TAA），通过激发机体的特异性免疫功能来攻击肿瘤细胞，克服肿瘤产物所引起的免疫抑制状态，促进树突状细胞（DC）的抗原提呈功能来消灭肿瘤。目前，研究的肿瘤疫苗主要有肿瘤细胞疫苗、树突状细胞相关疫苗、肿瘤抗原/肿瘤多肽疫苗、肿瘤DNA疫苗、肿瘤基因工程疫苗。

2010年Dendreon公司上市了全球首个肿瘤治疗性疫苗Provenge，用于治疗前列腺癌，是载有重组前列腺酸性磷酸酶（PAP）抗原的肿瘤患者自身树突细胞疫苗。2014年1月，Biovest公司治疗非霍奇金滤泡淋巴瘤的抗癌疫苗BiovaxID获得欧盟的上市许可申请。

2.被动免疫治疗

被动免疫治疗是以单克隆抗体、细胞因子和过继免疫治疗为基础的治疗。肿瘤的被动免疫治疗是指给机体输注外源的免疫效应物质，由这些外源性效应物质在机体内发挥治疗肿瘤作用。

（1）过继细胞免疫疗法 （adoptive cell immunotherapy，ACT）是把致敏淋巴细胞（具有特异免疫力）或致敏淋巴细胞的产物（如转移因子和免疫核糖核酸等）输给肿瘤患者使其获得抗肿瘤免疫力，以达到治疗肿瘤的目的。早期的过继细胞免疫治疗是将患者的淋巴细胞在体外经IL-2处理扩增后，重新输入患者体内，这些细胞称为淋巴因子激活的杀伤细胞（LAK细胞）。其杀伤肿瘤细胞不需抗原致敏且无主要组织相容性复合体（major histocompatibility complex，MHC）限制性，有人认为LAK细胞主要成分是NK细胞。为了保持LAK细胞在体内的活性，在回输LAK细胞的同时，还需注射大剂量IL-2。大剂量IL-2可引起严重的副反应，因而该疗法仍在改进。另一种尝试是从肿瘤组织中分离出浸润的淋巴细胞即肿瘤浸润淋巴细胞（TIL），经体外IL-2培养后可获得比LAK细胞更强的杀伤活性。细胞毒性T淋巴细胞（CTL）是TIL细胞的主要成分。

过继免疫疗法技术经历了LAK细胞治疗、TIL细胞治疗、CIK细胞治疗、DC-CIK细胞治疗、EAAL细胞治疗等阶段，其临床疗效和特异性逐步提高。但是，有些肿瘤，尤其是非实体瘤，免疫原性较弱，或者很难收集到肿瘤特异性较强的T细胞。在临床试验中，上述疗法的疗效有限。

随着现代生物科学的发展，CAR-T越来越受到大家的重视。CAR-T细胞疗法是结合了细胞治疗、基因治疗和免疫治疗的综合疗法。特异性嵌合抗原受体（chimeric antigen receptor，CAR）是使T细胞受体（T cell receptor，TCR）的亚基与肿瘤抗原单克隆抗体的单链可变区两者相结合，再通过一定途径将编码CAR的基因导入 T细胞，修饰后的 T细胞经体外扩增和纯化后回输到体内。CAR-T细胞在体内既能特异性识别并结合肿瘤表面抗原，又具有T细胞自我更新和杀伤的能力。T细胞经基因修饰后获得了靶向杀伤活性，不受肿瘤局部免疫微环境的抑制，从而打破宿主的免疫耐受状态，使T细胞 以非MHC限制性的方式特异性杀伤肿瘤细胞。

利用这些经过设计改造的免疫细胞治疗晚期血液肿瘤已产生一些显著疗效。目前，全球有涉及乳腺癌、神经胶质瘤、肝癌和胰腺癌等几十个治疗实体瘤的临床试验正在进行。虽然这些初步结果令人鼓舞，但该领域的研究仍面临着很大挑战。与其他免疫疗法相比，CAR-T细胞疗法起效较快，但过度的免疫应答或不可避免地释放大量炎性细胞因子，引起细胞因子风暴（cytokine storm），会导致高热、寒战、呕吐、腹泻或低血压等症状出现。所以，把握安全剂量，改善瘤体免疫抑制微环境，筛选并明确靶抗原等，是实体瘤治疗领域急需解决的问题。

（2）单克隆抗体类免疫检查点抑制　近代研究证明，基于T细胞的免疫治疗对人恶性肿瘤也是有效的，尤其是干扰T细胞"检查点"分子PD-1的抗体的早期临床试验显示对不同肿瘤均有临床效果，如恶性黑色素瘤、肺癌、膀胱癌、胃癌和霍奇金淋巴瘤。在恶性黑色素瘤治疗中基于$CD8^+$T细胞浸润和PD-1阻断剂反应之间关系，发挥细胞毒T细胞的作用成为癌症免疫治疗的一个核心（主要）模式。

免疫检验点单抗疗法是将正向共刺激因子的激动剂或负向共刺激因子的抑制剂与免疫功能被抑制的T细胞结合来激活该免疫细胞，从而达到杀死肿瘤细胞的目的。免疫检查点（immune checkpoint）是机体共刺激或抑制信号转换的开关，可控制T细胞应答的幅度和持续时间。免疫检查点的失控会导致T细胞的活化受到抑制，肿瘤组织正是利用这一点来逃避体内的免疫监控，进而躲避免疫系统的攻击。因此，免疫检查点成为肿瘤免疫治疗的重要靶标。免疫检查点分为共抑制信号受体和共刺激信号受体，其中共抑制信号受体包括CTLA-4和PD-1及其配体PD-L1、PD-L2，共刺激信号受体包含CD27、CD28、OX40（又称CD134）、4-1BB（又称CD137）等。

近20年来，免疫疗法作为一个肿瘤治疗手段的可靠性已经被证实，在临床上越来越凸显出广阔的应用前景。以肿瘤疫苗、过继细胞免疫疗法（ACT）和免疫检验点单抗疗法为代表的肿瘤免疫治疗取得了突破性进展，为人类征服肿瘤带来了新的希望。当然，肿瘤免疫治疗虽然避免了一些传统肿瘤药物的毒性，但克服其引起的自身免疫系统相关的不良反应也充满挑战。

二、肿瘤分子靶向治疗

肿瘤分子靶向治疗是在肿瘤细胞分子生物学研究的基础上，利用肿瘤组织或细胞所具有的特异性（或相对特异性的）结构分子作为靶点，使用某些能与这些靶分子特异结合的抗体、配体、以及小分子化合物，抑制可能导致细胞癌变的环节，如细胞信号转导通路、原癌基因和抑癌基因、细胞因子受体、抗肿瘤血管形成、自杀基因等而达到治疗肿瘤的目的。分子靶向治疗具有较好的分子和细胞的选择性，能高效并选择性地杀伤肿瘤细胞，减少对正常组织的损伤。

癌症的发生及发展是一个多阶段、多步骤、涉及多基因改变的复杂病理过程。随着肿瘤病因学的不断发展，人们逐渐认识肿瘤的本质是基因病，肿瘤是多基因异常引发的复杂性疾病，存在多基因失活或激活，所以开展以基因为靶点的肿瘤基因靶向治疗，还面临着诸多困难。

目前，靶向药物主要包括两方面：一是针对肿瘤细胞表面的靶点（抗原或抗体），如细胞膜分化相关抗原（CD20、CD33、CD52、CD117等），为大分子的单克隆抗体。二是针对细胞信号转导分子如表皮生长因子及其受体和血管内皮生长因子及其受体上的酪氨酸激酶、法尼基转移酶以及基质金属蛋白酶等，为小分子化合物。

单抗类分子靶向药是通过对受体胞外可辨区进行识别，同生长因子竞争结合受体，对信号传导系统进行抑制，达到抑制癌细胞增殖与扩散的目的。研究表明，单抗药物对于肿瘤尤其血液系统性的恶性肿瘤临床治疗已经产生了较为深远影响，其优点主要是具有出色的靶向性，也就是这种药物只在患者病灶处起作用，不会在人体中广泛弥散，所以可以达到使药物剂量降低、毒性作用和副作用减少的目的。但由于单抗分子质量大，半衰期长，易受胃液酸性环境的破坏，故常采用静脉每 1 ～ 3 周给予 1 次。临床试验证明单独应用单抗治疗肿瘤可以取得一定疗效，而且在多数情况同常规放疗、化疗药物联合应用具有一定协同作用。常用的有利妥昔单抗、曲妥组单抗、西妥组单抗、贝伐组单抗等（详见表1-2）。

2011年，第一个针对用于免疫检查点抑制的单抗（anti-CTLA-4单抗，Ipilimumab）被美国FDA批准用于晚期黑色素瘤的二线治疗。其临床试验显示25%的恶性黑色素瘤患者生存期超过两年。最近，已有多个这类的肿瘤免疫治疗药物被美国FDA批准应用于临床。PD-1是一种表达于活化T细胞上的抑制信号受体，其配体 PD-L1 在许多恶性肿瘤中高表达，包括鳞状非小细胞肺癌、黑色素瘤、肾细胞癌、前列腺癌、乳腺癌、胶质瘤等。此外，在肿瘤浸润性的树突状细胞、淋巴细胞TILs、巨噬细胞上也表达。PD-1抑制剂的作用机制是阻断PD-L1与PD-1的结合，最终达到肿瘤免疫治疗的目的。相关临床试验显示，PD-1/PDL-1单抗比CTLA4单抗有更强的抗肿瘤作用。

小分子化合物类分子靶向药可以通过细胞膜，进入细胞内产生作用，抑制EGFR等受体酪氨酸酶磷酸化，以阻断信号的传导，进而抑制癌细胞的增殖与扩散。小分子化合物的靶向治疗，不依赖于基因作用，也不会引起人体免疫反应，而且此类药物半衰期短，口服稳定，且多数临床研究未显示出与化疗药的协同作用，故常单药每日1次口服，给药方便，患者依从性高，相对来说更加适用于临床需要，成为肿瘤分子的靶向治疗研究热点，目前绝大多数仍然处在临床试验之中，已经应用于临床的有伊马替尼、吉非替尼、厄罗替尼等（详见表1-2）。

（陈强　叶韵斌）

▷▷ 第七节　抗肿瘤药物不良反应的预防及处理

一、骨髓抑制

骨髓抑制是指骨髓中的血细胞前体的活性下降。大多数化疗药物均可引起不同程度的骨髓抑制，使围血细胞数量减少，血细胞由多种成分组成，每一种成分都对人体起着不可缺少的作用，任何一种成分的减少都使机体产生相应的副作用。

（一）临床表现

由于不同血细胞成分的半衰期（白细胞4～6h、血小板5～7d、红细胞120d）不同，所以化疗后的骨髓抑制常最先表现为白细胞下降，其次为血小板，而红细胞平均生存时间为120d，受化疗影响较小，下降通常不明显。一般认为，粒细胞的减少通常开始于化疗停药后1周，至停药10～14d达到最低点，在低水平维持2～3d后缓慢回升，至第

21～28d恢复正常，呈U形。血小板降低比粒细胞降低出现稍晚，也在2周左右下降到最低值，其下降迅速，在谷底停留时间较短即迅速回升，呈V形。红细胞下降出现的时间则更晚。

化疗后骨髓抑制的分级（NCI-CTC 3.0），见表1-3。

表1-3　化疗后骨髓抑制的分级（NCI-CTC 3.0）

项目	0	I	II	III	IV
血红蛋白/（g/L）	≥110	109～95	94～80	79～65	＜65
白细胞/（10^9/L）	≥4.0	3.9～3.0	2.9～2.0	1.9～1.0	＜1.0
粒细胞/（10^9/L）	≥2.0	1.9～1.5	1.4～1.0	0.9～0.5	＜0.5
血小板/（10^9/L）	≥100	99～75	74～50	49～25	＜25

（二）预防及处理

1.白细胞/粒细胞减少症的处理

（1）一般处理　中性粒细胞减少症的处理重在预防。减少由外源性微生物引起感染的危险性，养成良好的卫生习惯，严防院内交叉感染。如病情严重出现重症感染、感染中毒性休克等，可改为I级护理。中性粒细胞减少症伴发热或合并感染的处理应注意以下几点：①仔细检查并尽可能发现感染病灶及感染；②常规进行尿、血培养及中心静脉置管或可疑感染部位的培养；③如出现肺部感染，必要时拍摄胸部X线片，每天或隔天检查血常规；④经验性应用广谱抗生素，根据药敏试验结果更换抗生素。

（2）升白细胞处理　使用人粒细胞集落刺激因子（G-CSF）或粒细胞-巨噬细胞集落刺激因子（GM-CSF）。

（3）粒细胞减少性发热可使用抗生素，对于IV度白细胞减少的患者，无论有无发热，均必须预防性使用抗生素。如果患者有发热，应在发热消退至少48h后停用；如果患者为IV度粒细胞减少但无发热，待粒细胞上升至正常后可停用。

（4）出现IV度白细胞/中性粒细胞减少的患者下1个周期化疗后可预防性给予G-CSF，以保障化疗的进行。

2.血小板减少症的处理

处理血小板减少症时，应注意以下几点：①血小板＜50×10^9/L时，应减少活动，预防损伤，避免增加腹压的动作，如搬运重物、便秘；

② 维持收缩压在18.7kPa以下，预防颅内出血；③避免使用非甾体消炎药或含阿司匹林的药物；④避免肌内注射等创伤性操作，操作后必须局部按压5～10min以上；⑤一过性血小板减少时可考虑应用小剂量糖皮质激素；⑥血小板低于$20×10^9$/L或有出血时可考虑输注血小板。

3.贫血的处理

（1）如病情严重，可改为Ⅰ级护理。

（2）贫血患者应增加营养，嘱多进食含铁、含维生素、高蛋白的食物，同时注意加强静脉营养支持，包括氨基酸、脂肪乳等静脉营养以保证能量供应；同时须保证足够输液量，纠正电解质紊乱。

（3）使用促红细胞生成素。

（4）输血。

（三）处方

▶ **处方一**：重组人粒细胞刺激因子注射液（瑞白）　150μg　H　qd
或　重组人粒细胞刺激因子注射液（特尔津）　300μg　H　qd
说明：a.在化疗药物给药结束后24～48h开始使用。
b.有时会有肌肉酸痛、骨痛、腰痛、胸痛等现象。

▶ **处方二**：灭菌注射用水　1ml
注射用重组人白介素-11　（特尔康）3mg　 H　qd
或　重组人血小板生成素注射液（特比澳）　15000U　H　qd
说明：a.特尔康用于化疗后Ⅲ、Ⅳ度血小板减少症的治疗。
b.特比澳适用对象为血小板低于$50×10^9$/L的治疗。
c.当血小板计数≥$100×10^9$/L或较用药前升高$50×10^9$/L时，可停用。

▶ **处方三**：促红细胞生成素（益比奥）　10000IU　H　qod/tiw
说明：治疗非骨髓恶性肿瘤化疗引起的贫血。

二、恶心、呕吐

恶心、呕吐是最常见的化疗不良反应之一，常由细胞毒药物损伤消化道上皮黏膜、细胞毒药物及其代谢产物直接刺激化学感受器触发区，或心理精神因素直接刺激大脑皮质通路引起。剧烈的恶心呕吐可能导致患者脱水、电解质紊乱、营养不良，给患者心理上和生理上带来极大负担，严重影响患者生活质量，降低患者治疗依从性。

（一）临床表现

（1）常见症状体征　恶心、厌食、头痛、心动过速、出汗、流涎、干呕、呕吐。

（2）常见化疗药物致吐等级（根据不同致吐药的呕吐发生率）

① 高度致吐药物（>90%）：顺铂（用量≥50mg/m^2）、氮芥、链佐星（链脲霉素）、环磷酰胺（用量≥1500mg/m^2）、卡莫司汀（≥250mg/m^2）、达卡巴嗪、放线菌素D。

② 中度致吐药物（30%～90%）：奥沙利铂、阿糖胞苷（用量>1g/m^{2}时）、卡铂、异环磷酰胺、环磷酰胺（用量<1500mg/m^{2}时）、多柔比星、柔红霉素、表柔比星、伊达比星、伊立替康。

③ 低度致吐药物（10%～30%）：紫杉醇、多西他赛、米托蒽醌、托泊替康、依托泊苷、培美曲塞、甲氨蝶呤、丝裂霉素、吉西他滨、阿糖胞苷（用量≤1g/m^{2}时）、氟尿嘧啶、硼替佐米、西妥昔单抗、曲妥组单抗。

④ 极低度致吐药物（<10%）：贝伐组单抗、博莱霉素、白消安、克拉屈滨、氟达拉滨、利妥西单抗、长春碱、长春新碱、长春瑞滨。

（3）恶心呕吐的类型

① 急性恶心呕吐：通常发生在使用化疗药物后24h内，5～6h达到高峰，可能持续18h以上，之后呕吐停止或转为慢性呕吐；5-HT3受体拮抗药联合糖皮质激素是常用的治疗方案。

② 延迟性恶心呕吐：一般发生于化疗后24～48h，有时可持续1周，40%～50%的化疗患者会出现。

③ 预期性恶心呕吐：是指既往化疗时出现过难以控制的恶心呕吐，患者在下一个周期化疗开始前即发生的恶心呕吐，见于18%～57%接受过化疗的患者，恶心较呕吐更常见，年轻患者更多见。目前推荐从治疗前一晚开始口服阿普唑仑或在治疗前一晚和当天早晨口服劳拉西泮，并通过行为疗法进行防治。

④ 爆发性恶心呕吐：是指尽管已对患者进行了预防性处理，但其仍然发生了严重的恶心、呕吐，须行挽救性止吐治疗。

⑤ 难治性恶心呕吐：是指患者在既往预防性和挽救性止吐治疗失败之后再次出现的呕吐。

（4）恶心及呕吐的严重程度分级　见表1-4。

表1-4　恶心及呕吐的严重程度分级

不良事件	分级/级				
	1	2	3	4	5
恶心	食欲降低不伴进食习惯改变	经口摄食减少不伴明显体重下降脱水或营养不良	经口摄入能量和水分不足,需要鼻饲,全肠外营养或住院	—	—
呕吐	24h内发作1～2次（间隔5min）	24h内发作3～5次（间隔5min）	24h内发作≥6次（间隔5min）	危及生命；需要紧急治疗	死亡

（二）预防及处理

1.普通类型呕吐的处理

①极低度致吐风险化疗时无须常规预防用药。

②使用中、高度致吐风险药物化疗的患者，在化疗结束后，恶心、呕吐仍可能分别持续2d和3d，止吐治疗须贯穿化疗呕吐风险期始终，可继续用地塞米松和（或）阿瑞匹坦（Aprepitant），急性呕吐的有效控制可显著降低延迟性呕吐的发生率。

③用最低有效剂量止吐药，且口服止吐药与静脉注射等效，现有的5-HT3受体拮抗药效果基本相同，但给药方法、给药时间、剂量等有所差异。

④多药联合方案化疗诱发的恶心呕吐，其治疗方案应基于致吐风险最高的药物制定。

⑤须注意癌症患者的其他潜在致吐因素，包括肠梗阻、前庭功能障碍、脑转移、电解质紊乱、尿毒症、使用阿片类麻醉药物、伴有胃部疾病和精神心理因素等，如治疗预期性呕吐应注重采取心理疏导的方法，并酌情给予抗焦虑或抗抑郁药。

⑥频繁而剧烈或顽固的呕吐可引起水、电解质紊乱及营养障碍等，故应监测生化电解质、白蛋白等变化，注意补充液体，调整电解质，适当输注高蛋白、高能量物质等综合处理。

2.特殊类型呕吐的处理

（1）爆发性恶心呕吐的治疗

①预防比治疗更重要。

② 强调按时给药，而非按需给药。若恶心、呕吐得到控制，则继续以原方案治疗，反之则应使用高一级的止吐治疗。

③ 联合应用不同作用机制的其他有效止吐药物，包括抗精神病药物、苯二氮䓬类药物、大麻酚类药物、多巴胺受体拮抗药、吩噻嗪类药物、5-HT3受体拮抗药和类固醇药物，各类药物间并无优劣之分。

④ 在下一个周期化疗前，须重新评估本次化疗止吐方案的疗效，若疗效不佳，则须更换止吐药物。

（2）延迟性恶心呕吐的治疗　须参考上周期化疗呕吐严重程度制定。

① 对于接受中、高度致吐风险化疗者，推荐在每天化疗前最先使用5-HT3受体拮抗药，每天使用1次地塞米松。

② 对于接受延迟性呕吐风险较高的化疗者，在化疗结束后再使用2～3d地塞米松。若化疗方案中已含有糖皮质激素，则不推荐加入地塞米松。

③ 推荐将阿瑞匹坦用于具有高度致吐或延迟性呕吐风险的多日化疗，可与5-HT3受体拮抗药、地塞米松联合使用。

（三）处方

▷ **处方一**：适用于高度致吐性药物所致恶心呕吐
营养支持治疗（可酌情使用）
甲氧氯普胺　　10mg　im
地塞米松　　　5～10mg　iv
或地塞米松　　12mg　po　d1；8mg/d　po　d2～4

| NS | 20ml | iv |
| 格拉司琼 | 3mg | |

| 或NS | 20ml | iv |
| 昂丹司琼 | 8mg | |

或昂丹司琼　8mg　　　　po　　bid

| 或NS | 100ml | iv |
| 托烷司琼 | 5mg | |

或帕洛诺司琼　0.25mg　iv
阿瑞匹坦　　　　125mg　po　d1；80mg/d　po　d2～3
或福沙吡坦　　　　150mg　iv　d1

地西泮　　　　　　　10mg　im

或氟哌啶醇　　5～10mg　im

±劳拉西泮　0.5～2mg　q4～6h　po 或 iv

▶ **处方二：**适用于中度致吐性药物所致恶心呕吐
营养支持治疗（可酌情使用）

甲氧氯普胺　10mg　im

地塞米松　5～10mg　iv

或地塞米松　12mg po d1；8mg/d　po　d2～4

NS　　　　　　20ml
格拉司琼　　　3mg | iv

或 NS　　　　　20ml
昂丹司琼　　　8mg | iv

或昂丹司琼　8mg　po　bid

或 NS　　　　　100ml
托烷司琼　　　5mg | iv

或帕洛诺司琼　0.25mg　iv

阿瑞匹坦　125mg　po　d1，80mg/d　po　d2～3

或　福沙吡坦　150mg　iv　d1

▶ **处方三：**
营养支持治疗（可酌情使用）

甲氧氯普胺　10mg　im

地塞米松　5～10mg　iv

或地塞米松　12mg　po　d1；8mg/d　po　d2～4

±NS　　　　　20ml
格拉司琼　　　3mg | iv

或 NS　　　　　20ml
昂丹司琼　　　8mg | iv

或昂丹司琼　　8mg　po　bid

或 NS　　　　　100ml
托烷司琼　　　5mg | iv

或帕洛诺司琼　0.25mg　iv

说明：a.若患者频繁呕吐导致完全无法进食，则需要加强营养支持，包括氨基酸、脂肪乳等静脉营养以保证能量供应；同时须保证足够入液量，以防电解质紊乱。

b.甲氧氯普胺单独用于化疗止吐时作用较轻，通常作为化疗止吐的附加与补充。

c.糖皮质激素抗呕吐机制尚不清楚，其与甲氧氯普胺联合可增强止吐效果，除地塞米松外亦可选用甲泼尼龙配合治疗。

d. 5-HT3 受体拮抗药，其止吐效果明显优于甲氧氯普胺和糖皮质激素，为目前主要化疗止吐药。5-HT3 受体拮抗药常见的有格拉司琼、昂丹司琼、托烷司琼、帕洛诺司琼等，其中帕洛诺司琼为长效镇吐药。在多日化疗中，帕洛诺司琼更能发挥其对抗延迟性呕吐的优势，对持续3d 的化疗而言，化疗前给予帕洛诺司琼，可以代替每天给予5-HT3 受体拮抗药（无论口服还是静推）。

e.神经激肽 1（NK-1）受体阻滞药适于预防化疗引起急性和延迟性恶心呕吐。阿瑞匹坦是第一个用于临床的 NK_1 受体拮抗药，对 P 物质有很强的选择性抑制作用。能够增强 5-HT3 受体拮抗药的止吐作用，并且增强皮质类固醇对急性和延迟性顺铂诱导的呕吐的控制效果。

f.镇静药物直接作用于大脑皮质和脑干网状体，具有抗焦虑、镇静、催眠、调节自主神经等作用，与中枢神经系统的苯二氮䓬受体结合，使神经细胞超极化，产生抑制效应，与其他止吐药合用可增强其疗效（不能单独用于止吐）。

三、腹泻

腹泻的临床定义是：粪便量明显增加，其含水量超过200ml；排便次数增多，每日超过3次；粪质稀糊或水样，含有黏液、脓血或大量脂肪颗粒和未消化食物。癌症患者的腹泻可由多种原因引起，包括化疗、放疗、癌症本身、药物、补充进食和焦虑。

（一）化疗相关性腹泻

1.症状体征

化疗药物引起的腹泻，亦即化疗相关性腹泻（CTID），其典型的临床表现主要有：无痛性腹泻或伴轻度腹痛；喷射性水样便；1天数次或数十次，持续5～7d，严重者长达2～3个月；可出现在化疗当天或化疗后；庆大霉素、小檗碱（黄连素）、呋喃唑酮（痢特灵）等治疗无效。易导致腹泻的化疗药物有：氟尿嘧啶、伊立替康（CPT-11）、羟基喜树碱（HCPT）、卡培他滨（希罗达，Xeloda）、多西他赛（泰素帝，Taxtere）等。

2.腹泻分级

WHO关于CTID分级：Ⅰ度，暂时性（小于2d）；Ⅱ度，能耐受（大于2d）；Ⅲ度，不能耐受，需治疗；Ⅳ度，血性腹泻。

NCI关于CTID分级：1级　大便次数增加<4次/d，排出物量轻度增加；2级　大便次数增加4～6次/d，排出物量中度增加，不影响日常生活；3级　大便次数增加≥7次/d，失禁，需24h静脉补液，需住院治疗，排出物量重度增加，影响日常生活；4级　危及生命（如血液动力学衰竭）；5级　死亡。

（二）预防及处理

（1）停止所有含乳糖、乙醇及高渗性食物，少食多餐易消化吸收食物，调整饮食结构，必要时禁食。

（2）腹泻严重者需注意补充水分、电解质，避免发生紊乱。

（三）处方

▶ **处方一**：化疗骨髓抑制所致的感染性腹泻

蒙脱石散　　　　　　　　　3.0g　po　tid

小檗碱（黄连素）　　　　　0.3g　po　tid

双歧杆菌三联活菌散（培菲康）0.42g　po　tid

G-CSF　2～5μg/kg　ih　qd

左氧氟沙星　0.3～0.6　iv　gtt　qd

奥曲肽　0.05～1mg　sc　qid

▶ **处方二**：化疗相关性腹泻（CTID）

蒙脱石散　3.0g　po　tid

培菲康　0.42g　po　tid

阿托品　0.25～1mg　im/ih

洛哌丁胺（易蒙停）　4mg　　　po（随后2mg/4h，至腹泻停止12h停药，若24h后腹泻未停止，洛哌丁胺增量至2mg/2h）

说明：a.化疗引起粒细胞减少所致的感染性腹泻应同时给予升白细胞治疗。

b.生长激素抑制激素类似物，可酌情于腹泻加重时应用。奥曲肽 $100 \sim 150\mu g$　sc　q8h或$25 \sim 50\mu g/h$　civ，若症状明显可加量至500μg q8h。

c.抗胆碱能药物，应用于伊力替康导致的早发性腹泻；有急性严重乙酰胆碱综合征既往史的患者，下次给予伊立替康时，应预防性使用阿托品。

d.洛哌丁胺的使用注意事项：一旦出现第一次稀便，患者可开始饮用大量含电解质的饮料并马上开始适当的抗腹泻治疗。易蒙停不应用于预防给药，即使患者前一治疗周期出现过迟发性腹泻的也不应如此，但患者出现严重腹泻即达Ⅲ级以上，在下个治疗周期用药应适当减量，若患者难以承受化疗药物毒性则停药。

四、肝功能损害

药物性肝损害（DILI）是指在药物使用过程中，由于药物或其代谢产物引起的肝细胞毒性损害或肝对药物及代谢产物的过敏反应所致的疾病，也称为药物性肝炎。

（一）临床表现

1.症状体征

黄疸、皮肤色素沉着、腹水、疲乏、厌食、重度恶心、体重下降、腹泻、皮肤瘙痒、瘀伤和(或)出血。

2.分型

药物性肝病、酒精性肝病、自身免疫性肝病、非酒精性脂肪性肝病。

（二）预防及处理

由于药物性肝病的发病机制尚不清楚，因此，有效的治疗措施亦不明确，目前关于药物性肝病的治疗主要包括以下几个方面：

（1）尽快停用引起肝损伤的药物或可疑药物，特别注意患者有无使用中药。

（2）可应用解毒剂促进有害药物的代谢、清除。

（3）应用肝细胞保护剂，保护肝细胞功能。

此外，人工肝支持系统治疗可能有效，但强调早期进行。肝移植对于药物性肝衰竭亦具有良好疗效（但肿瘤患者应慎重）。

（三）处方

▶ **处方一**：

拉米呋啶　　100mg　po　qd

▶ **处方二**：

葡醛内酯（肝泰乐）　200mg　po　tid

▶ **处方三**：

5% GS	250ml
阿拓莫兰	1200mg

iv gtt　qd

▶ **处方四**：

10% GS	250ml
异甘草酸镁（天晴甘美）	50mg

iv gtt　qd

或

NS	100ml
丁二磺酸腺苷蛋氨酸（思美泰）	500～1000mg

iv gtt　qd

说明：a.对于接受常规筛查HBsAg阳性患者，即使HBV DNA阴性和ALT正常，应在治疗前1周开始服用拉米呋啶或其他核苷（酸）类似物如阿德福韦酯10mg qd、恩替卡韦0.5mg qd、替比夫定600mg qd等，对HBsAg阴性、抗HBc阳性患者，在化疗治疗停止后，应根据患者病情决定停药时间。

b.对于肝功能损伤较轻者可口服保肝药物，对于较严重者可选择联合2～3类保肝药物。只要HBsAg阳性，则化疗前7天开始服用抗病毒药预防HBV再活动，抗病毒治疗应持续用药至化疗结束后至少12周。

c.肝损伤患者慎用。抗代谢类药物、酪氨酸激酶抑制剂、长春花生物碱类。

五、肾毒性

肾是机体的主要排泄器官，特别容易受到药物的影响，一些化疗药物或生物制剂可对肾产生直接毒性作用或通过过敏反应造成肾损伤，所以就某些化疗或生物制剂来说，肾毒性是一种剂量限制性毒性。

（一）临床表现

1.症状体征

肾毒性的临床表现轻重不一，可表现为：少尿、SCr增高、肌酐清除率降低、尿素氮升高、低镁血症、蛋白尿、血尿、液体潴留或水肿导致的体重增加。肾毒性可为一过性，也可为永久性损伤。

2.引起肾功能损害的抗肿瘤药物（均应根据肌酐清除率来调整剂量）

（1）有高度可能的药物 甲氨蝶呤、丝裂霉素、顺铂、异环磷酰胺、普卡霉素、链佐星等。

（2）仅引起氮质血症的药物 达卡巴嗪、左旋门冬酰胺。

（3）偶致不可逆肾毒性的药物 顺铂、洛莫司汀、丝裂霉素、福达拉宾、喷妥司汀、链佐星等。

（4）个别报道肾毒性的药物 卡铂、巯嘌呤、甲氨蝶呤（低剂量）、贝伐组单抗。

3.分期

（1）肾功能不全代偿期 肌酐指数在 $120 \sim 133 \mu mol/L$，肾单位减少20%～25%。此时肾对于排泄代谢产物，调节水、电解质及酸碱平衡能力尚好，血肌酐及血尿素氮正常或轻度升高。

（2）肾功能不全失代偿期（氮质血症期） 肌酐指数在 $133 \sim 442 \mu mol/L$，肾单位减少50%～70%，肾浓缩功能障碍，出现夜尿或多尿，贫血、乏力、食欲减退、恶心及全身轻度不适等。常有氮质血症，血肌酐、尿素氮增高。

（3）肾功能衰竭期 肌酐指数在 $442 \sim 707 \mu mol/L$，肾单位减少70%～90%，肾功能严重受损，有明显贫血及胃肠道症状，如恶心、呕吐、食欲下降。血肌酐、尿素氮显著升高，酸中毒，水钠潴留，低钙血症、高磷血症、高钾血症。

（4）尿毒症期　肌酐指数大于707μmol/L，肾单位减少90%以上，此期就是慢性肾衰竭晚期，表现为全身多脏器功能衰竭，如恶心呕吐、烦躁不安、血压增高、心慌、胸闷、不能平卧、呼吸困难、严重贫血、抽搐，严重者昏迷，常有高血钾血症、低钠血症、低钙血症、高磷血症。

（二）预防及处理

处理：主要是预防肾损害的发生。使用药物前后宜多饮水，保证足够尿量以促进药物排泄，减轻对肾毒性作用。

1.顺铂

充分水化、利尿及减少药物剂量。顺铂化疗时不宜使用氨基糖苷类抗生素。顺铂使用当天及使用后第2、第3d均应给予2000ml以上静脉补液。并给予20%甘露醇、速尿等利尿，记录24h尿量和尿常规。

2.大剂量甲氨蝶呤

应大量输液和碱化尿液、监测甲氨蝶呤浓度、亚叶酸钙解救疗法。

3.环磷酰胺

应大量摄取水分。

4.重度尿毒症需透析

血液透析指征：

（1）血钾＞6.5mmol/L。

（2）血肌酐＞442μmol/L。

（3）水中毒（充血性心力衰竭、急性肺水肿等)。

（4）严重代谢性酸中毒。

5.饮食

注意低蛋白和优质蛋白饮食，可以吃一些优质奶，如鲫鱼等动物就属于优质蛋白，对肾有利，也有消肿的作用，不要吃植物蛋白，如豆类等。

6.少尿期、尿毒症期、电解质紊乱等病情需要时

可给予P、R、BP、SpO_2持续监测；

留导尿管记每小时尿量、比重及pH；动脉血气分析等。

（三）处方

▷ 处方一：硒酵母片（西维尔） 2# po bid

碳酸氢钠片 1~2# po tid

和（或） 碳酸氢钠注射液 125ml iv gtt q12h

说明：a.硒对顺铂所致肾毒性有一定的保护作用。

b.大剂量甲氨蝶呤方案通过口服或者静脉给予碳酸氢钠碱化尿液。

▷ 处方二：甘露醇 125ml iv gtt qd

呋塞米注射液 20mg iv bid

或

NS 10mL

注射用布美他尼 0.5~1mg 〡 iv bid

说明：a.在使用顺铂后可给予甘露醇快速静脉滴注利尿，确保患者有足够的尿量防止体液过多。

b.呋塞米注射液及布美他尼主要是用于大剂量水化的利尿。如用于输液2000ml及输液4000ml时。

▷ 处方三：

NS 500ml

亚叶酸钙 150mg 〡 qd 漱口

亚叶酸钙 15mg/m^2 im q6h

说明：a亚叶酸钙漱口从使用甲氨蝶呤当天开始，共3天，降低口腔溃疡发生率。

b. 亚叶酸钙解救从甲氨蝶呤结束24h开始。

六、心脏毒性

化疗药物会损害心肌细胞，引起心脏毒性。常见心脏毒性药物有蒽环类药物如多柔比星、表柔比星、柔红霉素等，还有大剂量环磷酰胺、氟尿嘧啶、紫杉醇、三尖杉酯，另外靶向治疗药如曲妥组单抗、利妥昔单抗也会引起心脏毒性。

（一）临床表现

1.症状体征

患者出现心慌、心悸、胸闷、心前区不适、气短等症状，甚至出现心力衰竭。

2.心脏毒性反应类型

（1）急性心脏毒性反应　常发生在用药不久或正在用药期间。主要表现为心电图变化。这些急性异常与多柔比星总剂量无关，具有可逆性。

（2）亚急性心脏毒性反应　常发生在治疗后数周或数年，大多可在1年内诊断出严重心功能障碍。主要表现为心动过速、疲劳，部分患者出现进行性呼吸困难，最后可以出现肺水肿、急性充血性心力衰竭。

（3）慢性迟发性心脏毒性反应　可发生在停药后几年内，临床上主要表现是心肌病临床特征。慢性的心脏毒性的发生与ADM的累积计量相关。

（二）预防及处理

主要在于预防。

（1）多柔比星累积剂量应＜400 ～ 550mg/m^2。研究表明，随着多柔比星剂量的增加，HF的发生率有所增加：400mg/m^{2}时为3％～5％，550mg/m^{2}时为7％～26％，700mg/m^{2}时为18％～48％。三项研究表明，多柔比星累积剂量为550mg/m^{2}时，HF的发生率均为26％。因此，多柔比星的终生累积剂量不能超过400 ～ 550mg/m^2。

（2）米托蒽醌累积剂量应小于140 ～ 160mg/m^2。

（3）表柔比星累积剂量应小于900mg/m^2。表柔比星和多柔比星引起相同程度心功能减退的蓄积剂量之比为2 ：1。当表柔比星总累积剂量超过900mg/m^{2}时进展性CHF的发生率明显增高，超过该累积剂量的使用需要非常小心。

（4）高龄（＞70岁）、原来有心脏病、纵隔放射治疗史、冠心病、心肌病、高血压等都是危险因素。

（5）使用脂质体多柔比星。

（6）与紫杉醇合用时，两者间隔最好在4 ～ 24h。

（7）监测左心射血分数（LVEF）每月一次，当LVEF＜50％或较基线下降10％时停药。

（三）处方

▶ **处方一：**

测中心静脉压（1次/h）

FDP　10g　iv gtt　qd

地高辛　0.125mg　qd

氢氯噻嗪　25mg　bid

螺内酯　20mg　bid

▶ 处方二：

10% GS	10ml	iv（慢注）
西地兰	0.2mg	qd

或

10% GS	10ml	iv
呋塞米	20mg	qd

说明：a.当血压等血流动力学不稳定时。

b.根据病情调整洋地黄剂量，注意洋地黄中毒。

c.根据心功能情况使用利尿药、ACEI、β受体阻滞药等。

七、过敏反应

药物过敏反应是指有特异体质的患者使用某种药物后产生的不良反应。抗肿瘤药物引起的过敏反应发生率一般达5%左右，是由于化疗药物引起机体的免疫反应所致的副作用。确切机制尚不清楚，但大多数超敏反应为Ⅰ型变态反应，由药物特异的IgE所介导。除化疗药物本身外，它们的代谢产物或载体均可诱导肥大细胞、嗜碱性细胞颗粒，从而导致与IgE介导的过敏反应一样的副作用。Ⅱ、Ⅲ、Ⅳ型反应较少见。

（一）临床表现

1.症状体征

风团、荨麻疹、红斑、颜面发红、低血压、发绀、瘙痒、胸闷、言语困难、恶心、失听、眩晕、寒战、腹痛、排便感及焦虑。

2.过敏反应

按病变范围可分为局部和全身两种。主要有两种形式：一种是在用药当时就发生，称为速发反应；另一种是潜伏半小时甚至几天后才发生，称为迟发反应。

3.常见引起过敏反应的药物

（1）潜在高风险　紫杉醇类如紫杉醇、多西他赛；铂类如奥沙利铂、卡铂。

（2）中度危险性　蒽环类药物如多柔比星、表柔比星、柔红霉素。

（3）低危险性　博来霉素、环磷酰胺。

（4）生物治疗药物　干扰素、西妥昔单抗、贝伐组单抗。

（二）预防及处理

（1）去除病因　必须首先采取的步骤是停用一切可疑的致病药物。

（2）支持疗法　给患者以有利的条件，避免不利因素，以顺利地度过其自限性的病程。

（3）可靠的静脉通道

（4）抢救工具的准备　氧气、心电监护、除颤机、常用抢救药品。

（5）预防用药　（化疗前30min）。

（6）BLM、L-ASP应在用药前，先给1次试验剂量，进行安全试验。

（7）紫杉醇类药物均必须进行抗过敏预处理；在紫杉醇治疗前12h口服地塞米松10mg，治疗前6h再口服地塞米松10mg。

（8）过敏反应的紧急处理

a.中止输入；

b.肌注者，应在注射旁注射肾上腺素以减慢药物的吸收；

c.若注射部位在四肢，还可使用止血带，以减少血液回流。

（三）处方

▷ **处方一**：0.1％肾上腺素0.5～1.0ml　ih

▷ **处方二**：苯海拉明　50mg　im

▷ **处方三**：地塞米松　10～20mg　iv

▷ **处方四**：5％　GS　250ml ┃ iv gtt（注意滴速）
　　多巴胺　　　　　20mg ┃

　　NS　32ml ┃ iv gtt
　　多巴胺　　　　　160mg ┃

▷ **处方五**：50％ GS　40ml ┃ iv
　　氨茶碱　0.125～0.25g ┃

说明：a.肾上腺素为抢救过敏性休克的首选用药，可每15～20min重复，直至反应消退或总共给药6次。

b.糖皮质激素，亦可选用氢化泼尼松。

c.多巴胺用于恢复并维持正常血压。尤其低血压而用肾上腺素效果欠佳，可选用多巴胺20mg加入5%葡萄糖注射液250ml中静脉滴注，开始时按75～100μg/min滴入，后根据血压情况可加快速度和加大浓度，但最大剂量不超过每分钟500μg治疗。

d.微注泵入多巴胺选择单独一条静脉通路，根据血压从1～2ml/h调整入速，直到血压达到所需控制目标。

e.氨茶碱，磷酸二酯酶抑制剂，可松弛支气管平滑肌而平喘。对于有喘鸣而用肾上腺素无效，可给予氨茶碱缓解症状，注意监测血药浓度。

八、化疗药物外渗

化疗药物外渗是指静脉输液过程中，抗肿瘤药物进入静脉管腔以外的周围组织，引起组织反应，注射区域可出现较严重的溃疡甚至坏死、栓塞性静脉炎，还可由于瘢痕形成和挛缩造成相应肢体出现神经损伤和关节功能丧失的组织萎缩。化疗药物外渗的原因有：静脉穿刺造成血管壁损伤或创伤；导管在静脉内移位、渗漏、破裂、打折；近期静脉穿刺部位的远端静脉给予发疱性药物等。

（一）临床表现

1.症状体征

疼痛，典型的疼痛是烧灼痛、刺痛，给药局部皮肤发红，肿胀，静脉通路无血液回流，如发疱性药物外渗没有得到治疗，1～2周内出现水疱和剥脱，伴随组织坏死。

2.分级

（1）根据美国静脉输液护理学会制定的静脉炎分级标准（表1-5）。

表1-5　美国静脉输液护理学会制定的静脉炎分级标准

级别	临床表现
0级	没有症状
1级	局部发红伴有或不伴有疼痛
2级	局部红肿、压痛；无可见线条；无可触及静脉条索
3级	局部疼痛、热、红肿或水肿；有可见线条；无可触及静脉条索
4级	局部疼痛、热、红肿甚至脓肿；有可见线条；有可触及静脉条索

（2）药物外渗分级

0级：无任何临床症状。

1级：皮肤苍白，水肿范围的最大处直径小于2.5cm，皮肤发凉，伴有或不伴有疼痛。

2级：皮肤苍白，水肿范围的最大处直径小于2.5～15cm，皮肤发凉，伴有或不伴有疼痛。

3级：皮肤发白，半透明状，水肿范围的最大处直径小于15cm，皮肤发凉，轻至中度疼痛，可能伴麻木感。

4级：皮肤发白，半透明状，皮肤紧绷，有渗漏，皮肤变色，有瘀斑、肿胀，较深的凹陷性水肿，水肿范围的最大处直径小于15cm，循环障碍，中至重度疼痛。

3.根据外渗引起局部组织损害程度分类

（1）腐蚀性药物（发泡性化疗药物）　外渗后可引起局部组织发疱、溃疡、坏死。如长春新碱、长春地辛、长春瑞滨、多柔比星、表柔比星、柔红霉素、丝裂霉素、氮芥、更生霉素、顺铂（浓度＞0.5mg/ml）等。

（2）刺激性化疗药物　能引起注射部位疼痛，可有局部炎症、静脉炎以及局部过敏反应。如依托泊苷、米托蒽醌、紫杉醇、博来霉素、5-FU、顺铂（浓度＜0.5mg/ml）、脂质体柔红霉素、异环磷酰胺、环磷酰胺等。

（3）非刺激性药物　对局部组织没有溃疡、坏死等不良反应。如塞替哌、阿糖胞苷、甲氨蝶呤、平阳霉素、吉西他滨等。

（二）预防及处理

1.化疗药物外渗的预防

减少化疗药物的外渗，关键在于加强对使用化疗药物的医生和护士进行专业培训。使用腐蚀性化疗药物时，避免外渗的发生重在预防。

（1）用生理盐水建立静脉通路。

（2）确保静脉通路末端在血管内，回血良好。

（3）静脉注射时边抽回血边输注，静脉滴注时，输注前后及滴注过程中均需观察回血及局部皮肤有无渗出情况，输注后输入生理盐水或葡萄糖液；有报道，在输入长春瑞滨前后用生理盐水100ml+地塞米松5mg+利多卡因100mg静脉滴注，可减少静脉炎的发生。

（4）先输注等渗或刺激性弱的药物，后输液高渗或刺激性强的药物，两种药物之间应用生理盐水或5%葡萄糖液冲洗管道。

（5）输液过程加强观察，并询问患者注射部位是否疼痛，如疑似肿胀或患者主诉疼痛或烧灼感，需拔出重新注射，必要时按化疗外渗处理。

（6）做好患者宣教。告知患者输液部位出现痛感、局部隆起、输液不畅等要及时汇报护士。输注发疱剂时，减少患者的活动。

2.化疗药物外渗的处理

化疗药物外渗可发生于外周性化疗，也可发生于中心静脉插管化疗。中心静脉插管外渗的原因包括：继发于中心静脉插管内纤维蛋白鞘或血栓的反流；针从静脉通道中滑出；中央静脉插管损坏、破裂或分离；插管在静脉中移位。低刺激性化疗药物外渗可按化学性静脉炎法处理。发疱性和刺激性强的化疗药物外渗按以下方法处理。

（1）一旦疑有外漏或已发生外漏，应马上停止注射，保留针头，中心静脉导管者必要时拍胸部X线片，确认渗漏原因及影响范围。

（2）从原静脉抽吸，抽出残留在针头、输液管中的药物，或疑有外渗部位的药液。

（3）再从原静脉通路滴入解毒剂，无解毒剂的，可直接行局部封闭治疗。

（4）持续局部冰敷12～24h，冰袋及时更换（奥沙利铂外漏一周内禁止冷敷）。

（5）局部可涂氢化可的松（或地塞米松）软膏，24h后局部应用金黄散加蜂蜜外敷、喜疗妥软膏或用50%硫酸镁溶液湿热敷。

（6）抬高患肢，减少水肿。

（7）密切观察及时报告医师，详细记录渗漏情况，防止渗漏部位坏死、溃疡。

（8）局部组织若出现溃疡、皮肤坏死使用溃疡贴等，按压疮处理原则处理。严重者，可请外科会诊，清除坏死组织或考虑手术植皮治疗。

（三）处方

▶ **处方一**：NS　　20ml ┃ iv
1%普鲁卡因　10ml

▶ **处方二**：

2%利多卡因　5ml
地塞米松　　5mg ┃ 局部封闭
生理盐水　　10ml

▶ **处方三**：

50%硫酸镁	湿敷
或磺胺嘧啶银乳膏（冷酸）	外敷
或如意金黄散调蜂蜜	外敷
或多磺酸黏多糖乳膏（喜疗妥）	外涂
或水胶体敷料	外贴

说明：a.经受累侧静脉注射。

b.有解毒剂的，应使用相应的解毒剂，然后用解毒剂加利多卡因溶液进行局部环形封闭；无解毒剂的，可直接用2%利多卡因5ml+地塞米松5mg+生理盐水10ml（根据外渗范围适当增加）局部环形封闭。局部环形封闭方法：常规消毒皮肤后用7号头皮针在距离外渗范围外缘2～3cm处行环形封闭，再调整针尖角度分别向外渗中心封闭，覆盖无菌纱布。

c.将纱布放入50%硫酸镁溶液内充分浸泡后，取出敷于患处，在纱布或脱脂棉之上放置温水袋即可。冷敷时直接用硫酸镁溶液贴敷患处。外敷的时间每次15min左右，每日外敷的次数根据硬结大小及炎性反应轻重而灵活掌握。

d.直接以乳膏涂敷创面，约1.5mm厚度，1～2d换药1次。

e.如意金黄散加蜂蜜外敷可以预防和治疗化疗性静脉炎。用法：如意金黄散加蜂蜜调成糊状，均匀涂抹于静脉炎部位，厚度约2～3mm，范围要大于炎症部位，外用保鲜膜包裹，每天更换1次，持续3～5d。

f.喜疗妥：在静脉输液前沿静脉走向涂抹喜疗妥软膏，对化疗性静脉炎有良好的预防作用。用法：乳膏涂在患处并轻轻按摩，一日1～2次。

g.水胶体敷料贴在静脉炎部位：水胶体敷料可形成闭合环境，在局部皮肤形成低氧张力，刺激组织释放巨噬细胞及白细胞介素，促进局部血液循环，加速炎症消退。可用于治疗静脉炎。

九、皮疹

药物性皮疹是一种以皮肤隆起、红肿甚至溃烂等为特征的皮肤损害，与药物的药理作用、毒性作用、过敏反应、人的特异体质等密切相关。多数抗癌药物如紫杉醇、博来霉素等，分子靶向类药物如西妥昔单抗、利妥昔单抗等均可导致皮疹。

（一）临床表现

1.症状体征

最常见表现为一过性红斑和荨麻疹，通常分为局部和全身性两种。在用药后数小时内出现，持续数小时后消失，有时也可用药数天后发生，表现为迟发性过敏反应症状，引起严重的剥脱性皮炎。

2.分类

（1）分为两类 一类属变态性，与药物作用及剂量无关；另一类属非变态性，与药物作用及剂量有关。

（2）按严重程度分级

1级 散在斑疹、丘疹、红斑，但无症状。

2级 散在斑疹、丘疹、红斑，伴有瘙痒或其他相关症状。

3级 有症状的全身性斑疹、丘疹或疱疹。

4级 剥脱性皮炎或溃疡性皮炎。

（二）预防及处理

（1）药疹的潜伏期短者数分钟，长者数周甚至数月，多数是短者。当用药后骤然出现皮疹或用药期间不明原因出现皮疹应考虑为药疹，同时不可忽略潜伏期长的因果关系，做好鉴别诊断。

（2）停药后可很快好转或迅速消退，但再次服用同一致敏药物又可复发，若复发时其发生部位及皮损形态大致与上一次相似，具有特征性意义。

（3）避免阳光直射和皮肤干燥，忌用刺激性的护肤用品，阳光直射会加重皮疹。

　　（4）避免使用刺激性强的食物等。

　　（5）禁忌搔抓皮疹，以免破溃引起感染。

　　（6）有合并感染则要局部甚至全身使用抗生素。

（三）处方

▷ **处方一**：润肤露或凡士林　　外用

▷ **处方二**：激素类软膏、外用维A酸类软膏　　外用

▷ **处方三**：异丙嗪（非那根）12.5mg　po　tid

　　或西替利嗪（仙特敏）　10mg　po　qd

　　或氯苯那敏（扑尔敏）　4mg　po　qn

　　说明：a.处方一有改善皮肤干燥的作用。

　　b.处方二对过敏性皮疹可能有效。

　　c.处方三对改善瘙痒有效。

十、手足综合征

　　手足综合征（hand-foot syndrome，HFS）又称掌跖感觉丧失性红斑综合征（ palmar - planter erythrodysesthesia syndrome，PPES），是手掌-足底感觉迟钝或化疗引起的肢端红斑，是一种皮肤毒性，主要发生于受压区域。肿瘤患者在接受化疗或分子靶向治疗的过程中出现。常见药物：卡培他滨（希罗达，发生率在50%以上）、阿糖胞苷、环磷酰胺、多西他赛、长春瑞滨等。

（一）临床表现

1.症状体征

　　进行性加重的皮肤病变，手部较足部更易受累。首发症状为手掌和足底皮肤瘙痒，手掌、指尖和足底充血，继而出现指/趾末端疼痛感，手/足皮肤红斑、紧张感，感觉迟钝、麻木，皮肤粗糙、皲裂，少数患者可有手指切指样皮肤破损，出现水疱、脱屑、脱皮、渗出、甚至溃烂，并可继发感染。患者可因剧烈疼痛而无法行走，严重者可丧失生活自理能力。

2.分级

（1）NCI 标准分为3级

1级：轻微的皮肤改变或皮炎（如红斑、脱屑）伴感觉异常（如麻木感、针刺感、烧灼感），但不影响日常活动。

2级：如前皮肤改变伴疼痛，轻度影响日常活动，皮肤表面完整。

3级：溃疡性皮炎或皮肤改变伴剧烈疼痛，严重影响日常生活，明显组织破坏（如脱屑、水疱、出血、水肿）。

（2）WHO 标准分为4级

1级：手足感觉迟钝/感觉异常，麻刺感，可见红斑，组织学可见表皮网状组织血管扩张。

2级：持物或行走时不适，无痛性肿胀或红斑，还可出现红肿。

3级：掌和跖部痛性红斑和肿胀，甲周红斑和肿胀，可见皮肤皲裂，组织学表皮见孤立坏死的角质细胞。

4级：脱屑、溃疡、水疱、剧烈疼痛、可见水疱，组织学示表皮完全坏死。

（二）预防及处理

1.手足综合征的预防和治疗

（1）日常生活中尽量避免手部和足部的摩擦、受压及接触高温物品，如患者不要穿紧、不合脚的鞋，避免激烈的运动和体力劳动，减少手足接触热水的次数，包括洗碗碟和热水澡，戴洗碗手套并不能减轻伤害，因为橡胶会储存热量，损害手掌的皮肤。

（2）使用能减震的鞋垫，在家可以穿拖鞋，坐或躺的时候将手和脚放在较高的位置。

（3）在医生的指导下服用维生素 B_6 和塞来昔布（西乐葆）。

（4）保持手足皮肤湿润有助于预防和使病灶早日痊愈。将双手和双足用温水浸泡10min后抹干，再涂上护肤霜。

（5）避免在阳光下曝晒。出现手足综合征时，出门应涂抹防晒指数至少为30的防晒霜，冬天晒太阳也只能在有阳光的窗户后晒晒太阳。

（6）避免进食辛辣、刺激性食物。

（7）必要时在医生指导下使用抗真菌或抗生素治疗。

（8）嘱患者如果出现水泡要请医务人员处理。出现脱皮时不要用手撕，可以用消毒的剪刀剪去掀起的部分。

（9）1级HFS的患者可在采取上述措施的同时，继续使用原来用药剂量，2～3级HFS需停药后进行剂量调整。

2.剂量调整

发生手足综合征后药物剂量的调整（以卡培他滨为例，见表1-6）。

表1-6　发生手足综合征后卡培他滨剂量的调整

NCI 分级	本次疗程	下1个疗程剂量调整（按初始剂量）
1 级	100%	100%
2 级		
第一次出现	停止治疗，直到恢复至0～1级水平时	100%
第二次出现	停止治疗，直到恢复至0～1级水平时	75%
第三次出现	停止治疗，直到恢复至0～1级水平时	50%
第四次出现	永久停止治疗	
3 级		
第一次出现	停止治疗，直到恢复至0～1级水平时	75%
第二次出现	停止治疗，直到恢复至0～1级水平时	50%
第三次出现	永久停止治疗	

（三）处方

▶ **处方一**：维生素B_6　100mg　po　tid

▶ **处方二**：塞来昔布（西乐葆）　0.2g　po　bid

▶ **处方三**：维生素E　100mg　po　tid

说明：a.口服卡培他滨同时配合口服大剂量维生素$B_6$300mg/d，可以减少手足综合征的发生，同时缓解症状。

b.体内5-FU经双氢嘧啶脱氢酶（DPD）分解代谢，产生α-氟-β-丙氨酸（FABL）代谢产物，这种代谢产物在末梢血管的堆积引起神经毒性，给予塞来昔布（COX-2特异性抑制剂）治疗，手足综合征发生率和严重程度明显下降。

（陈强　翁桂珍）

实体肿瘤的疗效评价标准 1.1 版

（Response Evaluation Criteria in Solid Tumors RECIST Version 1.1）

一、肿瘤在基线水平的可测量性

（一）定义

在基线水平上，肿瘤病灶/淋巴结将按以下定义分为可测量和不可测量两种：

1.可测量病灶

肿瘤病灶：至少有一条可以精确测量的径线（记录为最大径），其最小长度如下：

（1）CT扫描10mm（CT扫描层厚不大于5mm）。

（2）临床常规检查仪器10mm（肿瘤病灶不能用测径仪器准确测量的应记录为不可测量）。

（3）胸部X线20mm。

（4）恶性淋巴结 病理学增大且可测量，单个淋巴结CT扫描短径须≥15mm（CT扫描层厚推荐不超过5mm）。基线和随访中，仅测量和随访短径。

2.不可测量病灶

所有其他病灶，包括小病灶（最长径＜10mm或者病理淋巴结短径≥10mm至＜15mm）和无法测量的病灶。无法测量的病灶包括：脑膜疾病、腹水、胸膜或者心包积液、炎性乳腺癌、皮肤/肺的癌性淋巴管炎、影像学不能确诊和随诊的腹部包块，以及囊性病变。

3.关于病灶测量的特殊考虑

骨病灶、囊性病灶和先前接受过局部治疗的病灶需要特别注明：

（1）骨病灶

①骨扫描，PET扫描或者平片不适合于测量骨病灶，但是可用于确认骨病灶的存在或者消失；

② 溶骨性病灶或者混合性溶骨/成骨病灶有确定的软组织成分，且软组织成分符合上述可测量性定义时，如果这些病灶可用断层影像技术如CT或者MRI进行评价，那么这些病灶可以作为可测量病灶；

③ 成骨病灶属不可测量病灶。

（2）囊性病灶

① 符合放射影像学单纯囊肿定义标准的病灶，不应因其为定义上的单纯性囊肿，而认为是恶性病灶，既不属于可测量病灶，也不属于不可测量病灶；

② 若为囊性转移病灶，且符合上述可测量性定义的，可以作为是可测量病灶。但如果在同一患者体内存在非囊性病灶，应优先选择非囊性病灶作为靶病灶。

（3）局部治疗过的病灶　位于曾放疗过或经其他局部区域性治疗的部位的病灶，一般作为不可测量病灶，除非该病灶出现明确进展。研究方案应详细描述这些病灶属于可测量病灶的条件。

（二）测量方法说明

1.病灶测量

临床评价时，所有肿瘤测量都要以公制米制记录。所有关于肿瘤病灶大小的基线评定都应尽量在接近治疗开始前完成，且必须在治疗开始前的28天内（4周）完成。

2.评价方法

对病灶基线评估和后续测量应采用同样的技术和方法。除了不能用影像学检查，而仅能用临床检查来评价的病灶之外，所有病灶必须使用影像学检查进行评价。

（1）临床病灶　临床病灶只有位于浅表且测量时直径≥10 mm时才能认为是可测量病灶（如皮肤结节等）。对于有皮肤病灶的患者，建议用含有标尺测量病灶大小的彩色照片作为存档。当病灶同时使用影像学和临床检查评价时，由于影像学更客观且研究结束时可重复审阅，应尽可能选用影像学评价。

（2）胸部X线片　当肿瘤进展作为重要研究终点时，应优先使用胸部CT，因为CT比X线更敏感，尤其对于新发病灶。胸部X线片检测仅当被测量病灶边界清晰且肺部通气良好时适用。

（3）CT、MRI　CT是目前用于疗效评价最好的可用可重复的方法。本指导原则对可测量性的定义建立在CT扫描层厚≤5mm的基础上。如果CT层厚大于5mm，可测量病灶最小应为层厚的2倍。MRI在部分情况下也可接受（如全身扫描）。

（4）超声　超声不应作为一种测量方法用于测量病灶大小。超声检查因其操作依赖性，在测量结束后不具备可重复性，不能保证不同测量间技术和测量的同一性。如果在试验期间使用超声发现新病灶，应使用CT或者MRI进行确认。如果考虑到CT的放射线暴露，可以使用MRI代替。

（5）内镜　腹腔镜检查：不建议使用这些技术用于肿瘤客观评价，但这种方法在取得的活检标本时可以用于确认完全缓解，也可在研究终点为完全缓解后复发或手术切除的试验中，用于确认复发。

（6）肿瘤标志物　肿瘤标志物不能单独用来评价肿瘤客观缓解。但如果标志物水平在基线时超过正常值上限，用于评价完全缓解时必须回到正常水平。因为肿瘤标志物因病而异，在将测量标准写入方案中时需考虑到这个因素。有关CA-125缓解（复发性卵巢癌）及PSA（复发性前列腺癌）缓解的特定标准已经发表。且国际妇科癌症组织已制定了CA-125进展标准，即将被加入到卵巢癌一线治疗方案的肿瘤客观评价标准中。

（7）细胞学/组织学技术　在方案规定的特定情况下，这些技术可用于鉴定部分缓解和完全缓解（如生殖细胞肿瘤的病灶中常存在残留的良性肿瘤组织）。当渗出可能是某种疗法潜在的副反应（如使用紫杉烷化合物或血管生成抑制剂的治疗），且可测量肿瘤符合缓解或疾病稳定标准时，在治疗过程中肿瘤相关的渗出出现或加重，可通过细胞学技术来确诊，以区分缓解（或疾病稳定）和疾病进展。

二、肿瘤缓解的评估

1.靶病灶评估

（1）完全缓解（CR）　所有靶病灶消失，全部病理淋巴结（包括靶结节和非靶结节）短直径必须减少至＜10mm。

（2）部分缓解（PR）　靶病灶直径之和比基线水平减少至少30％。

（3）疾病进展（PD） 以整个实验研究过程中所有测量的靶病灶直径之和的最小值为参照，直径和相对增加至少20%（如果基线测量值最小就以基线值为参照）；除此之外，必须满足直径和的绝对值增加至少5mm（出现一个或多个新病灶也视为疾病进展）。

（4）疾病稳定（SD） 靶病灶减小的程度没达到PR，增加的程度也没达到PD水平，介于两者之间，研究时可以以直径之和的最小值作为参考。

2.靶病灶评估的注意事项

（1）淋巴结 即使鉴定为靶病灶的淋巴结减小至10mm以内，每次测量时仍需记录与基线对应的实际短直径的值（与基线测量时的解剖平面一致）。这意味着如果淋巴结属于靶病灶，即使达到完全缓解的标准，也不能说病灶已全部消失，因为正常淋巴结的短直径就定义为＜10mm。在CRF表或其他的记录方式中需在特定位置专门记录靶淋巴节病灶：对于CR，所有淋巴节短直径必须＜10mm；对于PR、SD和PD，靶淋巴节短直径实际测量值将被包含在靶病灶直径的和之中。

（2）小到无法测量的靶病灶 临床研究中，基线记录过的所有病灶（结节或非结节）在后面的评估中都应再次记录实际测量值，即使病灶非常小（如2mm）。但有时候可能太小导致CT扫描出的图像十分模糊，放射科医生也很难定义出确切的数值，就可能报告为"太小而测量不到"。出现这种情况时，在CRF表上记录上一个数值是十分重要的。如果放射科医生认为病灶可能消失了，那也应该记录为0mm。如果病灶确实存在但比较模糊，无法给出精确的测量值时，可默认为5mm（注：淋巴结出现这种情况的可能性不大，因其正常情况下一般都具有可测量的尺寸，或者像在腹膜后腔中一样常常为脂肪组织所包绕；但是如果也出现这种无法给出测量值的情况，也默认为5mm）。5mm的默认值源于CT扫描的切割厚度（这个值不因CT不同的切割厚度值而改变）。由于同一测量值重复出现的概率不大，提供这个默认值将降低错误评估的风险。但需要重申的是，如果放射医生能给出病灶大小的确切数值，即使病灶直径小于5 mm，也必须记录实际值。

（3）分离或结合的病灶 当非结节性病灶分裂成碎片状时，将各分离部分的最长径加起来计算病灶的直径之和。同样，对于结合型病灶，通过各结合部分间的平面可将其区分开来，然后计算各自的最大直径。但如果结合得密不可分，最长径应取融合病灶整体的最长径。

3.非靶病灶的评估

这部分对非靶病灶肿瘤的缓解标准进行了定义。虽然一些非靶病灶实际可测量，但无须测量，只需在方案规定的时间点进行定性评估即可。

（1）完全缓解（CR）　所有非靶病灶消失，且肿瘤标记物恢复至正常水平。所有淋巴结为非病理尺寸（短径＜10mm）。

（2）非完全缓解/非疾病进展　存在一个或多个非靶病灶和（或）持续存在肿瘤标记物水平超出正常水平。

（3）疾病进展　已存在的非靶病灶出现明确进展。（注：出现一个或多个新病灶也被视为疾病进展。）

4.关于非靶病灶进展评估的特别注意事项

（1）关于非靶病灶进展的定义补充解释　当患者存在可测量非靶病灶时，即使靶病灶评估为稳定或部分缓解，要在非靶病灶的基础上作出明确进展的定义，必须满足非靶病灶整体的恶化程度已达到必须终止治疗的程度。而一个或多个非靶病灶尺寸的一般性增大往往不足以达到进展标准，因此，在靶病灶为稳定或部分缓解时，仅依靠非靶病灶的改变就能定义整体肿瘤进展的情况几乎是十分稀少的。

（2）当患者的非靶病灶均不可测量时　在一些Ⅲ期试验中，当入选标准中没有规定必须存在可测量病灶时，就会出现这种情况。整体评估还是参照上文标准，但因为这种情况下没有病灶的可测量数据。非靶病灶的恶化不容易评估（根据定义：必须所有非靶病灶都确实无法测量），因此当非靶病灶改变导致整体疾病负荷增加的程度相当于靶病灶出现疾病进展时，依据非靶病灶作出明确进展的定义，需要建立一种有效的检测方法来进行评估。如描述为肿瘤负荷增加相当于体积额外增加73%（相当于可测量病灶直径增加20%）。又比如腹膜渗出从"微量"到"大量"；淋巴管病变从"局部"到"广泛播散"；或在方案中描述为"足够至改变治疗方法"。例子包括胸膜渗出液从痕量到大量，淋巴受累从原发部位向远处扩散，或者在方案中可能被描述为"有必要进行治疗方面的改变"。如果发现有明确的进展，该患者应该在那个时点总体上视为疾病进展。最好具有客观标准可适用于不可测量的病灶的评估。

注意：增加的标准必须是可靠的。

5.新病灶

新的恶性病灶的出现预示着疾病的进展，因此针对新病变的一些评价是非常重要的。目前没有针对影像学检测病灶的具体标准，然而一种新的病灶的发现应该是明确的。比如说，进展不能归因于影像学技术的不同，成像形态的改变，或者肿瘤以外的其他病变（如：一些所谓新的骨病灶仅仅是原病灶的治愈或原病灶的复发）。当患者的基线病灶出现部分或完全反应时，这一点非常重要的，例如：一例肝脏病灶的坏死可能在CT报告上定为新的囊性病变，而其实不是。

在随访中已检测到的而在基线检查中未发现的病灶将视为新的病灶，并提示疾病进展。例如，一个在基线检查中发现有内脏病灶的患者，当他做CT或MRI的头颅检查时发现有转移灶，该患者的颅内转移病灶将被视为疾病进展的依据，即使他在基线检查时并未做头颅检查。

如果一个新的病灶是不明确的，比如因其形态小所致，则需要进一步的治疗和随访评价以确认其是否是一个新的病灶。如果重复的检查证实其是一个新的病灶，那么疾病进展的时间应从其最初发现的时间算起。

病灶进行FDG-PET评估一般需要额外的检测进行补充确认，FDG-PET检查和补充CT检查结果相结合评价进展情况是合理的（尤其是新的可疑疾病）。新的病灶可通过FDG-PET检查予明确的，依据以下程序执行：

（1）基线FDG-PET检查结果是阴性的，接下来随访的FDG-PET检查是阳性的，表明疾病的进展。

（2）没有进行基线的FDG-PET检查，后续的FDG-PET检查结果是阳性的。

① 如果随访的FDG-PET阳性检查结果发现的新的病变灶与经CT检查结果相符，证明是疾病进展。

② 如果随访的FDG-PET阳性检查结果发现的新的病变灶未能得到CT检查结果的确认，需再行CT检查予以确认（如果得到确认，疾病进展时间从前期FDG-PET检查发现异常算起）。

③ 如果随访的FDG-PET阳性检查结果与经CT检查已存在的病灶相符，而该病灶在影像学检测上无进展，则疾病无进展。

6.评估缺失和不可评价说明

如果在某个特定时间点上无法进行病灶成像或测量，则该患者在该时间点上无法评价。如果在一个评价中只能对部分病灶进行评价，通常这种情况视为在那个时间点无法评价，除非有证据证实缺失的病灶不会影响指定时间点的疗效反应评价。

7.疗效评估的特别提示

当结节性病灶被包括在总的靶病灶评估中，同时该结节大小缩小到"正常"大小时（<10mm），它们依然会有一个病灶大小扫描报告。为了避免过高评估基于结节大小增加所反映的情况，即便是结节正常，测量结果也将被记录。正如前面已经提及的，这就意味着疗效为完全缓解的受试者，CRF表上也不会记录为0。

若试验过程中需要进行疗效确认，重复的"不可测量"时间点将使最佳疗效评估变得复杂。试验的分析计划必须说明，在确定疗效时，这些缺失的数据/评估可以被解释清楚。比如，在大部分试验中，可以将某受试者PR-NE-PR的反应作为得到了疗效确认。

当受试者出现健康情况整体恶化要求停止给药治疗，但是没有客观证据证明时，应该被报道为症状性进展。即便在治疗终止后也应该尽量去评估客观进展的情况。症状性恶化不是客观反映的评估描述：它是停止治疗的原因。那样的受试者的客观反应情况将通过表1-7～表1-9所示的目标和非目标病灶情况进行评估。

定义为早期进展，早期死亡和不可评估的情况是研究特例，且应该在每个方案中进行明确的描述（取决于治疗间期和治疗周期）。

在一些情况下，从正常组织中辨别局部病灶比较困难。当完全缓解的评估基于这样的定义时，我们推荐在进行局部病灶完全缓解的疗效评估前进行活检。当一些受试者局部病灶影像学检测结果异常被认为是代表了病灶纤维化或者瘢痕形成时，FDG-PET被当作与活检相似的评估标准，用来对完全缓解进行疗效确认。在此种情况下，应该在方案中对FDG-PET的应用进行前瞻性描述，同时以针对此情况专科医学文献的报告作为支持。但是必须意识到的是由于FDG-PET和活检本身的限制性（包括二者的分辨率和敏感性高低），将会导致完全缓解评估时的假阳性结果。

表1-7　时间点反应：有靶病灶的受试者（包括或者不包括非靶病灶）

目标病灶	非目标病灶	新病灶	总缓解
CR	CR	非	CR
CR	非 CR/非 PD	非	PR
CR	不能评估	非	PR
PR	非进展或者不能完全评估	非	PR
SD	非进展或者不能完全评估	非	SD
不能完全评估	非进展	非	NE
PD	任何情况	是或否	PD
任何情况	PD	是或否	PD
任何情况	任何情况	是	PD
CR＝完全缓解	PR＝部分缓解	SD＝疾病稳定	PD＝疾病进展 NE＝不能评估

表1-8　时间点反应：仅有非目标病灶的受试者

非目标病灶	新病灶	总缓解
CR	非	CR
非 CR 或者非 PD	非	非 CR 或非 PD
不能完全评估	非	不能评估
不能明确的 PD	是或否	PD
任何情况	是	PD

注：对于非目标病灶，"非CR/非PD"是指优于SD的疗效。由于SD越来越多作为评价疗效的终点指标，因而制定非CR/非PD的疗效，以针对未规定无病灶可测量的情况。

对于不明确的进展发现（如非常小的不确定的新病灶；原有病灶的囊性变或坏死病变）治疗可以持续到下一次评估。如果在下一次评估中，证实了疾病进展，进展日期应该是先前出现疑似进展的日期。

表 1-9　CR 和 PR 疗效需要确认的最佳总缓解

第一个时间 点总缓解	随后时间 点总缓解	最佳总缓解
CR	CR	CR
CR	PR	SD，PD 或 PR[①]
CR	SD	如果 SD 持续足够时间则为 SD，否则应为 PD
CR	PD	如果 SD 持续足够时间则为 SD，否则应为 PD
CR	NE	如果 SD 持续足够时间则为 SD，否则应为 NE
PR	CR	PR
PR	PR	PR
PR	SD	SD
PR	PD	如果 SD 持续足够时间则为 SD，否则应为 PD
PR	NE	如果 SD 持续足够时间则为 SD，否则应为 NE
NE	NE	NE

① 如果在第一个时间点 CR 真正出现，在随后的时间点出现的任何疾病，那么即便相对于基线该受试者疗效达到 PR 标准，其疗效评价在之后的时间仍然是 PD（因为在 CR 之后疾病将再次出现）。最佳缓解取决于是否在最短的治疗间隔内出现 SD。然而有时第一次评价为 CR，但随后的时间点扫描提示小病灶似乎依然出现，因而实际上受试者疗效在第一个时间点应该是 PR 而不是 CR。在这种情况下，首次 CR 判断应该被修改为 PR，同时最好的反应是 PR。

注：CR 即是完全缓解，PR 是部分缓解，SD 是疾病稳定，PD 是疾病进展，NE 即不可评价。

8. 疗效评估 / 缓解期的确认

（1）疗效确认　对于以肿瘤缓解疗效为主要研究终点的非随机临床研究，必须对 PR 和 CR 的疗效进行确认，以保证疗效不是评价失误的结果。以疾病稳定或者疾病进展为主要研究终点的研究中，不再需要疗效确认，因为这对于试验结果的解释没有价值。SD 的情况下，在试验开始后的最短时间间隔内（一般不少于 6 ～ 8 周），至少有一次测量符合方案中规定的 SD 标准。

（2）总缓解期　总缓解期是从测量首次符合 CR 或 PR（无论哪个先测量到）标准的时间到首次真实记录疾病复发或进展的时间（把试验中记录的最小测量值作为疾病进展的参考）。总完全缓解时间是从测量首次符合 CR 标准的时间到首次真实记录疾病复发或进展的时间。

（3）疾病稳定期　是从治疗开始到疾病进展的时间（在随机化试验中，从随机分组的时间开始），以试验中最小的总和作为参考（如果基线总和最小，则作为 PD 计算的参考）。疾病稳定期的临床相关性因不同研究和不同疾病而不同。如果在某一特定的试验中，以维持最短时间稳定期的患者比例作为研究终点，方案应特别说明 SD 定义中两个测量间的最短时间间隔。

注意：缓解期、稳定期以及 PFS 受基线评价后随访频率的影响。定义标准随访频率不属于本指导原则范围。随访频率应考虑许多因素，如疾病类型和分期、治疗周期及标准规范等。但若需进行试验间的比较，应考虑这些测量终点准确度的限制。

9.PFS/TTP

晚期肿瘤许多试验以 PFS 或者 TTP 作为主要研究终点。如果方案要求所有患者都有可测量病灶，进展评价就相对简单。越来越多的试验允许有可测量病灶和无可测量病灶的患者都可以进入试验。在这种情况下，必须对无可测量病灶患者疾病进展的临床发现进行详细明确的描述。因为进展日期常有确定偏差，各试验组的观测时间点安排应该相同。

（杨升）

第二章 >>>

成人癌症疼痛规范化治疗

疼痛是癌症患者最常见的症状之一，严重影响癌症患者的生活质量。初诊癌症患者疼痛发生率约为25%；晚期癌症患者的疼痛发生率为60%~80%，其中1/3的患者为重度疼痛。癌症疼痛（以下简称癌痛）如果得不到缓解，患者将感到极度不适，可能会引起或加重患者的焦虑、抑郁、乏力、失眠、食欲减退等症状，严重影响患者日常活动、自理能力、交往能力及整体生活质量。因儿童及老年人的镇痛药物应用与成年人差别较大，美国NCCN也仅制定了成人癌痛指南，因此本章仅介绍成人癌症疼痛治疗，儿童及老年的癌癌疼痛治疗不应根据本章内容进行。

一、癌痛病因、机制及分类

1.癌痛病因

癌痛的原因多样，大致可分为以下三类。

（1）肿瘤相关性疼痛　因肿瘤直接侵犯压迫局部组织，肿瘤转移累及骨等组织所致。

（2）抗肿瘤治疗相关性疼痛　常见于手术、创伤性检查操作、放射治疗，以及细胞毒化疗药物治疗后产生。

（3）非肿瘤因素性疼痛　包括其他合并症、并发症等非肿瘤因素所致的疼痛。

2.癌痛机制与分类

（1）按病理生理学机制分类　主要分为伤害感受性疼痛及神经病理性疼痛。

① 伤害感受性疼痛：是因有害刺激作用于躯体或脏器组织，使该结构受损而导致的疼痛。伤害感受性疼痛与实际发生的组织损伤或潜在的损伤相关，是机体对损伤所表现出的生理性痛觉神经信息传导与应答的过程。伤害感受性疼痛包括躯体痛和内脏痛。躯体性疼痛常表现为钝痛、锐痛或者压迫性疼痛。内脏痛通常表现为定位不够准确的弥漫性疼痛和绞痛。

② 神经病理性疼痛：是由于外周神经或中枢神经受损，痛觉传递神经纤维或疼痛中枢产生异常神经冲动所致。神经病理性疼痛常被表现为刺痛、烧灼样痛、放电样痛、枪击样疼痛、麻木痛、麻刺痛、枪击样疼痛、幻觉痛、中枢性坠、胀痛，常合并自发性疼痛、触诱发痛、痛觉过敏和痛觉超敏。治疗后慢性疼痛也属于神经病理性疼痛。

（2）按发病持续时间分类　分为急性疼痛和慢性疼痛。癌症疼痛大多表现为慢性疼痛。与急性疼痛相比较，慢性疼痛持续时间长，病因不明确，疼痛程度与组织损伤程度可呈分离现象，可伴有痛觉过敏、异常疼痛、常规镇痛治疗疗效不佳等特点。慢性疼痛与急性疼痛的发生机制既有共性也有差异。慢性疼痛的发生，除伤害感受性疼痛的基本传导调制过程外，还可表现出不同于急性疼痛的神经病理性疼痛机制，如伤害感受器过度兴奋、受损神经异位电活动、痛觉传导中枢机制敏感性过度增强、离子通道和受体表达异常、中枢神经系统重构等。

二、癌痛评估

癌痛评估是合理、有效进行镇痛治疗的前提。癌症疼痛评估应当遵循"常规、量化、全面、动态"评估的原则。

1.常规评估原则

癌痛常规评估是指医护人员主动询问癌症患者有无疼痛，常规评估疼痛病情，并进行相应的病历记录，应当在患者入院后8h内完成。对于有疼痛症状的癌症患者，应当将疼痛评估列入护理常规监测和记录的内容。疼痛常规评估应当鉴别疼痛爆发性发作的原因，例如需要特殊处理的病理性骨折、脑转移、感染以及肠梗阻等急症所致的疼痛。

2.量化评估原则

癌痛量化评估是指使用疼痛程度评估量表等量化标准来评估患者疼痛主观感受程度，需要患者密切配合。量化评估疼痛时，应当重点评估最近24h内患者最严重和最轻的疼痛程度，以及通常情况的疼痛程度。量化评估应当在患者入院后8h内完成。癌痛量化评估通常使用数字分级法（NRS）、面部表情疼痛评分量表法及主诉疼痛程度分级法（VRS）三种方法。

（1）数字分级法（NRS） 使用《疼痛程度数字评估量表》（图2-1）对患者疼痛程度进行评估。将疼痛程度用0～10个数字依次表示，0表示无疼痛，10表示最剧烈的疼痛。交由患者自己选择一个最能代表自身疼痛程度的数字，或由医护人员询问患者：你的疼痛有多严重？由医护人员根据患者对疼痛的描述选择相应的数字。按照疼痛对应的数字将疼痛程度分为：轻度疼痛（1～3），中度疼痛（4～6），重度疼痛（7～10）。

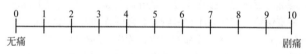

图 2-1　疼痛程度数字评估量表

（2）面部表情疼痛评分量表法 由医护人员根据患者疼痛时的面部表情状态，对照《面部表情疼痛评分量表》（图2-2）进行疼痛评估，适用于表达困难的患者，如儿童、老年人，以及存在语言或文化差异或其他交流障碍的患者。

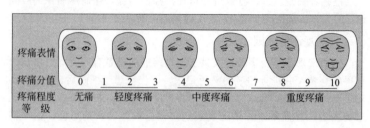

图 2-2　面部表情疼痛评分量表

（3）主诉疼痛程度分级法（VRS）　根据患者对疼痛的主诉，将疼痛程度分为轻度、中度、重度三类。

①轻度疼痛：有疼痛但可忍受，生活正常，睡眠无干扰。

②中度疼痛：疼痛明显，不能忍受，要求服用镇痛药物，睡眠受干扰。

③重度疼痛：疼痛剧烈，不能忍受，需用镇痛药物，睡眠受严重干扰，可伴自主神经紊乱或被动体位。

3.全面评估原则

癌痛全面评估是指对癌症患者疼痛病情及相关病情进行全面评估，包括疼痛病因及类型（躯体性、内脏性或神经病理性），疼痛发作情况（疼痛性质、加重或减轻的因素），镇痛治疗情况，重要器官功能情况，心理精神情况，家庭及社会支持情况，以及既往史（如精神病史，药物滥用史）等。应当在患者入院后24h内进行首次全面评估，在治疗过程中，应当在给予镇痛治疗3天内或达到稳定缓解状态时进行再次全面评估，原则上不少于2次/月。

癌痛全面评估通常使用《简明疼痛评估量表（BPI）》（见附件），评估疼痛及其对患者情绪、睡眠、活动能力、食欲、日常生活、行走能力、与他人交往等生活质量的影响。应当重视和鼓励患者描述对镇痛治疗的需求及顾虑，并根据患者病情和意愿，制定患者功能和生活质量最优化目标，进行个体化的疼痛治疗。

4.动态评估原则

癌痛动态评估是指持续、动态评估癌痛患者的疼痛症状变化情况，包括评估疼痛程度、性质变化情况，爆发性疼痛发作情况，疼痛减轻及加重因素，以及镇痛治疗的不良反应等。动态评估对于药物镇痛治疗剂量滴定尤为重要。在镇痛治疗期间，应当记录用药种类及剂量滴定、疼痛程度及病情变化。

三、癌痛的治疗

（一）治疗原则

癌痛应当采用综合治疗的原则，根据患者的病情和身体状况，有效应用镇痛治疗手段，持续、有效地消除疼痛，预防和控制药物的不良反应，降低疼痛及治疗带来的心理负担，以期最大限度地提高患者生活质量。

（二）治疗方法

治疗方法主要包括：病因治疗、药物镇痛治疗和非药物治疗。

1.病因治疗

针对引起癌症疼痛的病因进行治疗。癌症疼痛的主要病因是癌症本身、并发症等。针对癌症患者给予抗癌治疗，如手术、放射治疗或化学治疗等，可能解除癌症疼痛。

2.药物镇痛治疗

根据世界卫生组织（WHO）癌痛三阶梯镇痛治疗指南，癌痛药物镇痛治疗应遵循五项基本原则：

（1）口服给药　口服为最常见的给药途径。对不宜口服患者可用其他给药途径，如吗啡皮下注射、患者自控镇痛，较方便的方法有透皮贴剂等。

（2）按阶梯用药　指应当根据患者疼痛程度，有针对性地选用不同强度的镇痛药物。

① 轻度疼痛：可选用非甾体类抗炎药物（NSAID）。

② 中度疼痛：可选用弱阿片类药物，并可合用非甾体类抗炎药物。

③ 重度疼痛：可选用强阿片类药物，并可合用非甾体类抗炎药物。

在使用阿片类药物的同时，合用非甾体类抗炎药物，可以增强阿片类药物的镇痛效果，并可减少阿片类药物用量。如果能达到良好的镇痛效果，且无严重的不良反应，轻度和中度疼痛也可考虑使用强阿片类药物。如果患者诊断为神经病理性疼痛，可选择抗抑郁药物或抗惊厥类药物等。

（3）按时用药　有助于维持稳定、有效的血药浓度。

（4）个体化给药　指按照患者病情和癌痛缓解药物剂量，制定个体化用药方案。

（5）注意具体细节　对使用镇痛药的患者要加强监护，密切观察其疼痛缓解程度和机体反应情况，注意药物联合应用的相互作用，并及时采取必要措施尽可能减少药物的不良反应，以期提高患者的生活质量。

3.非药物治疗

包括介入治疗、针灸、经皮穴位电刺激等物理治疗、认知-行为训练、社会心理支持治疗等。适当应用非药物疗法，可作为药物镇痛治疗的有益补充，与镇痛药物治疗联用，可增加镇痛治疗的效果。

介入治疗是指神经阻滞、神经松解术、经皮椎体成形术、神经损毁性手术、神经刺激疗法、射频消融术等干预性治疗措施。硬膜外、椎管内、神经丛阻滞等途径给药，可通过单神经阻滞而有效控制癌痛，减轻阿片类药物的胃肠道反应，降低阿片类药物的使用剂量。介入治疗前应当综合评估患者的预期生存时间及体能状况、是否存在抗肿瘤治疗指征、介入治疗的潜在获益和风险等。

四、患者及家属宣教

癌痛治疗过程中，患者及家属的理解和配合至关重要，应当有针对性地开展镇痛知识宣传教育。重点宣教以下内容：鼓励患者主动向医护人员描述疼痛的程度；镇痛治疗是肿瘤综合治疗的重要部分，忍痛对患者有害无益；多数癌痛可通过药物治疗有效控制，患者应当在医师指导下进行镇痛治疗，规律服药，不宜自行调整镇痛药剂量和镇痛方案；吗啡及其同类药物是癌痛治疗的常用药物，在癌痛治疗时应用吗啡类药物引起成瘾的现象极为罕见；应当确保药物安全放置；镇痛治疗时要密切观察疗效和药物的不良反应，随时与医务人员沟通，调整治疗目标及治疗措施；应当定期复诊或随访。

五、处方

1.轻度癌痛的药物治疗

可选用非甾体类抗炎药物（NSAID）。

- ▶ **处方一**：塞来昔布（西乐葆）　200mg po bid
- ▶ **处方二**：对乙酰氨基酚　300～600mg po q6h
- ▶ **处方三**：布洛芬　400mg po tid
- ▶ **处方四**：洛索洛芬钠　60mg po tid
- ▶ **处方五**：氨酚羟考酮　5mg po q6h

▶ **处方六**：氨酚双氢可待因　10mg　po　q6h

说明：非甾体类抗炎药物是癌痛治疗的基本药物，不同非甾体类抗炎药有相似的作用机制，具有镇痛和抗炎作用，常用于缓解轻度疼痛，或与阿片类药物联合用于缓解中、重度疼痛。

非甾体类抗炎药常见的不良反应有：消化性溃疡、消化道出血、血小板功能障碍、肾功能损伤、肝功能损伤等。其不良反应的发生，与用药剂量及使用持续时间相关。非甾体类抗炎药的日限制剂量为：布洛芬2400mg/d，对乙酰氨基酚2000mg/d，塞来昔布400mg/d。使用非甾体类抗炎药，用药剂量达到一定水平以上时，增加用药剂量并不能增强其镇痛效果，但药物毒性反应将明显增加。因此，如果需要长期使用非甾体类抗炎药，或日用剂量已达到限制性用量时，应考虑更换为阿片类镇痛药；如为联合用药，则只增加阿片类镇痛药用药剂量。

2.中度、重度癌痛的治疗

（1）初始剂量滴定

▶ **处方一**：吗啡即释片　5 ~ 15mg　po　q4h

吗啡即释片　2.5 ~ 5mg　po　prn

▶ **处方二**：吗啡注射液　2 ~ 5mg　iv　q4h

吗啡注射液　1 ~ 2.5mg　iv　prn

（适用于无法口服的患者）

▶ **处方三**：可待因片　15 ~ 30mg　po　q4h

可待因片　7.5 ~ 30mg　po　prn

说明：对于初次使用阿片类药物镇痛的患者，使用吗啡即释片进行治疗；根据疼痛程度，拟定初始口服吗啡即释片固定剂量5 ~ 15mg，q4h；用药后疼痛不缓解或缓解不满意，应于1h后根据疼痛程度给予滴定剂量（表2-1）。第一天治疗结束后，计算第二天药物剂量：次日总固定量＝前24h总固定量+前日总滴定量。第二天治疗时，将计算所得次日总固定量分6次口服，次日滴定量为前24h总固定量的10% ~ 20%。依法逐日调整剂量，直到疼痛评分稳定在0 ~ 3分。如果出现不可控制的不良反应，疼痛强度<4，应该考虑将滴定剂量下调25%，并重新评价病情。

表2-1　剂量滴定增加幅度参考标准

疼痛强度（NRS）	剂量滴定增加幅度
7～10	50%～100%
4～6	25%～50%
2～3	≤25%

对于未使用过阿片类药物的中、重度癌痛患者，推荐初始用药选择短效制剂，个体化滴定用药剂量，当用药剂量调整到理想镇痛及安全的剂量水平时，可考虑换用等效剂量的长效阿片类镇痛药。

对于已使用阿片类药物治疗疼痛的患者，根据患者疼痛强度，按照表2-1要求进行滴定。

对疼痛病情相对稳定的患者，可考虑使用阿片类药物控释剂作为背景给药，在此基础上备用短效阿片类药物，用于治疗爆发性疼痛。

（2）维持用药

▶ **处方一**：吗啡缓释片　10mg　po　q12h

吗啡即释片　5mg　po　prn

▶ **处方二**：羟考酮缓释片　10mg　po　q12h

吗啡即释片　5～10mg　po　prn

▶ **处方三**：芬太尼透皮贴剂 25mg/h　贴皮　q72h

吗啡即释片　5～10mg　po　prn

说明：常用的长效阿片类药物包括吗啡缓释片、羟考酮缓释片、芬太尼透皮贴剂等。在应用长效阿片类药物期间，应当备用短效阿片类镇痛药。当患者因病情变化，长效镇痛药物剂量不足时，或发生爆发性疼痛时，立即给予短效阿片类药物，用于解救治疗及剂量滴定。解救剂量为前24h用药总量的10%～20%。每日短效阿片解救用药次数大于3次时，应当考虑将前24h解救用药换算成长效阿片类药按时给药。

阿片类药物之间的剂量换算，可参照换算系数表（表2-2）。

表2-2　阿片类药物剂量换算表

药物	非胃肠给药	口服	等效剂量
吗啡	10mg	30mg	非胃肠道：口服＝1:3
可待因	130mg	200mg	非胃肠道：口服＝1:1.2 吗啡（口服）：可待因（口服）＝1:6.5

药物	非胃肠给药	口服	等效剂量
羟考酮			吗啡（口服）：羟考酮（口服）＝(1.5～2)：1
美沙酮			吗啡（口服）：美沙酮（口服）
			30～90mg　4：1
			91～300mg　8：1
			300～600mg　10：1
			60～800mg　12：1
			800～1000mg　15：1
			＞1000mg　20：1
芬太尼透皮贴剂	25μg/h（透皮吸收）		芬太尼透皮贴剂 μg/h，q72h 剂量＝1/2×口服吗啡mg/d剂量

如需减少或停用阿片类药物，则采用逐渐减量法，即先减量30％，两天后再减少25％，直到每天剂量相当于30mg口服吗啡的药量，继续服用两天后即可停药。

3.神经病理性疼痛

（1）抗惊厥类药物　用于神经损伤所致的撕裂痛、放电样疼痛及烧灼痛。

▶ **处方一：** 卡马西平　100～400mg　po　bid

▶ **处方二：** 加巴喷丁　初始100～300mg　qd，逐渐增加到900～3600mg tid　最大剂量为3600mg/d

▶ **处方三：** 普瑞巴林　75～150mg，bid或tid，最大剂量600mg/d

（2）三环类抗抑郁类药物　用于中枢性或外周神经损伤所致的麻木样痛、灼痛，这类药物也可以改善心情、改善睡眠。

▶ **处方一：** 阿米替林　12.5～25mg　po　qn，逐步增至最佳治疗剂量

▶ **处方二：** 去甲替林片　初始剂量10mg/d，如有必要，剂量逐渐增大至150mg/d

▶ **处方三：** 多虑平片　30～200mg/d

▶ **处方四：** 去甲丙咪嗪片　75～100mg/d

（3）皮质激素。

（4）N-甲基-D-天冬氨酸受体（NMDA）拮抗剂。

（5）局部麻醉药。

4. 骨痛

局部骨痛或疼痛部位对抗肿瘤治疗有反应的患者，在阿片类药物使用基础上可考虑试用放疗及加用"唑来膦酸"治疗。

▶ **处方：** NS　100ml　　｜　　iv　gtt

唑来膦酸　　4mg　　｜　　d1　q21～28d

5. 阿片类药物副作用的处理

阿片类药物的不良反应主要包括：便秘、恶心、呕吐、嗜睡、瘙痒、头晕、尿潴留、谵妄、认知障碍、呼吸抑制等。除便秘外，阿片类药物的不良反应大多是暂时性或可耐受的。恶心、呕吐、嗜睡、头晕等不良反应，大多出现在未使用过阿片类药物患者的用药最初几天。

（1）便秘

▶ **处方一：** 番泻叶　5g　每天早晨沸水泡饮　（预防性通便）

▶ **处方二：** 乳果糖　40mg　po　（早晨）

▶ **处方三：** 比沙可啶　2～3片　po　qd

▶ **处方四：** 氢氧化镁　30～60ml　po　qd

▶ **处方五：** 比沙可啶直肠栓剂　1剂　塞肛　qd

▶ **处方六：** 开塞露、甘油、生理盐水或者自来水灌肠

（2）恶心呕吐

▶ **处方一：** 甲氧氯普胺 10～20mg　po　q6h　prn

▶ **处方二：** 硫乙哌丙嗪10mg　po　q6h　prn

▶ **处方三：** 氟哌啶醇0.5～1mg　po　q6h　prn

▶ **处方四：** 丙氯拉嗪　10mg　po　q6h prn

（3）瘙痒

▶ **处方：** 苯海拉明　25～50mg　po　q8h

（4）谵妄

▶ **处方一：** 氟哌啶醇　0.5～2mg　po/iv　q4～6h

▶ **处方二：** 奥氮平　2.5～5mg　po或舌下含服　q6～8h

▶ **处方三：** 利培酮　0.25～0.5mg　po　qd

（5）吗啡过量和中毒

▷ **处方一**：纳洛酮　0.4mg

　　　　NS　10ml ｜ iv　(0.5ml/2min)

▷ **处方二**：纳洛酮　0.8mg

　　　　NS　250ml ｜ iv gtt

　　说明：阿片类药物过量的临床表现：呼吸抑制（＜8次/分），针尖样瞳孔，发绀，嗜睡乃至昏迷，骨骼肌松弛，皮肤湿冷等症状。严重时出现心动过缓、呼吸暂停、血压下降，直至死亡。阿片类药物过量还应采取以下治疗：停阿片类药物、给氧及应用呼吸兴奋剂等。一旦呼吸状态稳定，上述治疗即可减少或停用。

（林小燕　江涛）

附

简明疼痛评估量表（BPI）

　　患者姓名：____病案号：____诊断：____

　　评估时间：____评估医师：____

　　1.大多数人一生中都有过疼痛经历（如轻微头痛、扭伤后痛、牙痛）。除这些常见的疼痛外，现在您是否还感到有别的类型的疼痛？

　　（1）是　　（2）否

　　2.请您在下图中标出您的疼痛部位，并在疼痛最剧烈的部位以"X"标出。

　　3.请选择下面的一个数字，以表示过去24h内您疼痛最剧烈的程度。

　　（不痛）0　1　2　3　4　5　6　7　8　9　10（最剧烈）

　　4.请选择下面的一个数字，以表示过去24h内您疼痛最轻微的程度。

　　（不痛）0　1　2　3　4　5　6　7　8　9　10（最剧烈）

　　5.请选择下面的一个数字，以表示过去24h内您疼痛的平均程度。

　　（不痛）0　1　2　3　4　5　6　7　8　9　10（最剧烈）

　　6.请选择下面的一个数字，以表示您目前的疼痛程度。

　　（不痛）0　1　2　3　4　5　6　7　8　9　10（最剧烈）

　　7.您希望接受何种药物或治疗控制您的疼痛？

　　8.在过去的24h内，由于药物或治疗的作用，您的疼痛缓解了多少？请选择下面的一个百分数，以表示疼痛缓解的程度。

　　（无缓解）0 10% 20% 30% 40% 50% 60% 70% 80% 90% 100%(完全缓解)

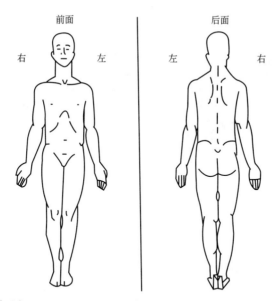

前面 后面

右 左 左 右

9.请选择下面的一个数字，以表示过去24h内疼痛对您的影响。

（1）对日常生活的影响

（无影响）0　1　2　3　4　5　6　7　8　9　10（完全影响）

（2）对情绪的影响

（无影响）0　1　2　3　4　5　6　7　8　9　10（完全影响）

（3）对行走能力的影响

（无影响）0　1　2　3　4　5　6　7　8　9　10（完全影响）

（4）对日常工作的影响（包括外出工作和家务劳动）

（无影响）0　1　2　3　4　5　6　7　8　9　10（完全影响）

（5）对与他人关系的影响

（无影响）0　1　2　3　4　5　6　7　8　9　10（完全影响）

（6）对睡眠的影响

（无影响）0　1　2　3　4　5　6　7　8　9　10（完全影响）

（7）对生活兴趣的影响

（无影响）0　1　2　3　4　5　6　7　8　9　10（完全影响）

第三章

血液系统肿瘤

第一节 恶性淋巴瘤

一、霍奇金淋巴瘤

霍奇金淋巴瘤（HL）是起源于生发中心的B淋巴细胞恶性肿瘤，男女发病之比为（1.3～1.4）：1。其发病年龄在欧美发达国家呈较典型的双峰分布，分别在15～39岁和50岁以后；而包括中国在内的东亚地区，发病年龄多在30～40岁，呈单峰分布。WHO分类将HL分为两种主要类型：结节型淋巴细胞为主型霍奇金淋巴瘤（NLPHL）和经典型霍奇金淋巴瘤（CHL）。CHL又分为4种亚型：结节硬化型CHL（NSCHL）、混合细胞型CHL（MCCHL）、少淋巴细胞型CHL（LDCHL）和富含淋巴细胞型CHL（LRCHL）。CHL占所有HL患者的95%，NLPHL占5%。CHL的特点为炎性背景中存在Reed-Sternberg细胞，相比之下NLPHL缺乏Reed-Sternberg细胞，其特点为存在淋巴细胞为主型细胞，有时被称为爆米花样细胞。随着现代化疗和放疗的应用，目前至少80%HL患者可被治愈，因此，在根治HL的同时，保证远期的生活质量和生育功能同样值得关注。

（一）诊断要点

应当结合患者的临床表现、体格检查、实验室检查、影像学检查、遗传学和病理学检查等进行诊断。

1.症状和体征

（1）淋巴结肿大 90%的HL出现淋巴结肿大常呈无痛性、进行性肿大，多起始于一组受累的淋巴结，以颈部和纵隔淋巴结最常见，此后可逐渐扩散到其他淋巴结区域，晚期可累及脾、肝、骨髓等。

（2）结外器官受累 晚期累及淋巴结外器官，可造成相应器官的解剖和功能障碍，引起多种多样的临床表现。

（3）全身症状 患者初诊时多无明显全身症状，20%～30%的患者可伴有发热、盗汗、体重下降等症状，发热可为低热，有时为间歇高热。此外可有瘙痒、乏力等症状。

（4）皮肤病变 患者可有一系列非特异性皮肤病变，皮肤损害呈多形性，红斑、水疱、糜烂等，晚期恶性淋巴瘤患者免疫状况低下，皮肤感染常经久破溃、渗液，形成全身性散在的皮肤增厚、脱屑。

2.检验与检查

（1）常规检查项目

① 实验室检查：血常规、肝肾功能、乳酸脱氢酶、β2微球蛋白、血沉、乙肝和丙肝病毒检测，以及骨髓穿刺细胞学和（或）活检等。

② 影像学检查：CT、MRI、正电子发射计算机断层显像（positron emission tomography，PET/CT）等。

a.CT：目前仍作为淋巴瘤分期、再分期、疗效评价和随诊的最常用影像学检查方法，对于无碘对比剂禁忌证的患者，应尽可能采用增强CT。

b.MRI：中枢神经系统、骨髓和肌肉部位的病变应首选MRI检查；肝、脾、肾、子宫等实质器官病变可以选择或者首选MRI检查，尤其对于不宜行CT增强者，或者作为CT发现可疑病变后的进一步检查。

c.PET/CT：近年研究肯定了PET/CT已经成为HL初始分期、治疗中期及治疗结束时疗效评估的重要手段，治疗中及结束时PET阳性被证明是重要的不良预后因素。

③ 病理学诊断：需综合应用形态学、免疫组织化学、遗传学及分子生物学等技术，尚无一种技术可以单独定义为"金标准"。

病理学诊断是HL诊断的主要手段。病理学诊断的组织样本应首选切除病变或切取部分病变组织。如病变位于浅表淋巴结，应尽量选择颈部、锁骨上和腋窝淋巴结。粗针穿刺仅用于无法有效、安全地获得切除或切取病变组织的患者。初次诊断时，最好是切除或切取病变组织，对于复发患者，可以通过粗针或细针穿刺获取的病变组织来诊断。

（2）必要时检查项目　存在中枢神经系统受侵危险的患者应进行腰穿，予以脑脊液生化、常规和细胞学等检查。当病理形态学及免疫组织化学诊断有困难时，遗传学及分子生物学等技术可辅助诊断。

3. 淋巴瘤的分期

Ann Arbor分期，如表3-1所示。

表3-1　Ann Arbor分期

分期	临床表现
Ⅰ期	单个淋巴结区受累（Ⅰ）或单个淋巴外器官或部位局部受累（ⅠE）
Ⅱ期	累及横膈同侧两个或两个以上淋巴结区受累（Ⅱ）或局部累及单个相关淋巴外器官或部位及其区域淋巴结，伴或不伴横膈同侧其他淋巴结区受累（ⅡE）
Ⅲ期	横膈两侧均有淋巴结区受累（Ⅲ），同时可伴相关淋巴外器官或部位局部受累（ⅢE），或伴脾脏受累（ⅢS），或两者均受累（ⅢE+S）
Ⅳ期	扩散性（多部位）一处或多处淋巴外器官受累，伴或不伴相关淋巴结受累或孤立淋巴外器官受累伴远处淋巴结受累（非淋巴区）

(1)无全身症状。

(2)伴有全身症状。包括：①明确诊断前6个月内无原因体重下降超过10％以上；②不明原因的发热＞38℃，连续3天及以上；③夜间盗汗。

巨大病变以"×"表示，巨大肿块的标准是单个淋巴结或数个融合淋巴结最大直径等于或大于10cm作为巨大肿块。腹部巨大肿块的定义是单个淋巴结或数个融合的淋巴结在CT、MRI、淋巴造影、B超显像上最大直径等于或大于10cm。纵隔巨大肿块的定义是在后前位X线片上，纵隔肿块的最大直径等于或大于在胸椎5/6水平的胸腔内径的1/3。

由有病变的淋巴结直接而有限地播散至横膈同侧邻近的淋巴外组织，称结外播散。局限性结外病变以"E"表示。广泛性结外病变作为Ⅳ期。

4. HL 预后因素

（1）初治早期 HL 的不良预后因素　不同的研究组关于早期 HL 的不良预后因素略有不同，见表3-2。

表3-2　早期HL的预后不良因素（评分标准）

研究组	早期HL的不良预后因素
NCCN	血沉＞50mm/h 或伴 B 症状，肿块最大径/胸腔最大径＞0.33 或直径＞10cm，受累淋巴结区＞3 个
GHSG	血沉＞50mm/h 无B症状；血沉＞30 mm/h伴B症状，肿块最大径/胸腔最大径＞0.33，受累淋巴结区＞2个，有结外病变
EORTC	年龄≥50岁，血沉＞50mm/h 无B症状；血沉＞30 mm/h伴B症状，肿块最大径/胸腔T5/6水平横径＞0.35，受累淋巴结区＞3个
NCIC	年龄≥40岁，混合细胞型或淋巴细胞消减型，血沉＞50mm/h 或伴B症状，肿块最大径/胸腔最大径＞0.33 或直径＞10cm，受累淋巴结区＞3个

注：NCCN（National Comprehensive Cancer Network）美国国立综合癌症网络；

GHSG（German Hodgkin Study Group）德国霍奇金淋巴瘤研究组；

EORTC（European Organization for Research and Treatment of Cancer）欧洲癌症研究与治疗组织；NCIC（National Cancer Institute，Canada）加拿大国家癌症研究所。

（2）晚期 HL 的国际预后评分（international prognostic score，IPS）是指诊断时伴不良预后因素的数目。不良预后因素包括：①蛋白＜40g/L；②血红蛋白＜105g/L；③男性；④年龄≥45岁；⑤Ⅳ期病变；⑥白细胞增多，≥15×10^9/L；⑦淋巴细胞减少，占白细胞比例＜8％和(或)计数＜0.6×10^9/L。

根据IPS评分，所有患者可分为两组：a.标危组，具有0～2个不良预后因素；b.高危组，具有≥3个不良预后因素。

IPS有助于确定对Ⅲ～Ⅳ期病变患者的临床治疗方案及预后。IPS评分预测患者的5年无进展生存率如下：0分者为84％；1分者为77％；2分者为67％；3分者为60％；4分者为51％；5分或以上者42％。

IPS＜3 的晚期患者可选择 Stanford V 方案（多柔比星、长春碱、氮芥、依托泊苷、长春新碱、博来霉素和泼尼松），而其他Ⅲ～Ⅳ期病变患者可能更适合选择递增剂量BEACOPP 方案（博来霉素、依托泊苷、多柔比星、环磷酰胺、长春新碱、甲基苄肼和泼尼松）或 ABVD 方案（多柔比星、博来霉素、长春碱和达卡巴嗪）。

（3）PET 检查在 HL 患者的分期和再分期中具有很高的敏感性和特异性。NCCN 指南推荐根据 Deauville 标准使用 PET/CT 对Ⅰ～Ⅱ期（不良、肿块型或非肿块型病变）和Ⅲ～Ⅳ期病变患者进行中期疗效评估。指南建议在 ABVD 2 或 4 周期后或递增剂量 BEACOPP4 周期后使用 PET 进行中期疗效评估。对于接受 Stanford V 方案患者，通常在化疗结束后（8 周或 12 周）及开始放疗前进行中期疗效评估。中期 PET/CT 检查阴性是早期病变患者的良好预后指标(见表3-3)。早期病变以及晚期病变患者在治疗末 PET 阳性被证明是一个重要的不良危险因素。

表3-3　Deauville PET 标准

评分 / 分	PET/CT 检查结果
1	背景以上无摄取
2	摄取≤纵膈
3	摄取＞纵膈但≤肝脏
4	任何病灶摄取程度较肝轻度增加
5	任何病灶摄取程度较肝明显增加
6	新的摄取区域不太可能与淋巴瘤相关

（二）治疗原则

1.结节性淋巴细胞为主型霍奇金淋巴瘤

（1）ⅠA/ⅡA 期（无大肿块）　观察，化疗或受累区域淋巴结局部放疗（ISRT：根据 PET/CT 合理延伸 2～5cm 的淋巴引流区域确定的放射治疗区域），照射剂量为20～36Gy。

（2）ⅠB/ⅡB 期和ⅠA/ⅡA 期（有大肿块）　化疗＋ISRT。

（3）ⅢA 和ⅣA 期　化疗±ISRT。

（4）ⅢB 和ⅣB 期　化疗±ISRT。

一线化疗方案可选择 ABVD 方案（多柔比星＋博来霉素＋长春花碱＋达卡巴嗪）、CHOP 方案（环磷酰胺＋多柔比星＋长春新碱＋泼尼松）、CVP 方案（环磷酰胺＋长春新碱＋泼尼松）、EPOCH 方案（依托泊苷＋长春新碱＋环磷酰胺＋多柔比星＋泼尼松）等±利妥昔单抗治疗。

2.经典型霍奇金淋巴瘤

（1）Ⅰ期和Ⅱ期　联合方案化疗2～6周期+ISRT。

① 预后良好的ⅠA～ⅡA期HL：ABVD或Stanford V方案化疗2～4周期，然后行局部放疗20～30Gy，未达完全缓解（complete response，CR）的患者可适当提高照射剂量。指南建议在使用ABVD 4周期后（符合GHSG标准良性病变的患者为2周期后）或采用Stanford V化疗8周后使用PET进行中期再分期。建议Deauville 1～3分的患者在完成规定ISRT疗程后观察。对Deauville＞4分的患者，建议进行活检或ISRT，之后再分期。如果最终PET评分为Deauville 1～3分，则不需进一步治疗。对于进行活检的患者，如果活检结果为阴性，进行ISRT。活检阳性的患者应按照针对难治性疾病患者的推荐进行治疗。建议所有化疗后评分为Deauville 5分和ISRT完成后评分为Deauville 4～5分的患者进行活检。在某些临床情况下可能有必要进行附加治疗，即使活检结果为阴性。活检阳性的患者应按照针对难治性疾病患者的推荐进行治疗。

② 预后不良的Ⅰ～Ⅱ期HL（血沉＞50mm/h或伴B症状，肿块最大径/胸腔最大径＞0.33或直径＞10cm，受累淋巴结区＞3个）。

A.ABVD方案化疗4～6周期，化疗2个周期及结束时全面复查，重新分期，如果疗效达到PR或CR，继续2～4个周期化疗后（最多6个周期），然后行局部放疗20～30Gy，有大肿块部位局部放疗30～36Gy，未达CR的患者可适当提高照射剂量。

B.采用Standford V方案化疗。

a.有巨大肿块者：Standford V方案化疗12周后全面检查评价疗效，有效者针对残留病灶给予巩固性放疗。

b.无巨大肿块者：Standford V方案化疗8～12周后累及野放疗（有B症状者化疗12周，其他8周）。

（2）Ⅲ和Ⅳ期　可以选择ABVD方案化疗6～8周期，未达CR或有大肿块的患者，行局部受累野放疗。

如果采用PET/CT评估疗效，化疗后PET/CT为阴性的患者，无论是否有大肿块，可以考虑不进行局部放疗。

初治患者的一线化疗方案包括ABVD方案、Stanford V方案（多柔比星+长春花碱+氮芥+长春新碱+博来霉素+依托泊苷+泼尼松，每周给药）或增量BEACOPP方案（依托泊苷+多柔比星+环磷酰胺+长春新碱+博来霉素+泼尼松+甲基苄肼）方案。

ABVD方案、Stanford V方案（IPS＜3的选定患者）或递增剂量BEACOPP方案可作为Ⅲ～Ⅳ期患者的主要治疗选择。

在接受2周期ABVD初始治疗后使用PET再进行分期。评分为Deauville 1～3分的患者接受额外4周期化疗（共6周期）。所有评分为Deauville 4～5分的患者，建议行活检。活检阴性的患者进行附加4个周期的ABVD化疗（共6个周期），然后再进行分期，活检阳性的患者应按照针对难治性疾病患者的推荐进行治疗。6周期ABVD后PET评分为Deauville 1～3分的患者可选择观察法或纵隔ISRT（如果纵隔肿块型病变为原发性病变）。接受6周期ABVD方案化疗后评分为Deauville 4～5分的所有患者，建议行活检。在某些临床情况下可能有必要进行附加治疗，即使活检结果为阴性。活检阳性的患者应按照针对难治性疾病患者的推荐进行治疗。

Stanford V方案应给药12周（3周期）。应在3周内开始巩固性放疗（ⅠB～ⅡB期原始部位行30Gy；如果局灶淋巴结为原发性Ⅲ～Ⅳ期病变，应对≥5cm的原始肿块部位及脾脏行36Gy）。接受Stanford V方案患者的再分期和额外治疗与Ⅰ～Ⅱ期不良病变患者的处理相似。

接受递增剂量BEACOPP方案化疗者应于化疗4周期后使用PET再分期。评分为Deauville 1～3分的患者，建议额外2周期递增剂量BEACOPP，然后再进行分期，评分为Deauville 4～5分的患者进行活检。活检阴性的患者，进行额外2周期递增剂量BEACOPP方案，然后再进行分期，而活检阳性的患者应按照难治性疾病进行治疗。如果6周期BEACOPP方案后复查PET结果为Deauville 1～2分，则不需行进一步治疗。6周期BEACOPP方案后评分为Deauville 3～4分的患者，建议对其大于2.5cm的残余PET阳性病灶进行ISRT。

3.难治复发的霍奇金淋巴瘤

二线治疗包括Brentuximabvedotin（仅CHL）、依维莫司（仅CHL）、

DHAP方案（地塞米松+高剂量阿糖胞苷+顺铂）、DICE方案（地塞米松+异环磷酰胺+顺铂+依托泊苷）、ESHAP方案（依托泊苷+甲泼尼龙+高剂量阿糖胞苷+顺铂）、GDP方案（吉西他滨+顺铂+地塞米松）、GVD方案（吉西他滨+长春瑞滨+脂质体多柔比星）、ICE方案（异环磷酰胺+卡铂+依托泊苷）、IGEV（异环磷酰胺+吉西他滨+长春瑞滨）、miniBEAM方案（卡氮芥+依托泊苷+阿糖胞苷+米尔法兰）和MINE方案（美司钠+异环磷酰胺+米托蒽醌+依托泊苷）方案等。

对于一般状态好的年轻患者，解救治疗缓解后，应该选择高剂量化疗联合自体造血干细胞移植（HDCT+APBSCT）作为巩固治疗，对于初治时未曾放疗的部位，也可局部放疗。氮芥、甲基苄肼、卡氮芥及美法仑可能会影响到干细胞采集的质量和数量，对于可能进行自体造血干细胞移植的患者应避免使用。

三线治疗方案可用苯达莫司汀和雷利度胺。

4.大于60岁老年人推荐治疗方案

Ⅰ～Ⅱ期预后良好者：A（B）VD方案2周期±AVD 2周期+20～30Gy局部放疗，特别注意博来霉素毒副作用；或CHOP4周期+局部放疗；VEPEMB±局部放疗。

Ⅰ～Ⅱ期预后不良者或Ⅲ～Ⅳ期：A（B）VD方案2周期如PET检测阴性，再给予AVD4周期，如PET检测阳性应个体化治疗；或CHOP6周期±局部放疗；或PVAG6～8周期；或VEPEMB6周期±局部放疗。

复发难治性：需个体化治疗，尚无标准方案推荐。

姑息治疗选择：苯达莫司汀；Brentuximabvedotin（CD30单抗）；局部放疗等。

5.活检

NCCN指南建议对所有中期PET检查显示为Deauville 5a分（任何初始受累部位的摄取明显增加＞肝）和5b分（可能与淋巴瘤相关的新病变部位）的患者进行活检。活检阳性的患者应按照针对难治性疾病患者推荐的进行治疗，活检阴性患者可以短期随访观察（每3～6个月PET检查一次，直到达到Deauville 1～2分或至少12个月无疾病进展）。但治疗应个体化，即使活检阴性结果也应进行治疗。

（三）处方

1.一线治疗方案

▶ **处方一**：长春花碱+多柔比星+博来霉素+达卡巴嗪（ABVD）

NS	20ml	
长春花碱	6mg/(m²·d)	iv d1、d15

灭菌注射用水
（配制至多柔比星2mg/ml）
多柔比星　25mg/(m²·d)　　iv　d1、d15

NS　　　　　　　　　　　20ml
博来霉素10mg/(m²·d)　　　　iv　d1、d15（首次使用需分次分部位注射，注意观察是否存在过敏反应）

5% GS　　　　　　　250ml
达卡巴嗪　　　375mg/(m²·d)　　iv　gtt　d1、d15

说明：a.该方案为早期和多数晚期霍奇金淋巴瘤（HL）标准治疗方案。该方案28d为1周期。青年男性及孕龄妇女应进行与生育相关的咨询。

b.骨穿为除ⅠA期外各期治疗前常规检查项目，了解有无骨髓侵犯。

c.如考虑使用含博来霉素方案应行肺功能检查。

d.如使用含蒽环类药物方案应监测左心室射血分数。

e.有高危感染因素，或临床症状可疑时应予检查。

f.在淋巴瘤初次使用博来霉素时应特别注意可发生过敏性休克，故前两次给药应从5mg或更小剂量开始，若无反应，再注射其余剂量。用药后3～5h可出现发热，甚至高热，体温可自行下降，以后用药前可予吲哚美辛25mg。该药有肺毒性，特别对有支气管病史者，应注意监测肺功能，包括CO_2弥散功能，肺功能明显下降者禁用本药。本药总剂量不可超过300mg（超过300mg可致严重的与剂量相关的肺纤维化），肺功能基础较差者，间质性肺炎及肺纤维化者出现频率较高，总剂量应<150mg。该药可出现肺毒性非特异性肺炎、肺纤维化（甚至快速死于肺纤维化）。一旦出现呼吸困难、咳嗽、胸痛、

肺部啰音等肺毒性症状，应注意排除BLM肺毒性，若不能排除或证实与博来霉素相关应立即停药，并予右旋糖酐静脉滴注等紧急处理，必要时给予肾上腺皮质激素处理，抗生素预防继发感染。＞70岁老人患者慎用，＞60岁者总剂量应＜150mg。应用同类药物者，同样应注意累积剂量。

▶ 处方二：多柔比星+长春花碱+氮芥+长春新碱+博来霉素+依托泊苷+泼尼松（Standford V）

灭菌注射用水（配制至多柔比星2mg/ml）
多柔比星　25mg/m² （避光）　　　　　iv　1、3、5、7、9、11周

NS　　　　20ml
长春花碱　6mg/m²　　iv　1、3、5、7、9、11周（≥50岁者减量至4mg/m²）

NS　　　　10ml
氮芥　　　6mg/m²　　iv（快速）　1、5、9周

NS　　　　20ml
长春新碱　1.4mg/m²（最大2mg）　iv　2、4、6、8、10、12周（≥50岁者于10～12周减量至1mg/m²）

NS　　　　20ml
博来霉素　5U/m²（＞10min）　iv　2、4、6、8、10、12周

NS　　　　1000ml
依托泊苷　60mg/m²　　iv gtt　bid　3、7、11周

泼尼松　　40mg/m²　po　qod×12周（第11周起隔日减量10mg/m²）

说明：a.本方案是HL又一高效低毒标准方案，每12周为一周期。

b.本方案疗效与ABVD相当。

c.氮芥稀释后极不稳定，需在稀释后10min内静推，不可静滴，并且本药静脉刺激性大，漏出血管可致周围组织坏死。

▶ 处方三：博来霉素+依托泊苷+多柔比星+环磷酰胺+长春新碱+甲基苄肼+泼尼松（BEACOPP）方案（剂量升级BEACOPP方案）±利妥

昔单抗

NS	20ml	
博来霉素	10mg/m²	iv　d8

NS	1000ml	
依托泊苷	100（200）mg/m²	iv gtt　d1～3

灭菌注射用水（配制至多柔比星2mg/ml）		
多柔比星　25（35）mg/m²		iv　d1

NS	100ml	
环磷酰胺	650（1200）mg/m²	iv gtt　d1

NS	20ml	
长春新碱　1.4mg/m²（最大2mg）		iv　d1

甲基苄肼　100mg/m²　po　d1～7

泼尼松　40mg/m²　po　d1～14

±利妥昔单抗375mg/m²（用法参见下文）

说明：a.本方案21d为1个周期。

b.剂量升级方案应使用G-CSF支持。

c.该方案较标准COPP/ABVD方案肿瘤控制率及总生存期显著提高，年龄≤60岁患者，在G-CSF支持下使用剂量升级的BEACOPP方案可进一步获益，但年龄＞65岁者未能从该方案中获益。

d.该方案用于免疫功能抑制的淋巴瘤及HIV感染者也是安全有效的。

▶ **处方四**：依托泊苷+多柔比星+长春新碱+环磷酰胺+泼尼松（EPOCH）±利妥昔单抗

NS　1000ml		
依托泊苷　50mg/m²		civ(24h)　d1～4

灭菌注射用水（配制至多柔比星2mg/ml）		
多柔比星　10mg/m²		civ（24h）d1～4

NS　20ml
长春新碱　0.4mg/m² ┤ civ（24h）　d1～4

NS　100ml
环磷酰胺　750mg/m² ┤ iv gtt　d6

泼尼松　60mg/m²　po　d1～6

±利妥昔单抗375mg/m²　iv gtt　d1（用法参见下文）

说明：a.本方案21d为1周期。

b.本方案可用于淋巴细胞为主型HL一线化疗。

c.依托泊苷、多柔比星、长春新碱为持续96h静滴，但应每日配制。

d.本方案主要为3～4级骨髓毒性，根据骨髓抑制情况使用G-CSF支持，还应注意心脏毒性。

▶ **处方五**：环磷酰胺+长春新碱+泼尼松（CVP）±利妥昔单抗

NS　100ml
环磷酰胺　750mg/m² ┤ iv gtt　d1

NS　20ml
长春新碱　1.4mg/m²（最大2mg） ┤ iv　d1

泼尼松　40mg/m²　po　d1～5

±利妥昔单抗　375mg/m²　iv gtt　d1（用法参见下文）

每3周重复

▶ **处方六**：利妥昔单抗

NS　250ml
西咪替丁　0.4g ┤ iv gtt（利妥昔单抗前30min）

5% GS　20ml
地塞米松　5mg ┤ iv（利妥昔单抗前30min）

NS（配制至利妥昔单抗1mg/ml）
利妥昔单抗375mg/m² ┤ iv gtt（初始50ml/h，此后每30min增加50ml/h，最大400ml/h）

每3周重复，共6次

▶ **处方七**：环磷酰胺+多柔比星+长春新碱+泼尼松（CHOP）±利妥昔单抗

NS　100ml

环磷酰胺　750mg/m^2 ｜　　iv gtt　d1

NS　20ml

长春新碱　1.4mg/m^2（最大2mg/m^2）｜　iv　d1

灭菌注射用水（配制至多柔比星2mg/ml）｜

多柔比星　50mg/m^2 ｜　　　iv　d1

泼尼松　40～60mg/m^2 ｜　　po　d1～5

±利妥昔单抗　375mg/m^2 ｜　d1（详见处方六）

每3周重复。

2.复发进展及干细胞移植前二线方案

▶ **处方一**：地塞米松＋阿糖胞苷＋顺铂（DHAP）

5% GS　20ml

地塞米松　40mg/m^2 ｜　iv gtt　d1～4

NS（配制至20mg/ml）

阿糖胞苷　2000mg/m^2 ｜　iv gtt　bid　d1

NS　500ml ｜

顺铂　25mg/m^2 ｜　iv gtt　d1～4

每21～28d为1周期。

▶ **处方二**：异环磷酰胺＋依托泊苷＋卡铂（ICE）

NS　1000ml

异环磷酰胺　1200mg/m^2 ｜　iv gtt　d1～5

NS　20ml

美司钠（异环磷酰胺用量的20%）｜　iv（异环磷酰胺0、4、8h）

d1～5

NS　1000ml

依托泊苷　100mg/m^2 ｜　iv gtt（2h）d1～5

5% GS　250ml ｜

卡铂　AUC＝5 ｜　iv gtt　d1

说明：a.本方案14d为1个周期。

b.用G-CSF支持，2个周期后进行干细胞动员。

▶ **处方三**：异环磷酰胺＋吉西他滨＋长春瑞滨（IGEV）

NS　1000ml	
异环磷酰胺　2000mg/m²	iv gtt（2h）　d1～4

NS　20ml	
美司钠（异环磷酰胺用量的20%）	iv（异环磷酰胺0、4、8h）d1～4

NS　　　　100ml	
吉西他滨　800mg/m²	iv gtt（＜30min）d1、d4

NS　20ml	
长春瑞滨　20mg/m²	iv（＜8min）　d1

泼尼松　100mg　po　d1～4

说明：a.本方案21d为1个周期，使用G-CSF支持。

b.化疗4周期，有效者进行干细胞移植。

c.在Santoro报告的91例复发难治HL采用此方案，CR 49例（53.8%），PR 25例（27.5%）。

▶ **处方四**：多柔比星＋顺铂＋阿糖胞苷＋甲泼尼龙（ASHAP）

灭菌注射用水（配制至多柔比星2mg/ml）	
多柔比星　10mg/m²	civ（24h）　d1～4

NS　250ml	
顺铂　25mg/m²	civ（24h）　d1～4（避光）

NS（配制至20mg/ml）	
阿糖胞苷　1500mg/m²	iv gtt　2h　d5

甲泼尼龙　500mg　iv（15min）　d1～5

说明：该方案用于干细胞移植前的诱导化疗。

▶ **处方五**：长春地辛＋环磷酰胺＋甲基苄肼＋泼尼松＋依托泊苷＋米托蒽醌＋博来霉素（VEPEMB）

NS　20ml	
长春地辛　6mg/m²	iv　d1

NS　100ml	
环磷酰胺　500mg/m²	iv gtt　d1

甲基苄肼　100mg/m²　pod　1～5

泼尼松　30mg/m² po d1～5

依托泊苷　60mg/m² po d15～19

NS　100ml

米托蒽醌　6mg/m²　　　　｜　iv d15

NS　20ml

博来霉素　10mg/m²　　　　｜　iv d15

▶ **说明**：该方案用于大于60岁的老龄患者较标准ABVD更佳。

　　处方六：泼尼松+长春花碱+多柔比星+吉西他滨（PVAG）

泼尼松　40mg/m² po d1～5

NS　20ml

长春花碱　6（5）mg/m²　　　｜　iv d1

灭菌注射用水（配制至多柔比星2mg/ml）｜

多柔比星　50mg/m²　　　　　　　｜　iv d1

NS　100ml

吉西他滨　1000（800）mg/m²　｜　iv gtt d1

说明：a.该方案用于大于60岁的老龄患者。

b.如患者骨髓功能差可调低化疗剂量。

（施纯玫　刘青）

二、非霍奇金淋巴瘤

　　非霍奇金淋巴瘤是原发于淋巴结和其他器官淋巴结组织的恶性肿瘤，是一组具有较强异质性的淋巴细胞异常增殖性疾病，起源于B淋巴细胞、T淋巴细胞或自然杀伤（NK）细胞。它包括多种形态特征、免疫表型、生物学规律、发展速度和治疗反应各不相同的类型。NHL居男性和女性新发肿瘤病例的第5位，男性肿瘤死亡原因的第9位及女性肿瘤死亡原因的第7位。NHL的年龄—发病率曲线呈指数上升，在10岁以下相对少见，发病率在10～25岁间缓慢上升，其后开始急剧上升，55岁之后上升最为显著。NHL的发病率亦存在明显的地域差异，发达国家高于不发达国家。东亚国家的NHL发病率相对较低，多为侵袭性或高度侵袭性淋巴瘤，外周T细胞淋巴瘤以及原发结外的淋巴瘤更多，滤泡性淋巴瘤少见。根据全国肿瘤防治研究办公室与卫生部统计信息中心公布的部分试点市县恶性肿瘤发病情况，大中城市中NHL占全部恶性肿瘤的1.5%～2%，男性发病率高于女性，各年龄组发病率随差年龄的增加逐渐升高。NHL发病率增高可部分归咎于人类免疫缺陷病毒（HIV）流行及获得性免疫缺陷综合征相关淋巴瘤的增多。化疗治疗是非霍奇金淋巴瘤的主要治疗手段，恰当和积极的治疗可使相当部分患者获得治愈。

（一）诊断要点

1.症状

无痛性淋巴结肿大。纵隔淋巴结肿大压迫气道、血管、食管可致呼吸困难、上腔静脉综合征、吞咽困难等。常见全身症状有发热（一个月内不明原因发热38℃以上≥3d）、盗汗、体重减轻（6个月内体重减轻超过10%以上，无其他可解释的原因）等B症状。结外器官侵犯可产生相应症状。

2.体征

浅表淋巴结肿大，典型常为无痛性、进行性增大，橡皮样，可为单个或融合成团。侵犯韦氏环可出现扁桃体肿大。侵犯肝、脾，出现肝、脾肿大。

3.检验及检查

（1）常规检查项目 三大常规、生化全套（包括LDH、ALP、尿酸、血糖）、凝血功能、β2微球蛋白、血沉、颈胸腹部CT平扫+增强或PET/CT、骨髓穿刺和活检、病理学检查（淋巴结活检、胃肠镜活检、腹腔镜活检）。

（2）必要时选择性检查项目 Coombs试验（贫血者）、免疫功能检查（IgG、IgA、IgM定量、T细胞亚群、NK细胞等）、腰穿脑脊液检查、头颅MRI平扫＋增强。

4.分期

临床上常用的分期依然是Ann Arbor分期，但该分期与临床预后的相关性不如霍奇金淋巴瘤，而且NHL是一系统性疾病，其发病部位常呈"跳跃式"，所以目前更主张以国际预后指数（IPI）和滤泡淋巴瘤国际预后指数（FLIPI）来判断患者的疾病程度。这两个预后指数的优点在于整合了患者整体状况，与临床预后的相关性更强。

（二）治疗原则

因NHL为全身性疾病，治疗上多数患者应以联合化疗为主。

联合化疗的强度应在综合患者条件、病理学特征、疾病分期等因素后决定。患者能否接受治疗一般取决于年龄、一般状况、并发症等。不同类型的NHL，其生物学行为亦不同，临床的转归也不一致，可以将其分为惰性、侵袭性和高度侵袭性三大类。目前常用的预后指标为IPI。治疗的强度应根据上述三方面条件综合考虑。

对于侵袭性NHL，除年龄较大、全身情况差或合并其他疾病外，治疗的目标应为根治，起初的治疗应争取获得完全缓解（CR）。起始治疗中，正规、剂量充足、足疗程的化疗方案是获得CR的关键。在某些瘤负荷较大、对化疗敏感的患者中，大剂量化疗应注意预防溶瘤综合征的发生，表现为高血钾和急性肾功能损伤等。

（三）处方

1.B细胞淋巴瘤

▶ **处方一**：苯达莫司汀+利妥昔单抗

苯达莫司汀　70～90mg/m^2　iv gtt　d1、d2

对乙酰氨基酚（扑热息痛）0.5g po（利妥昔单抗前0.5h）

苯海拉明20mg　im（利妥昔单抗前0.5h）

地塞米松5mg　iv（利妥昔单抗前0.5h）

NS　100ml　｜　iv gtt（利妥昔单抗前）

西咪替丁　0.3g

利妥昔单抗　375mg/m^2　iv gtt（50mg/h开始，持续1h，以后每半小时增加50mg，最大400mg/h）

说明：a.28d为1个周期。

b.主要毒性为骨髓抑制，此外尚有恶心、呕吐、腹泻、疲乏、虚弱、皮疹、瘙痒、一些感染症状和体征（如持续咽喉疼痛、发热和寒战）、容易碰伤或出血以及口腔溃疡等。

c.苯达莫司汀的配制：每100mg须先溶于20ml无菌注射用水，充分振摇直到完全溶解呈澄清、无色或淡黄色溶液，溶解时间一般不超过5min，溶解后浓度为5mg/ml。在溶解后0.5h之内，根据需要抽取适量苯达莫司汀水溶液，转移至500ml生理盐水或葡萄糖氯化钠注射液（2.5%/0.45%）中，并确保苯达莫司汀在注射液中的最终浓度在$0.2 \sim 0.6mg/ml$。

d.若联合使用利妥昔单抗，可增加有效率、疾病进展期和总生存期，而不显著增加毒性。

e.利妥昔单抗用量为$375mg/m^2$，每周期化疗前应用（第1个周期化疗前7天可增加一次）。由于利妥昔单抗输注反应多发生在第一次使用，故首次可提早一天应用。

f.利妥昔单抗$375mg/m^2$ iv gtt每周1次×4周，用药期间每15min监测1次心率、血压、呼吸，1h后改为每0.5h监测1次，直至输注结束。

g.利妥昔单抗配制需在无菌条件下抽取所需剂量的利妥昔单抗，置于无菌无致热源的含生理盐水或5％葡萄糖溶液的输液袋中，稀释到利妥昔单抗的浓度为$1mg/ml$。轻柔地颠倒注射袋使溶液混合并避免产生泡沫。每次滴注利妥昔单抗前应预先使用解热镇痛药（如对乙酰氨基酚）和抗组胺药（如苯海拉明）（开始滴注前$30 \sim 60min$）。初次滴注，推荐起始滴注速度为$50mg/h$；最初60min过后，可每0.5h增加$50\ mg/h$，直至最大速度$400mg/h$。以后的滴注，开始速度可为$100mg/h$，每0.5h增加$100mg/h$，直至最大速度为$400mg/h$。

h.如果出现畏冷、寒战，需暂停利妥昔单抗，待症状改善，需重新开始从最低滴数开始静脉滴注。

i.乙肝表面抗原阳性和（或）核心抗体阳性患者应注意乙肝病毒再激活肝炎，故乙肝阳性患者，无论HBV DNA及肝功能情况，都要预防性使用抗乙肝病毒（如拉米夫定）治疗，并注意监测HBV DNA和肝功能，若发生乙肝病毒再激活，应加强抗病毒治疗。抗病毒治疗应持续至抗肿瘤治疗结束后至少6个月。初治乙肝大三阳患者如HBV DNA拷贝数大于$10^3/ml$，或乙肝小三阳患者HBV DNA拷贝数大于$10^4/ml$，暂不宜使用利妥昔单抗，先予抗病毒治疗至HBV DNA拷贝数降至安全范围内，方可使用利妥昔单抗。

▶ **处方二**：氟达拉滨+利妥昔单抗方案（FR）

NS　100ml

氟达拉滨　$25mg/m^2$　｜　iv gtt（0.5h）　d1 ～ 3

利妥昔单抗　$375mg/m^2$　iv gtt

说明：a.氟达拉滨第2周开始，28d为1个周期，连用6个周期。利妥昔单抗第1、第26周的第1、第4d分别给予单剂量利妥昔单抗，在第2、第4、第6周期氟达拉滨化疗前72h再分别给予单剂量利妥昔单抗。

b.该方案疗效显著高于氟达拉滨单药方案。

c.利妥昔单抗药物配制、用法和注意事项详见处方一。

d. 肾功能不全时氟达拉滨剂量应作相应的调整。肌酐清除率为30～70ml/min时，剂量应减少50%，且应严密监测血液学改变以评价药物的毒性；若肌酐清除率小于30ml/min，应禁用本药。若出现严重血细胞减少症需输注血制品时，需对血制品进行照射。少数患者在用药后，出现致命的自身免疫现象（如自身免疫性溶血性贫血、自身免疫性血小板减少、血小板减少性紫癜、天疱疮、Evans综合征），此时应停药，输血（辐射后血液）并使用肾上腺皮质激素制剂进行治疗。

e.该方案可出现恶心、呕吐，化疗前可预防性应用镇吐药。

▶ **处方三**：氟达拉滨＋环磷酰胺方案（FC）

NS	100ml	
氟达拉滨	25mg/m²	iv gtt（持续0.5h） d1～3
NS	100ml	
CTX	250mg/m²	iv gtt d1～3

▶ **说明**：a.本方案28d为1个周期。

b.与CHOP方案相比，有较高的缓解率，可延长再治疗时间，恶心、呕吐、脱发、心脏毒性发生率低，但骨髓抑制较突出，多程化疗后可出现持续血小板减少和粒细胞减少，机会感染和自身免疫性溶血性贫血的发生率增加。

c.该方案可出现恶心、呕吐，化疗前可预防性应用镇吐药。

d.由于环磷酰胺代谢产物丙烯醛可刺激膀胱导致出血性膀胱炎，故在用药期间应适当水化，以促进丙烯醛排泄，减少膀胱刺激。

e.氟达拉滨药物毒性及药物剂量调整详见处方二。

f.若联合使用利妥昔单抗，可增加有效率、疾病进展期（TTP）和总生存期（OS），而不显著增加毒性。

g.利妥昔单抗用量为375mg/m²，每周期化疗前应用。由于利妥昔单抗输注反应多发生在第一次使用，故首次可提早一天应用。药物配制、用法和注意事项详见处方一。

▶ **处方四**：环磷酰胺+长春新碱+泼尼松方案（COP）

NS 100ml
环磷酰胺（CTX） 650mg/m^2 ⎫ iv gtt d1、d8

NS 30ml
长春新碱（VCR） 1.4mg/m^2（不超过2mg） ⎫ iv d1、d8

泼尼松（PDN）40mg/m^2 po d1～14

说明：a.21d为1个周期。

b.该方案的泼尼松为肾上腺皮质激素，应注意其相关的不良反应及预防处理，如在用泼尼松时可予质子泵抑制药（如奥美拉唑）减少胃酸分泌，以预防消化性溃疡和应激性出血等。此外由于该药尚可诱发糖尿病、血压升高、增加感染等，应密切监测血糖、血压，必要时可使用阿昔洛韦预防病毒感染。

c.由于环磷酰胺代谢产物丙烯醛可刺激膀胱导致出血性膀胱炎，故在用药期间适当水化，以促进丙烯醛排泄，减少膀胱刺激。

d.若联合使用利妥昔单抗，可增加有效率、疾病进展期和总生存期，而不显著增加毒性。

e.利妥昔单抗用量为375mg/m^2，每周期化疗前应用。由于利妥昔单抗输注反应多发生在第一次使用，故首次可提早一天应用。药物配制、用法和注意事项详见处方一。

▶ **处方五**：CHOP+利妥昔单抗方案

利妥昔单抗 375mg/m^2 iv gtt d0

NS 100ml
环磷酰胺 750mg/m^2 ⎫ iv d1

NS 100ml
多柔比星（ADM）50mg/m^2 ⎫ iv d1

NS 30ml
长春新碱（VCR） 1.4mg/m^2（不超过2mg）⎫ iv d1

泼尼松（PDN）60mg/m^2 po d1～5

说明：a.21d 为 1 个周期。

b.该方案与 CHOP 方案相比能显著提高有效率和延长治疗失败时间，而毒性作用却无显著增加。

c.该方案可引起消化道反应，故化疗前可预防性使用镇吐药。

d.在使用环磷酰胺期间加强水化、碱化尿液。应注意多柔比星的心脏毒性，累积剂量不宜超过 $450 \sim 500mg/m^2$。

e.利妥昔单抗药物配制、用法和注意事项详见处方一。

▶ **处方六**：环磷酰胺＋长春新碱＋多柔比星＋地塞米松（HyperCVAD）＋利妥昔单抗和大剂量阿糖胞苷＋甲氨蝶呤＋利妥昔单抗交替方案

（1）HyperCVAD+R 方案

利妥昔单抗　$375mg/m^2$　iv gtt　d1

NS　500ml

环磷酰胺（CTX）　$300mg/m^2$　｜　iv gtt（3h）　q12h　d2 ～ 4

美司钠 $600mg/（m^2 \cdot d）$　iv gtt（CTX 前 1h 开始，持续至 CTX 结束后 12h）

NS　500ml

多柔比星（ADM）　$16.6mg/m^2$　｜　iv gtt（持续 24h）　d5 ～ 7

NS　30ml

长春新碱（VCR）$1.4mg/m^2$（不超过 2mg）　｜　iv　d5、d12

地塞米松（DXM）40mg　iv 或 po d2 ～ 5、d12 ～ 15

（2）大剂量阿糖胞苷＋甲氨蝶呤＋利妥昔单抗方案

利妥昔单抗　$375mg/m^2$　iv gtt　d1

NS　500ml

甲氨蝶呤（MTX）　$200mg/m^2$　｜　iv gtt（2h）　d2

NS　500ml

甲氨蝶呤（MTX）　$800mg/m^2$　｜　iv gtt（22h）d2

亚叶酸钙（CF）50mg po 或 im（甲氨蝶呤结束后 12h，以后 15mg

q6h×8次）

NS或5% GS　500ml		
阿糖胞苷（Ara-C）　3g/m²	iv gtt（2h）　q12h　d3、d4	

说明：a.2个方案均以21d为1个周期，交替应用，即第1、第3、第5周期给予HyperCVAD+R方案，第2、第4、第6周期给予大剂量阿糖胞苷＋甲氨蝶呤＋利妥昔单抗方案。

b.每交替1周期复查肿瘤情况，达到完全缓解或未经证实的完全缓解（CRU）后再给予2周期，至少6周期。

c.60岁以上或肌酐＞1.5mg/dl，单次阿糖胞苷剂量由3g/m²减至1g/m²；肌酐＞1.5mg/dl，甲氨蝶呤剂量减少50%。

d.该方案可出现恶心、呕吐，化疗前可预防性应用镇吐药，如5-HT3受体拮抗药昂丹司琼。骨髓抑制严重，需预防性使用粒细胞集落刺激因子。

e.在使用环磷酰胺期间预防性使用美司钠并加强水化、碱化尿液；使用大剂量阿糖胞苷期间预防性用泼尼松眼药水滴双眼4次/d，持续7d以预防化学性结膜炎；大剂量阿糖胞苷使用期间出现发热时可予对症处理；使用大剂量甲氨蝶呤前开始监测尿pH值及24h出入量，并做好水化、碱化尿液，使每次尿pH≥6.5，甲氨蝶呤结束后12h开始甲酰四氢叶酸解救，并监测血清MTX，根据血清甲氨蝶呤浓度调整亚叶酸钙解救剂量，直至血清甲氨蝶呤浓度降至安全值以下（1×10^{-7}mol/dl）。多柔比星累积剂量不宜超过450～500 mg/m²。

f.由于该方案剂量强度大，感染发生率高，可预防性口服抗病毒、抗真菌、抗细菌治疗。

g.该方案剂量强度大，文献报道治疗相关病死率高达8%，故可根据患者具体情况适当调整剂量。

h.利妥昔单抗药物配制、用法和注意事项详见处方一。

i.该方案中多柔比星、甲氨蝶呤为持续24h静脉输注，故推荐化疗前以深静脉置管，可以采用PICC、锁骨下静脉置管或输液港。

▶ **处方七**：环磷酰胺＋长春新碱＋多柔比星＋泼尼松与大剂量阿糖胞苷交替（NORDIC）+利妥昔单抗

A.Maxi-CHOP方案

NS　100ml

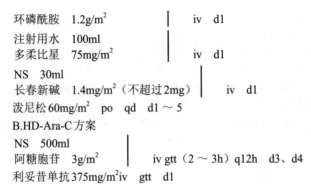

环磷酰胺　1.2g/m²　｜　iv　d1

注射用水　100ml
多柔比星　75mg/m²　｜　iv　d1

NS　30ml
长春新碱　1.4mg/m²（不超过2mg）｜　iv　d1
泼尼松60mg/m²　po　qd　d1～5

B.HD-Ara-C方案

NS　500ml
阿糖胞苷　3g/m²　｜　iv gtt（2～3h）q12h　d3、d4
利妥昔单抗375mg/m²iv　gtt　d1

说明：a.该治疗方案为Maxi-CHOP和HD-Ara-C交替方案，每个周期为21d，60岁以上患者单次阿糖胞苷剂量由3g/m²减至2g/m²。在使用环磷酰胺期间加强水化、碱化尿液；使用大剂量阿糖胞苷期间预防性用泼尼松眼膏或水滴双眼4次/d，持续7d以预防化学性结膜炎，大剂量阿糖胞苷使用期间出现发热时可予对症处理。由于多柔比星剂量较大，应注意心脏毒性，累积剂量不宜超过450～500mg/m²。该方案骨髓抑制严重，可考虑预防性使用重组人粒细胞集落刺激因子以减少粒细胞减少性发热。

b.利妥昔单抗药物配制、用法和注意事项详见处方一。

c.该方案可出现恶心、呕吐，化疗前可预防性应用镇吐药。在用泼尼松时可予质子泵抑制药如奥美拉唑，减少胃酸分泌，以预防消化性溃疡和应激性出血。

d.化疗、免疫抑制治疗或免疫化疗可能会导致乙肝病毒再激活肝炎，严重者可发生肝功能衰竭，危及生命，故化疗前应检查乙肝两对半，若乙肝表面抗原和（或）核心抗体阳性，应查HBV DNA，并在化疗前预防性抗乙肝病毒治疗，抗肿瘤治疗期间每月复查HBV DNA，以了解乙肝病毒负荷情况，若出现乙肝病毒再激活，应及时加强抗病毒治疗，抗病毒治疗应至少持续至抗肿瘤治疗结束后6个月。

e.该方案含有蒽环类药物多柔比星，建议行心电图、超声心动图检查，以了解心功能情况，化疗后还需定期复查。

▶ **处方八**：改良HyperCVAD+R维持治疗方案

NS 500ml

环磷酰胺（CTX） 300mg/m² | iv gtt（3h）q12h d3～5

美司钠 600mg/（m²·d） iv gtt（CTX前1h开始，持续至CTX结束后12h）

NS 500ml

多柔比星（ADM） 25mg/m² | iv gtt（24h）d6、d7

NS 30ml

长春新碱（VCR） 2mg | iv d6、d13

地塞米松（DXM） 40mg po d3～6、d13～16

重组人粒细胞集落刺激因子（G-CSF）5μg/kg sc d9（开始至中性粒细胞绝对值超过4.0×10⁹/L）

利妥昔单抗375mg/m² iv gtt d1、d8、d15、d22

说明：a.改良HyperCVAD+R方案28天为1个周期，获得完全缓解者继续化疗2个周期，总数不超过6个周期。有效者（完全缓解+部分缓解）进入利妥昔单抗维持治疗，每6个月为1个疗程（即6个月用药4次），持续2年。

b.该方案的主要毒性为骨髓抑制，尽管预防性使用重组人粒细胞集落刺激因子，仍很常见Ⅲ、Ⅳ级粒细胞减少症。

c.由于可引起恶心、呕吐等消化道反应，故化疗前可预防性使用镇吐药。

d.在使用环磷酰胺期间预防性使用美司钠并加强水化、碱化尿液。

e.利妥昔单抗较长期使用，应注意感染，尤其是乙肝病毒再激活性肝炎。

f.利妥昔单抗药物配制、用法和注意事项详见处方一。

▶ **处方九**：氟达拉滨+环磷酰胺+米托蒽醌+利妥昔单抗方案(FCMR)

NS 100ml

氟达拉滨 25mg/m² | iv gtt（0.5h）d1～3

NS 100ml

环磷酰胺 200mg/m² | iv gtt（4h）d1～3

NS或5% GS   100ml

米托蒽醌   8mg/m² | iv gtt（0.5h）d1

利妥昔单抗   375mg/m²   iv gtt   d1

说明：a.该方案28d为1个周期。主要毒性为骨髓抑制，Ⅲ～Ⅳ级粒细胞减少发生率可达40%，淋巴细胞减少症发生率较FCM方案更高。氟达拉滨药物毒性及药物剂量调整详见处方二。利妥昔单抗配制、用法及注意事项详见处方一。

b.该方案可出现恶心、呕吐，化疗前可预防性应用镇吐药。

▶ **处方十**：利妥昔单抗+沙利度胺方案

沙利度胺   200mg   po   qn

利妥昔单抗   375mg/m²   iv gtt   d1

说明：a.该方案两种药物毒性无叠加。沙利度胺用至肿瘤进展复发或不能耐受。沙利度胺的常见副作用：口干、恶心、呕吐、便秘及腹痛等胃肠道不适，头昏、头痛、嗜睡、皮疹及面部水肿，麻木、疼痛等周围神经病变，可增加静脉血栓危险。在副作用中需要特别引起注意的是深静脉血栓和周围神经病变（剂量限制性毒性）。为了提高患者的耐受性，沙利度胺剂量可从小剂量开始逐渐增加剂量到400mg或最大耐受量。治疗期间可预防性使用抗凝血药或阿司匹林以减少深静脉血栓事件，并适当使用润肠通便药物预防便秘。

b.本方案利妥昔单抗每周1次，共4次，利妥昔单抗配制、用法和注意事项详见处方一。

▶ **处方十一**：氟达拉滨+米托蒽醌+利妥昔单抗方案（FMR）

利妥昔单抗   375mg/m²   iv gtt   d1

NS   100ml

氟达拉滨   25mg/m² | iv gtt（0.5h）d1～3

NS或5% GS   100ml

米托蒽醌   10mg/m² | iv gtt（0.5h）d1

说明：a.28d为1个周期。

b.由于利妥昔单抗输注反应常发生在第一次使用，故第1个周期在化疗前1d使用。利妥昔单抗药物配制、用法和注意事项详见处方一。

c.该方案的主要毒性为骨髓抑制。

d.由于可引起恶心、呕吐等消化道反应，故化疗前可预防性使用镇吐药。

e.在肾功能不全时氟达拉滨的剂量应作相应的调整：肌酐清除率为30～70ml/min时，剂量应减少50%，且应严密检测血液学改变以评价药物的毒性；若肌酐清除率小于30ml/min，应禁用本药。若出现严重血细胞减少症需输注血制品时，需对血制品进行照射。

▶ **处方十二**：蛋白酶体抑制剂单药方案

硼替佐米	$1.3g/m^2$	
NS	3.5ml	iv　d1、d4、d8、d11

NS　100ml　iv gtt（硼替佐米后）d1、d4、d8、d11

说明：a.21d为1个周期。

b.硼替佐米须用3.5ml 0.9%氯化钠溶液完全溶解后在3～5 s内通过导管静脉注射，随后使用注射用0.9%氯化钠溶液冲洗。

c.常见的不良反应包括虚弱（包括疲劳、不适和乏力）、胃肠道反应（恶心、呕吐、腹泻、食欲下降、厌食、便秘）、骨髓抑制（包括白细胞减少、贫血、血小板减少）、周围神经病（包括周围感觉神经病和周围神经病加重）、发热等。周围神经病变尤其感觉神经病变为剂量限制性毒性，严重者需减低剂量，还可出现直立性低血压。

d.可引起免疫系统抑制，增加带状疱疹的发生率，应加强监测，并可考虑预防性使用抗病毒药物。

e.可预防性使用镇吐药预防恶心、呕吐。

▶ **处方十三**：雷利度胺单药方案

雷利度胺　25mg　po　qd　d1～21

说明：a.28d为1个周期。

b.最常见的不良反应为血小板和中性粒细胞减少；此外尚有深静脉血栓事件；其他较常见的不良反应还包括腹泻、便秘、恶心、瘙痒、皮疹、疲劳、鼻咽炎、关节痛、发热、背痛、外周性水肿、咳嗽、头昏、头痛、肌肉痛性痉挛、呼吸困难、咽炎等。

c.可考虑应用低分子肝素或阿司匹林进行预防性抗凝治疗以减少深静脉血栓事件。

▶ **处方十四**：剂量调整EPOCH方案

```
NS    500ml
多柔比星（ADM）   10mg/m²
长春新碱（VCR）   0.4mg/m²          iv gtt（24h）d1～4
依托泊苷（VP-16）   50mg/m²

环磷酰胺（CTX）   750mg/m²
NS    100ml                          iv d5
泼尼松（PDN）   60mg/m²po   d1～5
```

重组人粒细胞集落刺激因子（G-CSF）5μg/kg sc d6（到ANC＞5×10⁹/L并过最低点）

说明：a.21d为1个周期。

b.每3天查血常规，根据中性粒细胞和血小板最低点来调整药物剂量。若中性粒细胞不低于$0.5×10^9$/L，较前1个周期增加20％的多柔比星、依托泊苷和环磷酰胺剂量；若出现1～2次中性粒细胞低于$0.5×10^9$/L，剂量不变；若出现至少3次中性粒细胞低于$0.5×10^9$/L或出现血小板低于$25×10^9$/L，较前1个周期减少20％的多柔比星、依托泊苷和环磷酰胺剂量。

c.长春新碱的剂量根据神经毒性调整，若出现Ⅱ级运动神经毒性，应减少25％剂量；Ⅲ级运动神经或Ⅲ级感觉神经毒性，应减少50％剂量。

d.由于该方案为96h持续静脉输注，建议化疗前予以深静脉置管，可以采用PICC、锁骨下静脉置管或输液港。

e.由于有明显恶心、呕吐等消化道反应，可预防性使用镇吐药，如昂丹司琼等。

f.在该方案基础上加上利妥昔单抗的免疫化疗，可明显提高疗效，而无显著增加毒性。利妥昔单抗用量为375mg/m²，化疗前使用，每周期1次。

▶ 处方十五：CDOP方案

```
环磷酰胺   750mg/m²
NS    100ml                          iv gtt（0.5h）   d1

5% GS                                250～500ml
脂质体多柔比星   30mg/m²            iv gtt（在1h以上）d1

NS    30ml
```

长春新碱　2mg ｜ iv d1
泼尼松　60mg/m² po d1～5

说明：a.21d为1个周期。

b.主要毒性为骨髓抑制。心脏毒性低，可用于老年患者及心功能不良者。

c.轻中度恶心、呕吐，可预防性使用镇吐药。

d.脂质体多柔比星每瓶内含蔗糖，而且滴注时用5%葡萄糖注射液稀释，因此糖尿病患者应注意血糖控制。

e.脂质体多柔比星独特的毒性是手足综合征及胃炎、黏膜炎，与剂量有关，建议剂量强度不超过11～12.5mg/周。

f.在该方案基础上加上利妥昔单抗的免疫化疗，可明显提高疗效，而无显著增加毒性。利妥昔单抗用量为375mg/m²，化疗前使用，每周期1次。

▶ **处方十六：CNOP方案**

NS或5% GS　100ml
米托蒽醌　10mg/m² ｜ iv gtt（0.5h）d1

NS　100ml
环磷酰胺　600mg/m² ｜ iv gtt（0.5h）d1

NS　30ml
长春新碱　1mg ｜ iv d1

泼尼松　20mg/m² bid po d1～5

说明：a.21d为1个周期，可用于老年患者。

b.多柔比星替换为米托蒽醌，心脏毒性减低，但骨髓抑制较明显，Ⅲ～Ⅳ级粒细胞减少症可达55%，故可考虑预防性使用重组人粒细胞集落刺激因子。

c.该方案有明显恶心、呕吐，可预防性使用镇吐药。

d.在该方案基础上加上利妥昔单抗的免疫化疗，可明显提高疗效，而无显著增加毒性。利妥昔单抗用量为375mg/m²，化疗前使用，每周期1次。

▶ 处方十七：CEPP方案

NS　100ml
环磷酰胺　600mg/m² ｜ iv　d1、d8

NS　500ml
依托泊苷　70mg/m² ｜ iv　d1～3
丙卡巴肼　60mg/m²　po　d1～10
泼尼松　60mg/m²　po　d1～10

说明：a.28d为1个周期。

b.若患者能耐受该方案且没有发生明显粒细胞减少症，每次可增加环磷酰胺50mg/m²和依托泊苷15mg/m²。

c.该方案不含蒽环类药物，心脏毒性相对较低，可用于不能耐受含多柔比星方案的初治患者或不能耐受强烈化疗的复发患者。

d.依托泊苷需用NS稀释，浓度每毫升不超过0.25mg。

e.在该方案基础上加上利妥昔单抗的免疫化疗，可明显提高疗效，而无显著增加毒性。利妥昔单抗用量为375mg/m²，化疗前使用，每周期1次。

▶ 处方十八：CHOP-DI方案

NS　100ml
多柔比星　65mg/m² ｜ iv　d1

NS　100ml
环磷酰胺　1600mg/m² ｜ iv gtt（0.5h）　d1

NS　30ml
长春新碱　1.4mg/m²（不超过2mg）｜ iv　d1
泼尼松　100mg　po　d1～5
重组人粒细胞集落刺激因子　5μg/kg　sc　d5开始

说明：a.14d为1个周期。

b.该方案可引起严重的骨髓抑制，需重组人粒细胞集落刺激因子支持，以便能按计划化疗，并减少粒细胞减少性发热。

c.由于环磷酰胺代谢产物丙烯醛可刺激膀胱导致出血性膀胱炎，故在用药期间适当水化、利尿，同时给予尿路保护剂美司钠以预防出血性膀胱炎。

d.由于多柔比星有心脏毒性，应注意监测，累积剂量不宜超过

$450 \sim 500mg/m^2$。

e.为了减少消化道反应，可预防性使用镇吐药。

▶ **处方十九：MINE方案**

NS　500 ~ 1000ml 异环磷酰胺（IFO）1.33g/m²	iv gtt　d1 ~ 3
NS或5% GS　100ml 米托蒽醌　8mg/m²	iv gtt（0.5h）d1
NS　500ml 依托泊苷　65mg/m²	iv gtt　d1 ~ 3

说明：a.21d为1个周期。

b.在使用异环磷酰胺时为预防膀胱毒性，应摄入大量水，每日经口服或静脉内输入2L液体。同时使用预防出血性膀胱炎保护剂，如美司钠，分别在给药的同时及给药后4h、8h，美司钠溶于生理盐水中静脉注射。通常每次美司钠用量为异环磷酰胺每日总量的20%。

c.为减轻消化道反应可行预防性镇吐治疗。

▶ **处方二十：ESHAP方案**

NS　500ml 依托泊苷　40mg/m²	iv gtt　d1 ~ 4
5% GS　250ml 甲泼尼龙　500mg	iv gtt　d1 ~ 4
NS　500ml 顺铂　25mg/m²	iv gtt（避光，持续24h）　d1 ~ 4

NS或5% GS 500ml　阿糖胞苷　2g/m²　iv gtt（2 ~ 3h）　d5

说明：a.21 ~ 28d为1个周期。

b.主要毒性为骨髓抑制，可考虑预防性使用重组人粒细胞集落刺激因子以减少粒细胞减少性发热。

c.由于顺铂有肾毒性，故使用时适当水化，并避免用与本品肾毒性或耳毒性叠加的药物，如氨基糖苷类抗生素。老年患者肾小球滤过率及肾血浆流量减少，药物排泄率减低，故慎用。

d.使用大剂量阿糖胞苷期间预防性用泼尼松眼药水滴双眼4次/d，持续7d以预防化学性结膜炎。

e.该方案可发生明显恶心、呕吐等消化道反应，应预防性镇吐治疗。

▶ **处方二十一：DICE方案**

地塞米松　10mg　iv　q6h　d1～4

NS　　　　　500～1000ml

异环磷酰胺　1g/m² ⎫ iv gtt　d1～4

美司钠　400mg　iv（给异环磷酰胺时及给药后4h、8h）　d1～4

NS　　250ml

顺铂　25mg/m² ⎫ iv gtt（持续1h）　d1～4

NS　　　　500ml

依托泊苷　100mg/m² ⎫ iv gtt　d1～4

说明：a.21～28d为1个周期。

b.主要毒性作用为骨髓抑制、恶心、呕吐、出血性膀胱炎、肝肾功能损伤及脱发等。

c.在使用异环磷酰胺时需美司钠解毒以预防出血性膀胱炎。

d.该方案含有顺铂，适当水化，以防止肾毒性的发生；由于顺铂为强致吐化疗药物，可常规预防性应用5-HT3受体拮抗药镇吐。

▶ **处方二十二：DHAP方案**

NS　　500ml

顺铂　100mg/m² ⎫ iv gtt（避光，持续24h）　d1

5% GS　　500ml

阿糖胞苷　2g/m² ⎫ iv gtt（持续3h）　q12h×2次　d2

地塞米松　40mg　po或iv　d1～4

说明：a.21～28d为1个周期。

b.为预防顺铂的肾脏毒性，需充分水化。在顺铂治疗前12h开始水化，250ml/h（生理盐水、甘露醇），持续36h，期间应监测心肺功能、肾功能、血电解质。顺铂结束后继续适当水化2d。

c.骨髓抑制相关感染是该方案最常见的严重并发症，文献报道可达31%；顺铂可引起肾功能损伤，因此剂量调整主要根据肾功能和骨髓抑制程度，严重中性粒细胞减少症（0.2×10⁹/L）或血小板减少症（20×10⁹/L），阿糖胞苷应减半（1g/m² q12h×2次），粒细胞减少相关败血症患者阿糖胞苷减至0.5g/m²×1次；血清肌酐1.5～2.0mg/ml，顺铂剂量减至75mg/m²，血清肌酐2.1～3.0mg/ml，顺铂剂量减至50

mg/m^2。

d.急性肿瘤溶解综合征见于高肿瘤负荷患者，因此每天需检测肾功能、尿酸和电解质，以便及时发现电解质紊乱和肿瘤溶解综合征。

e.由于顺铂可引起强烈消化道反应，故要加强预防性镇吐，可常规预防性应用5-HT3受体拮抗药。

f.超过70岁患者，阿糖胞苷剂量减半（$1g/m^2$q12h×2次）。

▶ **处方二十三：GDP方案**

吉西他滨（健择）　$1g/m^2$	iv gtt（0.5h以上）　d1、d8
NS　100ml	
顺铂　$75mg/m^2$	iv gtt（60min以上）　d1
NS　250ml	
地塞米松　40mg　po　d1～4	

说明：a.21d为1个周期。

b.为了减少顺铂所致的肾毒性，加强水化，在顺铂前可用生理盐水250ml静脉滴注0.5h以上，在顺铂同时予20%甘露醇250ml静脉滴注60min以上，以后再给予0.9%氯化钠500ml静脉滴注。

c.化疗期间应鼓励患者多喝水，若患者因消化道反应进水量少，应适当增加静脉输液，以避免肾功能损伤。

d.由于顺铂是高致吐性化疗药物，故需预防性使用镇吐药，可常规预防性应用5-HT3受体拮抗药。

▶ **处方二十四：ICE方案**

NS　　　　　500ml	iv　d1～3
依托泊苷　100mg/m^2	
5% GS　500ml	iv　d2
卡铂AUC＝5（最大不超过800mg）	
NS　　　　　500ml	
异环磷酰胺　$5g/m^2$	
美司钠　$5g/m^2$	iv gtt（持续24h）　d2
重组人粒细胞集落刺激因子　5μg/kg　sc　d5～12	

说明：a.21d为1个周期。

b.骨髓抑制为其主要毒性，故可预防性使用重组人粒细胞集落刺激因子（G-C FS）。

c.该方案有明显消化道反应，需预防性使用镇吐药，可常规预防性应用5-HT3受体拮抗药。

d.异环磷酰胺有膀胱毒性，故需用美司钠解毒，并适当水化、利尿。

▷ 处方二十五：GEMOX方案

NS	100ml	
吉西他滨	1g/m²	iv gtt（0.5h） d1
5% GS	250～500ml	
奥沙利铂（草酸铂）	100mg/m²	iv gtt（2h） d1

说明：a.14d为1个周期。

b.奥沙利铂与氯化钠或碱性溶液之间存在配伍禁忌，故该药只能用葡萄糖溶液稀释。

c.奥沙利铂的主要毒性为骨髓抑制、消化道反应及神经毒性。神经毒性为其剂量限制性毒性，当累积剂量大于800mg/m²时有可能导致永久性感觉异常和功能障碍。

d.吉西他滨为细胞周期特异性药，其主要毒性为骨髓抑制，毒性随滴注药物时间延长而增大。

e.该方案有恶心、呕吐等消化道反应，可预防性使用镇吐药。

2.T细胞淋巴瘤

▷ 处方一：CHOP方案（详见处方B细胞淋巴瘤处方五）

CHOP是最常用的一线方案，但是除低危患者（aaIPI≤1）和ALK（+）的ALCL外，其治疗结果往往令人失望，5年总生存率仅22%，相当不理想。本方案21d为1个周期。

▷ 处方二：EPOCH

NS	100ml	
依托泊苷	50mg/m²	iv gtt（96h） d1～4
NS	100ml	
长春新碱	0.4mg/m²	iv gtt（96h） d1～4
NS	100ml	
多柔比星	10mg/m²	iv gtt（96h） d1～4

NS　　　　　100ml
环磷酰胺　　750mg/m^2　　　│　　iv　d5
泼尼松　　　60mg/m^2　po　d1～5
说明：21d为1个周期（详见B细胞淋巴瘤处方十四）

▶ 处方三：HyperCVAD/HD-MTX+Ara-c
第1、第3、第5、第7个疗程
环磷酰胺　　300mg/m^2　iv　bid　d1～3（美司钠保护）
长春新碱　　2mg　iv　d1、d14
多柔比星　　50mg/m^2　iv　d4
地塞米松　　40mg　iv　d1～4、d11～14
第4、第6、第8个疗程
甲氨蝶呤　　1g/m^2　iv（24h，甲酰四氢叶酸解救）
阿糖胞苷　　3g/m^2　bid　iv（2h）d2～3
说明：详见B细胞淋巴瘤处方六。

▶ 处方四：DICE（详见B细胞淋巴瘤处方二十一）

（赖金火　高鑫艳）

第二节　多发性骨髓瘤

　　多发性骨髓瘤（MM）是一种恶性浆细胞病，其特征为骨髓浆细胞异常增生伴有单克隆免疫球蛋白或轻链（M蛋白）过度生成，极少数患者可以是不产生M蛋白的未分泌型MM。多发性骨髓瘤常伴有多发性溶骨性损害、高钙血症、贫血、肾损害；且由于正常免疫球蛋白的生成受抑，该患者往往免疫力低下，容易并发各种感染而死亡。多发性骨髓瘤占所有恶性肿瘤的1%，占血液系统恶性肿瘤的10%，多发生于50～70岁的老年人，男女比例为1.6：1，随着人口老龄化的延长，MM发病率有逐年上升的趋势。大约有4%的患者为生长缓慢型或冒烟型骨髓瘤，另有5%的患者表现为孤立的骨的浆细胞瘤。多发性骨髓瘤通常对很多细胞毒性药物敏感，初始治疗或复发时治疗均是如此。不幸的是疗效常是短暂的，当前尚无可以治愈MM的方法。然而，由于新药的引入（如沙利度胺、雷利度胺、硼替佐米），关于MM的治疗发展迅速。此外，随着对骨髓微环境越来越深的理解，为新的联合治疗方案和新药研发奠定了基础。细胞遗传学异常的相关研究表明MM为异质性疾病，建议采用风险等级调整的方法和个体化治疗，以改善患者的治疗。

一、诊断要点

（一）症状及体征

多发性骨髓瘤起病徐缓，早期无明显症状，容易被误诊。MM的临床表现多样，主要有贫血、骨痛、肾功能不全、感染、出血、神经症状、高钙血症、淀粉样变等。常见临床表现有：

（1）骨骼症状　骨痛，局部肿块，病理性骨折，可合并截瘫。

（2）免疫力下降　反复细菌性肺炎和（或）尿路感染，败血症；病毒感染以带状疱疹多见。

（3）贫血　正细胞正色素性贫血；少数合并白细胞减少和（或）血小板减少。

（4）高钙血症　有呕吐、乏力、意识模糊、多尿或便秘等症状。

（5）肾功能损害　50％～70％患者尿检有蛋白、红细胞、白细胞、管型，出现慢性肾功能衰竭、高磷酸血症、高钙血症、高尿酸血症，可形成尿酸结石。轻链管型肾病是导致肾功能衰竭的最常见原因。

（6）高黏滞综合征　可有头昏、眩晕、眼花、耳鸣，可突然发生意识障碍、手指麻木、冠状动脉供血不足、慢性心力衰竭等症状。此外，部分患者的M成分可引起微循环障碍，出现雷诺现象，甚至出现深静脉血栓、心肌梗死等表现。

（7）包块或浆细胞瘤　有的患者可以出现包块，包块直径几厘米至几十厘米不等，可以是骨性包块或软组织包块，这些包块病理学检查多为浆细胞瘤。一般认为合并软组织包块或浆细胞瘤的患者预后不良，生存期短。

（8）其他　有淀粉样变性病变者可表现为舌肥大，腮腺肿大，心脏扩大，腹泻或便秘，肝脾肿大及外周神经病等；神经系统髓外浆细胞瘤可出现肢体瘫痪、嗜睡、昏迷、复视、失明、视力减退。晚期患者还可有出血倾向。

（二）检验及检查

（1）常规检查项目　完整的血细胞计数、白细胞分类、血小板计数、血尿素氮、血清肌酐和血清电解质、血钙/白蛋白、乳酸脱氢酶、β2微球蛋白、血清免疫球蛋白定量检测、血清蛋白电泳（SPEP）、血清免疫固定电泳（SIFE）、24h尿总蛋白、尿蛋白电泳（UPEP）和尿免疫固定电泳（UIFE）、骨骼检查（X线、CT、MRI）、单侧骨髓穿刺+活检[骨髓的免疫组化和(或)骨髓流式细胞术]、细胞遗传学检测、FISH[del13、del17p13、t（4;14）、t（11;14）、t（14;16）、1q21扩增]。

（2）必要时选择性检查项目　MRI、CT扫描（避免增强CT）、PET/CT扫描、组织活检（诊断孤立性浆细胞瘤）、骨密度测定、浆细胞标记指数、骨髓和脂肪垫的淀粉样蛋白染色、血黏度、HLA分型。

（三）分期

1.Durie-Salmon分期系统

Ⅰ期　符合下列各项：血红蛋白＞10g/dl、血钙值正常或≤12mg/dl、骨X线检查（正常骨结构）或仅有孤立性骨型浆细胞瘤；M成分产率较高（IgG值＜5g/dl；IgA值＜3g/dl；本周蛋白＜4g/24h）。

Ⅱ期　非Ⅰ期或Ⅲ期。

Ⅲ期　符合以下一项或多项：血红蛋白＜8.5g/dl、血钙值＞12mg/dl、晚期溶骨性病变、M成分产率较高（IgG值＞7g/dl; IgA值＞5g/dl；本周蛋白＞12g/24h）。

2.国际预后分期标准（2015年修订的R-ISS）

Ⅰ期　血清β2微球蛋白<3.5mg/L或血清白蛋白≥3.5g/dl；乳酸脱氢酶正常；iFISH检查正常（需符合3条）。

Ⅱ期　非Ⅰ期或Ⅲ期。

Ⅲ期　血清β2微球蛋白≥5.5mg/L；合并乳酸脱氢酶增高；或合并iFISH检查异常显示为高危，即染色体17p13缺失，和（或）t（4；14）和（或）t（14；16）（需符合2条）。

iFISH：指用CD138（一种骨髓瘤细胞阳性表达的标志）磁珠筛选后的中期FISH，筛选后的FISH较普通FISH检测的阳性率高。

3.亚组标准

A组　肾功能正常（血肌酐水平＜2.0mg/dl）。

B组　肾功能异常（血肌酐水平≥2.0mg/dl）。

（四）诊断标准

1.世界卫生组织（WHO）诊断标准（2001年）

诊断需具备下列1项重要指标和1项次要指标，或者具备下列三项次要指标，但其中必须包含第1项和第2项次要指标，患者应有与诊断标准相关的疾病进展性症状。

（1）主要诊断指标

①骨髓中浆细胞增多：＞30%。

②活检证实为浆细胞瘤。

③M成分：血清IgG＞35% g/L，IgA＞20% g/L；尿本周蛋白＞1g/24h。

（2）次要诊断指标

①骨髓中浆细胞增多：10%～30%。

②M成分存在但水平低于主要诊断指标。

③有溶骨性病变。

④正常免疫球蛋白减少（正常＜50%）；IgG＜6g/L；IgA＜1g/L；IgM＜0.5g/L。

2.国际骨髓瘤工作组（IMWG）关于MM诊断标准（2015年更新）

（1）冒烟型（无症状性）骨髓瘤

①血清M蛋白IgG≥3g/dl，IgA≥1g/dl或本周蛋白＞1g/24h；

②骨髓中克隆性浆细胞10%～60%；

③无相关的器官或组织损害（无终末器官损害，包括骨损害）或症状，如果骨检查阴性需行全身MRI或者PET/CT扫描来评估骨骼

疾病。

（2）活动型（症状性）骨髓瘤　符合以下一项或多项：

① 血钙升高（大于11.5mg/dl或2.65mmol/L）；

② 肾功能不全（肌酐大于2mg/ml或177μmol/L）或肌酐清除率＜40ml/min；

③ 贫血（血红蛋白小于10g/dl或血红蛋白低于正常低值2g/dl以上）；

④ 骨病（溶骨性病变或骨质疏松），通过骨骼放射成像、CT或PET/CT确定的1个及以上的骨骼病变；

⑤ 骨髓中克隆性浆细胞≥60％；

⑥ 异常血清游离轻链率＞100（包括κ）或者＜0.01（包括lambda）；

⑦ 功能性成像包括PET/CT或者全身MRI扫描检测出＞1个局部病灶。

（3）未定性单株免疫球蛋白血症

① 血中M蛋白＜30g/L。

② 骨髓中克隆性浆细胞＜10％。

③ 没有和骨髓瘤相关的器官或组织受损。

IMWG专家认为，无症状MM患者，即使诊断了MM，在出现高钙血症、肾损害、贫血或骨损害这些终末器官损害前，可以对患者严密观察；一旦出现了高钙血症、肾损害、贫血或骨损害这些终末器官损害之一，即要开始进行治疗。

二、治疗原则

（一）孤立性浆细胞瘤

孤立性浆细胞瘤分为来自骨组织的骨型和来自软组织的骨外型。NCCN指南推荐对骨型孤立性浆细胞瘤初始治疗强调受累野放疗（40～50Gy）；对于骨外型则为先放疗（45Gy或更大剂量），如有必要，继而行手术治疗。治疗后定期随访和监测时间定为3～6个月，需连续测定M蛋白，以确认疾病的敏感性。同时推荐每年1次或有临床指征时进行骨检查。

（二）冒烟型（无症状性）骨髓瘤

无症状和Durie-Salmon Ⅰ期骨髓瘤患者暂不治疗，定期随访和监测，建议每3～6个月或有临床症状时复查，或强烈推荐适合的患者参加临床试验。

（三）活动型（症状性）骨髓瘤

1.初始诱导治疗

进展期（Durie-Salmon分期为Ⅱ或Ⅲ期）或有症状者有治疗指征时接受骨髓瘤初始诱导治疗、双膦酸盐类药物治疗及辅助治疗（所有接受初始治疗的多发性骨髓瘤患者均应给予双膦酸盐类药物）。所有有条件的患者均推荐进行自体造血干细胞移植，部分年轻高危的患者可以酌情考虑异体造血干细胞移植。年轻患者（≤65岁）首选自体干细胞移植者，诱导治疗避免使用烷化剂和亚硝基脲类药物，老年患者（＞65岁）不建议移植；诱导化疗方案选择应根据患者病情、预后、一般情况、年龄、经济状态等综合因素而定。适合临床试验者，应考虑进入临床试验。

（1）适合做自体移植的患者，采用不含美法仑的联合方案，避免其对造血干细胞的损伤：主要治疗方案首选硼替佐米为主的化疗，包括硼替佐米/地塞米松，硼替佐米/多柔比星/地塞米松，硼替佐米/沙利度胺/地塞米松，环磷酰胺/硼替佐米/地塞米松，雷利度胺/地塞米松，硼替佐米/雷利度胺/地塞米松。其他的还包括卡非佐米/雷利度胺/地塞米松，沙利度胺/地塞米松，地塞米松单药治疗，脂质体多柔比星/长春新碱/地塞米松（DVD），2周期后评估疗效。

（2）不适合做自体移植的患者，可选用含美法仑的联合方案：首选的主要治疗方案包括硼替佐米/地塞米松，雷利度胺/小剂量地塞米松，硼替佐米/环磷酰胺/地塞米松，硼替佐米/雷利度胺/地塞米松，美法仑/泼尼松/沙利度胺（MPT），美法仑/泼尼松/硼替佐米，美法仑/泼尼松/雷利度胺等，其他的还包括美法仑/泼尼松，沙利度胺/地塞米松，地塞米松单药治疗，脂质体多柔比星/长春新碱/地塞米松（DVD），长春新碱/多柔比星/地塞米松（VAD）等，2周期后评估疗效。

2.维持治疗

对于骨髓瘤初始诱导治疗获得最佳缓解后可进入维持治疗，一般可予硼替佐米、雷利度胺、沙利度胺（1类推荐）单药维持；也可考虑硼替佐米/泼尼松、硼替佐米/沙利度胺、干扰素、类固醇、沙利度胺/泼尼松等维持治疗（2B推荐）。

3.进展后治疗

对于难治耐药的多发性骨髓瘤患者，如果复发间隔＞6个月可重复初治诱导方案，亦可考虑后线解救方案，包括地塞米松/环磷酰胺/依托泊苷/顺铂（DCEP）、地塞米松/沙利度胺/顺铂/多柔比星/环磷酰胺/依托泊苷（DT-PACE）±硼替佐米（VTD-PACE）、大剂量环磷酰胺、帕比司他/硼替佐米/地塞米松，以及苯达莫司汀、硼替佐米/伏立诺他、雷利度胺/苯达莫司汀/地塞米松等新药方案；对于自体干细胞移植进展后可考虑行异基因干细胞移植，或推荐参加合适的临床实验；如异基因干细胞移植进展可考虑行供者淋巴细胞输注；对于不宜进行移植患者即考虑姑息治疗。

4.随访与监测

（1）对于无症状、无骨损害、无进展证据者暂不化疗，密切随访，每3月进行1次M蛋白测定（血清球蛋白定量或血清蛋白电泳或免疫固定电泳）。若病情进展，出现症状、体征时应及时行血液学、骨髓象和影像学检查，有前述化疗适应证者，应考虑化疗。

（2）每周期化疗后需根据使用的化疗方案密切随访观察毒副反应，常规监测血常规、肝肾功能。建议化疗后每周复查2次左右血常规，化疗前后各复查1次肝肾功能，异常需根据具体情况增加检查次数并做相应的治疗。

（3）每周期复查血清球蛋白定量或血清蛋白电泳或免疫固定电泳，部分患者可复查游离轻链、血β2微球蛋白等（治疗前这些项目检查异常）。每2～4周期复查MRI、CT、PET/CT等（治疗前有异常）。在血清球蛋白接近正常或不再下降时复查骨髓。

三、处方

（一）计划行造血干细胞移植者诱导化疗方案

▶ **处方一**：硼替佐米＋地塞米松方案

硼替佐米	1.3mg/m^2	iv	d1、d4、d8、d11
NS	3.5ml		

地塞米松　40mg　po　qd　d1～4、d9～12、d17～20

说明：a. 28d为1个周期。

b. 硼替佐米的常见不良反应有疲劳、乏力、恶心、腹泻、食欲下降、便秘、血小板减少、周围神经病（包括周围感觉神经病和周围神经病加重）、发热、呕吐和贫血等，其中以血小板减少和中性粒细胞减少最为常见。当发生3级非血液学的或任何4级血液学的毒性时需停药。

c. 如患者出现2级以上与硼替佐米治疗相关的神经痛或周围感觉神经病变时，需酌情减量或停药；对已有周围神经病变或有很高风险出现周围神经病变的患者可考虑皮下给予硼替佐米；如患者本身患有严重的神经病，只有权衡利弊后才可使用该方案。

d. 以硼替佐米为基础的方案对伴肾功能衰竭以及伴某些不良细胞遗传学特征的患者可能有一定治疗价值。硼替佐米治疗与带状疱疹发病率的增加有关，预防性应用阿昔洛韦可能降低硼替佐米相关性带状疱疹的发病率。

▶ **处方二**：硼替佐米＋环磷酰胺＋地塞米松方案（CyBorD）

硼替佐米	1.3mg/m^2	iv	d1、d4、d8、d11
或　NS	3.5ml		
硼替佐米	1.5mg/m^2	iv	d1、d8
NS	3.5ml		
NS	100ml	iv gtt（硼替佐米后）	d1、d8、d15、d22
环磷酰胺	300mg/m^2		

说明：a. 28d为1个周期。

b. 该方案含有大剂量地塞米松，可预防性使用质子泵抑制药、阿昔洛韦、奎勃龙、抗真菌漱口药。

c.环磷酰胺代谢产物对尿路有刺激性，应用时应鼓励患者多饮水。

d.由于该方案可引起骨髓抑制、外周神经病变和高血糖，部分患者需要调整环磷酰胺、硼替佐米、地塞米松。

▶ **处方三**：硼替佐米+雷利度胺+大剂量地塞米松方案

| 硼替佐米 | 1.3mg/m² | iv d1、d4、d8、d11 |
| NS | 3.5ml | |

雷利度胺 25mg po qd d1～14

地塞米松 20mg po qd d1、d2、d4、d5、d8、d9、d11、d12

说明：a.21d为1个周期。

b.雷利度胺最常见的毒副反应为血小板减少和中性粒细胞减少，此外尚有恶心、腹泻、便秘、瘙痒、皮疹、疲劳、鼻咽炎、发热、外周性水肿、咳嗽、头昏、头痛、关节痛、背痛、肌肉痛性痉挛、呼吸困难、深静脉血栓等副反应。

c.硼替佐米毒性反应和预防性处理见以上含硼替佐米方案。

d.治疗期间可预防性使用阿司匹林预防深静脉血栓事件，并监测血常规、血电解质、血糖及血压。

▶ **处方四**：硼替佐米+沙利度胺+地塞米松方案

| 硼替佐米 | 1.3mg/m² | iv d1、d4、d8、d11 |
| NS | 3.5ml | |

沙利度胺 100mg（逐渐加到400mg或最大耐受量）po qn d1～28

地塞米松 40mg po qd d1～4 d9～12 d17～20

说明：a.28d为1个周期。

b.疗效较单用沙利度胺或单用地塞米松增加，但毒性也显著增加，既有沙利度胺毒性，也有大剂量地塞米松毒性。

c.沙利度胺与地塞米松联合应用时，深静脉血栓危险性显著增加，在用药的同时进行一些预防性的抗凝药或者阿司匹林的治疗预防血栓事件发生。

d.有文献报道沙利度胺剂量增加到200mg后不再继续增加剂量，也可达到较好疗效。

e.该方案加上蛋白酶体抑制剂硼替佐米可显著增加疗效。

▶ **处方五**：雷利度胺+大剂量地塞米松方案

雷利度胺　25mg　po　qd　d1～21

地塞米松　40mg　po　qd　d1～4、d9～12、d17～20

4周期后减为20mg　po　qd　d1～4

说明：a.28d为1个周期。

b.该方案疗效较单用雷利度胺或单用地塞米松增加，但毒性也增加。

c.文献报道该方案较沙利度胺+地塞米松疗效更好，毒性更低。

▶ **处方六**：脂质体多柔比星+长春新碱+地塞米松方案

| 5%　GS | 250ml | iv gtt　1h　d1 |
| 脂质体多柔比星 | 40mg/m² | |

| NS | 30ml | iv　d1 |
| 长春新碱 | 1.4mg/m² | |

地塞米松　40mg　po　qd　d1～4

说明：a.该方案28d为1个周期。主要毒性为骨髓抑制，老年患者必要时可考虑预防性使用粒细胞集落刺激因子以减少粒细胞减少性发热。此外尚有口腔炎、手足综合征、恶心、呕吐、无力、脱发、发热、腹泻、与滴注有关的急性反应等。与VAD方案相比，由于脂质体多柔比星代替多柔比星，同时地塞米松剂量减少，因此心脏毒性和地塞米松相关毒性显著减少，但手足综合征增加。

b.该方案含有地塞米松，可发生肾上腺皮质激素相关不良反应，如可刺激胃酸分泌，引起消化性溃疡和应激性出血等，故在用地塞米松时可予质子泵抑制药如奥美拉唑减少胃酸分泌。此外尚可诱发糖尿病，血压升高、增加感染等，应密切监测血糖、血压。

▶ **处方七**：地塞米松单药方案

地塞米松　　　40mg　po　d1～4、d9～12、d17～20

4周期后减为　20mg　po　d1～4、d9～12、d17～20

说明：a.28d为1个周期。

b.由于地塞米松剂量较大，其相关毒性较明显，如可刺激胃酸分泌，引起消化性溃疡和应激性出血等，故在用地塞米松时可予质子泵抑制药如奥美拉唑减少胃酸分泌。此外尚可诱发糖尿病、血压升高、增加感染等，应密切监测血糖、血压，必要时可使用阿昔洛韦预防病毒感染。

c.该方案有效率低于VAD方案，与MP方案相似，但副作用轻，可用于不适合细胞毒药物治疗和肾功能不全的患者，尤其伴有高钙血症、血细胞减少、病理性骨折需同时进行放疗者。

（二）非计划行造血干细胞移植者诱导化疗方案

▶ **处方一**：硼替佐米+美法仑+泼尼松方案

| 硼替佐米 | 1.3mg/m^2 | iv d1、d4、d8、d11、d22、d25、d29、d32 |
| NS | 3.5ml | 5～9周期改为d1、d8、d22、d29 |

美法仑 9mg/m^2 po d1～4

泼尼松 60mg/m^2 po d1～4

说明：a.6周为1个周期。

b.与MP方案相比，疗效显著提高，但可逆性周围神经毒性、胃肠道反应、带状疱疹的发生率增高。

c.治疗期间可使用抗病毒药预防带状疱疹。

d.毒性反应和预防性处理详见MP方案和含硼替佐米方案。

▶ **处方二**：硼替佐米+环磷酰胺+地塞米松方案（CyBorD）

硼替佐米	1.3mg/m^2	iv d1、d4、d8、d11
或 NS 3.5ml		
硼替佐米	1.5mg/m^2	iv d1、d8
NS	3.5ml	
环磷酰胺	300mg/m^2	iv gtt d1、d8、d15、d22
NS	100ml	

地塞米松 40mg po d1～4、d9～12、d17～20

说明：a.28d为1个周期，4周期结束后评估最终反应率。

b.该方案含有大剂量地塞米松，可预防性使用质子泵抑制药、阿昔洛韦、奎勃灵、抗真菌漱口药。

c.环磷酰胺代谢产物对尿路有刺激性，应用时应鼓励患者多饮水。

d. 由于该方案可引起骨髓抑制、外周神经病变和高血糖，部分患者需要调整环磷酰胺、硼替佐米、地塞米松。

▶ **处方三**：沙利度胺+美法仑+泼尼松方案

沙利度胺　100mg/d　po　qn（持续）

美法仑　0.2mg/（kg·d）　po　d1～4

泼尼松　2mg/（kg·d）　po　d1～4

说明：a.6周为1个周期。

b. 与MP方案相比，疗效显著增加，但也增加不良事件，尤其是周围神经毒性。

c. 该方案耐受性尚好，毒性可预见，易于处理，可用于老年患者。

▶ **处方四**：雷利度胺+低剂量地塞米松方案

雷利度胺　25mg　po　qd　d1～21

地塞米松　40mg　po　d1、d8、d15

说明：a.28d为1个周期。

b. 文献报道虽然地塞米松剂量减低但疗效无明显降低。

c. 毒性与雷利度胺+大剂量地塞米松相似，但感染、深静脉血栓事件及疲劳减轻。

▶ **处方五**：雷利度胺+美法仑+泼尼松（MPR）方案

美法仑　0.18mg/（kg·d）　po　d1～4

泼尼松　2mg/（kg·d）　po　d1～4

雷利度胺　10mg/d　po　d1～21

说明：a.28d为1个周期。

b. 毒性反应轻，可用于老年患者。

c. 主要毒性为骨髓抑制（包括粒细胞减少、血小板减少）、粒细胞减少性发热、深静脉血栓。

d. 可使用阿司匹林100mg每日1次抗凝治疗以预防深静脉血栓。

▶ **处方六**：美法仑+泼尼松方案（MP）

美法仑　8～9mg/m^2　po　d1～4

泼尼松　60mg/m^2　po　d1～4

说明：a.28d为1个周期，根据骨髓毒性调整药物剂量和化疗间歇时间。

b. 美法仑毒性：骨髓抑制反应有白细胞和血小板减少，为迟发性血象降低；胃肠道反应有恶心、呕吐、食欲减退、腹泻、胃炎等；有时出现皮疹、瘙痒等，长期应用可出现肺纤维化、脱发、皮炎、不育等。

c. 肾功能不全者减量慎用。

d. 由于美法仑对骨髓正常造血干细胞的毒性，因此只建议在不考虑自体干细胞移植患者中应用或于干细胞采集后用。

e. 该方案起效较慢，疗效判定建议在 3～4 周期后进行。

▶ **处方七**：长春新碱＋多柔比星＋地塞米松方案（VAD）

NS	500ml	
长春新碱	0.4mg/m²	iv gtt（持续24h） d1～4
多柔比星	9mg/m²	

地塞米松 40mg po qd d1～4、d9～12、d17～20

说明：a. 该方案28d为1个周期。ADM和VCR用法为持续24h静脉滴注，连用4天。化疗药物需每天配制。为减少外周血管静脉炎的发生，建议行深静脉置管术。该方案优点为能迅速降低肿瘤负荷，2周期即可达到其最大疗效的90%，可作为需迅速降低肿瘤负荷如高钙血症、神经受压患者的首选，不损伤造血干细胞，药物均肾外排泄，肾功能不全患者不需调整药物剂量；骨髓抑制程度较轻，恢复较快。

b. 该方案可出现恶心呕吐，化疗前可常规应用止吐药预防，以提高患者的依从性。

c. 该方案地塞米松剂量较大，肾上腺皮质激素相关不良反应的发生率高，如可刺激胃酸分泌，引起消化性溃疡和应激性出血等，故在用地塞米松时可予质子泵抑制剂如奥美拉唑减少胃酸分泌。此外尚可诱发糖尿病、血压升高、增加感染等，应密切监测血糖、血压，必要时可使用阿昔洛韦预防病毒感染。

（三）维持治疗

▶ **处方一**：硼替佐米单药

硼替佐米	1.3mg/m²	iv d1、d4、d8、d11
NS	3.5ml	

说明：21d为1个周期，对于超过8个疗程的维持治疗，可按标准方案给药，也可以按每周1次、连续给药4周的维持方案（第1、第8、第

15和第22d），随后是13d的休息期（第23～25d）。

▶ **处方二**：雷利度胺单药
  雷利度胺　10mg/d　po　d1～21

▶ **处方三**：沙利度胺单药
  沙利度胺　100mg/d　po　qn(持续口服维持)

▶ **处方四**：干扰素单药
  干扰素 α 5×10⁶U/m² H qod

  说明：每周三次的方案，只有10%的患者血清M蛋白可以减少50%以上。

（陈强　沈松菲）

CHAPTER 4

第四章 >>>

头颈部肿瘤

> 第一节 甲状腺癌

甲状腺癌（thyroid carcinoma）是最常见的甲状腺恶性肿瘤，是来源于甲状腺上皮细胞的恶性肿瘤。占全身恶性肿瘤的1.3%～1.5%，且近年有增长趋势。除髓样癌外，绝大部分甲状腺癌起源于滤泡上皮细胞，按病理类型可分为乳头状癌、滤泡状腺癌、未分化癌、髓样癌。其中乳头状癌较早出现颈淋巴结转移，但预后较好；滤泡状腺癌肿瘤生长较快，属中度恶性，易经血运转移；未分化癌预后很差，平均存活时间3～6个月。

临床上甲状腺癌与甲状腺腺瘤或结节性甲状腺肿有时不易鉴别，处理亦感到困难，故需加以重视。此外，还可有淋巴系统恶性肿瘤或转移癌，也有少见的甲状腺原发性鳞状细胞癌、甲状腺肉瘤及恶性畸胎瘤等。甲状腺癌中以乳头状癌在临床上较为多见。

一、诊断要点

1.症状

（1）局部压迫症状　甲状腺肿瘤继续肿大可压迫返喉神经导致患者出现声音嘶哑、侵犯食管出现吞咽困难及体重减轻、侵犯或压迫到气管则出现呼吸困难、咯血及胸部不适感等临床表现。

（2）局部转移症状　甲状腺癌晚期局部转移常在颈部出现硬而固定的淋巴结，临床乳突癌及髓样癌出现颈部淋巴结转移肿大的概率较大。

（3）伴随症状　髓样癌患者可同时有嗜铬细胞瘤和甲状旁腺增生或肿瘤，临床上可出现腹泻、心悸、脸面潮红和血钙降低等症状。

（4）远处转移症状　甲状腺癌扩散转移率可达50%～90.5%，颈部淋巴结转移率为64.56%，甲状腺癌远处转移多见于肺、颅骨、椎骨和骨盆的转移。脑部转移可引起头痛及呕吐、肺部或纵隔腔转移引起咳嗽、咯血及胸部不适、骨转移可造成病理性骨折引起疼痛、脊髓转移引起手脚酸麻或无力等。

2.体征

应注意甲状腺肿物的位置、形态、大小、单发或多发、肿物的质地、活动程度、表面是否光滑，有无压痛、能否随吞咽上下活动。此外，还应注意颈部淋巴结有无肿大、有无声嘶及声带活动情况等。

3.辅助检查

（1）穿刺细胞学检查　使用细针穿刺活检（fine needle aspiration biopsy，FNAB）原发灶或颈淋巴结常可得到确诊。由于FNAB仅从细胞学角度作出诊断，对肿瘤的组织分型有一定的困难。颈淋巴结肿大的病例还可行颈淋巴结活检或冰冻切片检查。

（2）X线检查　颈部正、侧位片X线检查可显示甲状腺肿瘤内钙化（砂粒体）灶、气管受压和移位情况。吞钡检查，有助于了解食管是否受累。胸片检查，能发现上纵隔和肺的转移。

（3）甲状腺扫描　^{99m}Tc或^{131}I同位素扫描，一般可将甲状腺结节分为四类。①热结节：多见于自主性毒性甲状腺肿。②温结节：表示摄碘功能与周围正常甲状腺组织大致相同。③凉结节：表示结节摄碘功能低于其邻近的正常甲状腺组织。④冷结节：表示结节完全没有吸碘功能。甲状腺癌的同位素扫描图像多为冷结节和凉结节，很少温结节，热结节罕见。

（4）B型超声检查　可获得早期甲状腺癌及肿瘤实性和囊性的图像。

（5）CT和MRI扫描　CT对判断甲状腺肿瘤的良、恶性及鉴别实性和囊性有一定的临床意义。

（6）甲状腺球蛋白测定　对甲状腺癌的鉴别诊断有帮助。鉴别诊断：甲状腺腺瘤、结节性甲状腺肿、亚急性甲状腺炎（subacute thyroiditis）、慢性淋巴细胞性甲状腺炎（桥本甲状腺炎）、纤维性甲状腺炎（慢性木样甲状腺炎）等。

（7）肿瘤抗原测定　大部分甲状腺髓样癌患者血清中降钙素和癌胚抗原（CEA）水平的升高。

4.TNM分期

（1）T：原发肿瘤（注：所有的分类可再分为s—单个病灶，m—多发病灶，以最大的病灶确定分期）。

T_x：原发肿瘤无法评价。

T_0：无原发原肿瘤的证据。

T_1：局限于甲状腺内的肿瘤，最大直径≤2cm。

T_{1a}：肿瘤局限于甲状腺内，最大直径≤1cm。

T_{1b}：肿瘤局限于甲状腺内，最大直径＞1cm，≤2cm。

T_2：肿瘤局限于甲状腺内，最大直径＞2cm，≤4cm。

T_3：肿瘤局限于甲状腺内，最大直径＞4cm；或有任何大小的肿瘤伴有最低程度的腺外浸润（如侵犯胸骨甲状肌或甲状腺周围软组织）。

T_{4a}：较晚期的疾病。任何大小的肿瘤浸润超出甲状腺包膜至皮下软组织、喉、气管、食管或喉返神经。

T_{4b}：很晚期的疾病。肿瘤侵犯椎前筋膜或包绕颈动脉或纵隔血管。

（2）N：区域淋巴结转移（区域淋巴结包括颈正中部淋巴结、颈侧淋巴结、上纵隔淋巴结）。

N_x：区域淋巴结无法评价。

N_0：无区域淋巴结转移。

N_1：区域淋巴结转移。

N_{1a}：转移至Ⅵ区淋巴结［包括气管前、气管旁、喉前（Delphian）淋巴结］。

N_{1b}：转移至单侧、双侧或对侧颈部（Ⅰ、Ⅱ、Ⅲ、Ⅳ、Ⅴ区）、咽后或上纵隔淋巴结。

（3）M：远处转移。

M_0：无远处转移。

M_1：有远处转移。

二、治疗原则

1.手术治疗

手术是治疗甲状腺癌的重要手段之一。根据肿瘤的病理类型和侵犯范围的不同，其方法也不同。主要分为以下几个方式：①甲状腺单叶加峡部切除术；②甲状腺次全切除术或全甲状腺切除术；③甲状腺癌联合根治术。

2.内分泌治疗

部分甲状腺癌可受TSH刺激而生长。甲状腺素可抑制TSH的分泌，因此临床上采用甲状腺素预防和治疗术后复发及转移。一般认为对分化型癌（如乳头状腺癌、滤泡状腺癌等）有一定疗效，对未分化癌及髓样癌疗效差。甲状腺癌做次全或全切除者应终身服用甲状腺素片，以预防甲状腺功能减退及抑制TSH。

3.放射治疗

（1）外放射治疗 分化型甲状腺癌对放射线不敏感，而且甲状腺邻近器官如甲状软骨、气管、脊髓等对放射线耐受性低，一般情况下不单纯行外放射治疗或术后辅助治疗。未分化癌在诊断明确的情况下可行放疗DT：66 ～ 70Gy。

（2）内放射治疗 ^{131}I的射线（主要为 β 射线）具有破坏甲状腺组织的作用，而分化型甲状腺癌具有摄^{131}I的功能；因此临床上用来治疗分化型甲状腺癌，特别是血行转移灶（肺、骨）。

4.化学治疗

对分化型甲状腺癌患者，目前尚缺乏有效的化疗药物，因此临床治疗中，化疗仅有选择地用于一些局部晚期无法手术或有远处转移的患者，也常与其他治疗方法相互配合应用。常用化疗药物有紫杉醇、多西他赛、顺铂等。

5.靶向治疗

针对血管内皮生长因子的小分子酪氨酸激酶抑制剂对于晚期分化型

甲状腺癌取得一定疗效。特别是乳头状癌一般具有Raf-1激酶的高表达，使索拉菲尼成为一个可供选择的药物。

三、处方

▷ **处方一**：多柔比星单药方案

多柔比星　60～75mg/m^2　iv gtt　q3w

说明：该方案适用于甲状腺乳头状癌、滤泡状癌或髓样癌。

▷ **处方二**：索拉菲尼方案

索拉菲尼　400mg　po　bid（连续服用）

说明：该方案适用于不能摄取碘或是^{131}I治疗失败的甲状腺乳头状癌。

▷ **处方三**：紫杉醇单药方案

紫杉醇　175mg/m^2　iv gtt　q3w

说明：该方案适用于甲状腺未分化癌。

▷ **处方四**：达卡巴嗪＋5-Fu方案

达卡巴嗪　250mg/m^2　iv gtt　d1～5

5-Fu　450mg/m^2　iv gtt　d1～5　q4w

说明：该方案适用于甲状腺髓样癌。

（侯培峰　黄小兵）

▷第二节　鼻咽癌

鼻咽癌是起源于鼻咽部黏膜的恶性肿瘤，好发在咽隐窝。在世界大部分地区发病率较低，一般在1/（10万）以下，我国是该病高发区，年发病率（10～15）/（10万）。鼻咽癌是我国常见恶性肿瘤之一，死亡人数占全国恶性肿瘤死亡总数的2.81％，居第8位。男女发病比例为3.5：1。发病年龄为40～60岁。该病的主要流行区在我国南方广东、广西、湖南等省份以及东南亚、北非、北极地区。具有易于在黏膜下向邻近器官直接浸润或淋巴结转移的生物学行为，所以症状多变或不明显，而被疏忽。

一、诊断要点

1. 症状

由于鼻咽位置隐蔽,检查不易,同时鼻咽癌的早期症状比较复杂,缺乏特征,故容易被人忽视,延误诊断和治疗,所以必须提高警惕性。常见症状有:

(1)出血　主要是吸鼻后韧中带血,或鼻出带血鼻涕。开始常为少量血丝,容易被忽视,及至出血量较多时,往往病变已入中、晚期。

(2)头痛　早期就可有头痛,而且多偏向一侧,呈间歇性;晚期则出现持续性剧烈头痛,容易误认为神经性偏头痛。

(3)颈部淋巴结肿大　一侧或双侧颈部出现肿块,质较硬,活动度差,常易误认为淋巴结核或淋巴结炎。

(4)其他症状　除表现上述某一个或所有症状外,还可出现鼻塞、耳闭、耳鸣、面部麻木、复视、上睑下垂等症状。晚期癌肿易向颅内侵犯及骨、肝、肺等远处转移。

2.体征

(1)颈淋巴结肿大　肿瘤转移至颈淋巴结所致,发生率高达79.37%,可单侧或双侧发生转移。颈部肿大的淋巴结无疼痛、质硬、早期可活动,晚期与皮肤或深层组织粘连而固定。

(2)眼部症状　若肿瘤侵犯眼眶或眼球相关的神经,可出现视力障碍甚至失明,视野缺损、复视、眼球突出及活动受限,神经麻痹性角膜炎等。视神经萎缩、水肿在眼底检查中均可见到。这些表现多已属晚期,但仍有部分患者以此症就诊。

(3)颅神经损害症状　由于鼻咽癌向周围浸润,任何一支颅神经受压迫均会出现相应的症状和体征。但以三叉神经、展神经、舌咽神经、舌下神经受累较多,面神经、嗅神经、听神经则较少受累。

(4)远处转移　鼻咽癌可转移至全身各个部分,但以骨、肺、肝多见。且可多个器官同时发生转移。因转移的部位不同而出现相应的表现。

(5)恶病质　终末期的表现,并因之而死亡,也有因突然大出血而死亡。

3.检验及检查

（1）常规检查项目　三大常规、生化全套、凝血功能、相关肿瘤标志物（CEA、CYFRA21-1等）、EBV DNA检测、腹部彩超、胸部CT平扫＋增强、鼻咽部及颅底至锁骨的钆剂增强MRI和 增强CT、全身骨显像、病理学检查（鼻咽检查和活检）。

（2）必要时选择性检查项目　SPECT、PET/CT、口腔科检查、营养、言语和吞咽功能的评价。

4.分期

鼻咽癌分期，如表4-1所示。

表4-1　鼻咽癌UICC/AJCC分期第8版/中国分期2017版分期

T　分期

T_X：原发肿瘤无法评估

T_0：未发现肿瘤，但有EBV阳性且有颈转移淋巴结

T_1：肿瘤局限于鼻咽或侵犯口咽和（或）鼻腔，无咽旁间隙受累

T_2：肿瘤侵犯咽旁间隙和（或）邻近软组织受累（翼内肌、翼外肌、椎前肌）

T_3：肿瘤侵犯颅底骨质结构、颈椎、翼状结构，和（或）鼻旁窦

T_4：肿瘤侵犯至颅内，有颅神经、下咽、眼眶、腮腺受累和（或）有超过翼外肌的外侧缘的广泛软组织侵犯

N　分期

N_X：无法评估区域淋巴结

N_0：无区域淋巴结转移

N_1：单侧颈部和（或）咽后淋巴结转移（不论侧数）：最大径≤6cm，且位于环状软骨下缘以上区域

N_2：双侧颈淋巴结转移：最大径≤6cm，位于且环状软骨下缘以上区域

N_3：颈淋巴结转移（不论侧数）：最大径＞6cm和（或）位于环状软骨下缘以下区域

临床分期

0期：$TisN_0M_0$

Ⅰ期：$T_1N_0M_0$

Ⅱ期：$T_{0\sim1}N_1M_0$，$T_2N_{0\sim1}M_0$

Ⅲ期：$T_{0\sim2}N_2M_0$，$T_3N_{0\sim2}M_0$

ⅣA期：$T_{0\sim3}N_3M_0$或$T_4N_{0\sim3}M_0$

ⅣB期：任何T、N和M_1

二、治疗原则

（一）鼻咽癌的放疗

鼻咽癌应首选放射治疗，一般而言鼻咽癌5年生存率达到50%～70%。即使是复发性鼻咽癌，经过合理的再程治疗，也可以达到10%～20%的5年生存率。

（1）初治鼻咽癌　指初次确诊鼻咽癌首次进行治疗的病例。①早期鼻咽癌（Ⅰ/Ⅱ期）单纯放射治疗，包括外照射或外照射加腔内后装治疗。对Ⅱb期患者可以考虑放化综合治疗。②中、晚期病例可选用放疗与化疗的综合治疗，包括同期放化疗、诱导化疗或辅助化疗。③有远处转移的病例，应采用化疗为主辅以放射治疗。

（2）复发鼻咽癌　指鼻咽癌放射治疗治愈后，经过半年以上复发的病例。

① 放射治疗后1年以内鼻咽复发者，尽量不采用再程常规外照射放疗。可以选用辅助化疗、近距离放疗或调强放射治疗。

② 放射治疗后颈淋巴结复发者，建议手术治疗，不能手术者可采用化疗。

③ 放射治疗后1年以上鼻咽复发者，可做第二程根治性放射治疗，其方法包括单纯外照射或外照射＋近距离照射。

④ 复发鼻咽癌再程放射治疗时，只照射复发部位，一般不做区域淋巴引流区的预防照射。

⑤ 对于已经出现脑、脊髓放射性损伤的病例，不主张再程常规外照射放疗，应采用化疗。

（二）鼻咽癌的化疗

化学治疗是治疗鼻咽癌的基本方法，鼻咽癌多属非角化性癌或未分化癌，分化差，容易发生淋巴结和血道转移。在N_2、N_3患者中，远处转移率可达30%～50%。鼻咽癌患者失败原因中，远处转移的致死率在所有死亡患者中要占50%，其次为鼻咽部和颈部复发。故如何降低远处转移，提高局部控制率，提高生存质量是以后研究的方向。目前，DDP为主的化疗方案在鼻咽癌化疗中占据重要的地位。其中法国最新的Meta分析显示，放化联合治疗局部晚期鼻咽癌可将5年生存率提高6%，而以同期放化疗疗效最佳。在放疗与化疗的综合应用中，又分为放射治疗前的诱导化疗（即新辅助化疗），同期放化疗和放射治疗后的辅助化疗。目前常用的诱导化疗和辅助化疗方案为顺铂（DDP）与氟尿嘧啶（5-FU），及 TPF（多西他赛，DDP 和 5-FU），GP（吉西他滨和铂类）等。同期化疗常用单药铂类。而对于姑息化疗的应用为：①对鼻咽癌远处转移包括骨转移、肺转移等，化疗作为补充治疗；②对鼻咽癌放射治疗后鼻咽或颈部淋巴结复发或纵隔转移不能手术、放疗的患者，有效的化疗，可以减轻患者的痛苦，延长生命；③放射治疗前已发生远处转移的患者，化疗可作为姑息治疗。

1. 新辅助化疗

（1）新辅助化疗的适应证　局部晚期鼻咽癌，$T_1N_{1\sim3}M_0$ 或 $T_{2\sim4}$ 任何 N 的患者，全身一般情况较好（ECOG 评分 $0\sim1$）、无明显重要脏器功能异常的鼻咽癌患者。

（2）原则

① 新辅助化疗一般行 $2\sim3$ 个疗程，化疗结束后需及时转入放疗或同步放化疗。

② 必须有可供影像学（MRI 或 CT）评估的病灶。

③ Ⅰ 类循证医学证据推荐 TPF 方案作为新辅助化疗方案。

④ 其他铂类联合紫杉醇或吉西他滨等方案尚需更多高水平证据及多中心随机对照研究来进一步证实。

2. 辅助化疗

（1）辅助化疗的适应证　局部晚期鼻咽癌，$T_1N_{1\sim3}M_0$ 或 $T_{2\sim4}$ 任何 N 的患者，前期治疗已达完全缓解，全身一般情况较好（ECOG 评分 $0\sim1$）、无明显重要脏器功能异常的鼻咽癌患者。

（2）原则

① 辅助化疗一般在放疗结束后 4 周开始，共 3 个疗程。

② 辅助化疗在同步放疗之后序贯进行，若前期已行新辅助化疗，无循证医学证据表明同步放化疗之后尚需继续辅助化疗。

③ 目前标准的辅助化疗方案为"DDP＋5-FU"。

④ 其他铂类联合紫杉醇或吉西他滨等方案尚需进一步证实。

（3）随访

① 病史与体检：第一年每1～3个月一次，第二年每2～4个月一次，第3～5年每4～6个月一次，5年后每6～12个月一次。

② 原发灶部位影像学：6个月一次，有临床指征时随时或进一步检查。

③ 胸部影像学：有临床指征时。

④ TSH：有颈部放疗者6～12个月一次。

⑤ EBV监测：鼻咽癌患者。

3. 姑息化疗

（1）姑息化疗的适应证　复发、转移（无法治愈）晚期、全身一般情况较好（ECOG评分0～2）、无明显重要脏器功能异常的鼻咽癌患者。姑息化疗的作用是有限的，目的是缓解症状，延长生命。

（2）原则

① 姑息治疗包括最佳支持治疗、化疗和临床试验。鼓励晚期患者参与设计良好的临床试验。

② 体力状态良好（ECOG评分0～1）的患者可以给予联合或单药化疗，对于体力状态稍差（ECOG评分2）的患者，最适合用单药化疗或最佳支持治疗。如体力状态好的患者在用一线化疗方案后出现复发，可采用在临床试验中二线治疗方案或者最佳支持治疗。对于体力状态更差（ECOG评分3）的患者，可用最佳支持治疗。

③ 一线化疗方案目前没有金标准，最常用的有效方案包括：a.顺铂或卡铂＋5-FU；有条件可加用西妥昔单抗，一项前瞻性大样本对照研究显示PF方案加用西妥昔单抗可延长中位生存7.1～10.1个月。b.顺铂或卡铂＋紫杉醇。c.卡铂＋多西他赛。d.单药顺铂、卡铂、吉西他滨、紫杉醇或多西他赛，临床肿瘤科医生可根据实际病情变化选择具体方案。

④ 姑息化疗过程中要及时评估化疗疗效，常在化疗2周期后评估，如肿瘤出现明显进展时1周期后也可评估，以免造成无效化疗，加速患者死亡。

（三）手术治疗

鼻咽部位于头颅中央，位置隐蔽，周围有重要的血管、神经通过，手术路径比较复杂，难以按照肿瘤外科原则做整块切除；鼻咽癌颈部淋巴结转移率高，并且某些转移淋巴结不容易做颈淋巴结清除术；鼻咽癌大多数为低分化鳞癌，对放射治疗的敏感性较高，所以放射治疗被认为是鼻咽癌首选的治疗方法。单纯手术疗效较差。现在都认为鼻咽癌的手术治疗主要适用于放疗后鼻咽部和（或）颈部残留与复发的病例，如果应用得当，是提高生存率的一种有效的补救措施。

三、处方

▶ **处方一**：DCF（多西他赛＋顺铂＋5-FU）方案　局部晚期鼻咽癌诱导化疗。

| NS | 250ml | iv gtt | d1 |
| 多西他赛 | 75mg/m² | | |

| NS | 500ml | iv gtt | d1 |
| 顺铂 | 75mg/m² | | |

每3周重复

说明：a.本方案21d为1个周期。本方案粒细胞缺乏性发热和粒细胞缺乏伴感染的发生率较高（约30%），可发生治疗相关性死亡，故需密切监测血常规变化，必要时可预防性使用G-CSF。因此该方案推荐用于年轻、体质较好的患者，老年人和其他耐受较差者慎用。

b.用多西他赛前一天起口服地塞米松8mg bid共3d，预防水钠潴留。

c.动态观察EBV DNA对诊断、疾病监测、预后有帮助。

d. WHO分级为$T_{2\sim3}/N_{2\sim3}$的患者需评估远处转移，如有条件可行PET/CT检查。

e.放疗前常规口腔检查。

f.鼻咽癌诱导化疗前必须明确病理学诊断。

g.顺铂可导致听神经损伤，治疗前需行听力检查。

h.5-FU持续滴注可致严重外周静脉炎，需行深静脉置管。

i.多西他赛应在顺铂前用，因为顺铂会使多西他赛清除率明显下降，而造成严重的骨髓抑制。多西他赛的其他使用注意事项参见"卡铂＋多西他赛方案"。

j.顺铂可产生肾功能损害，在用DDP前后，采用水化疗法，平均补液量3000～4000ml/d，保持尿量＞2500ml/d，维持水电解质平衡，并可加用甘露醇和呋塞米加速肾的排泄。

▶ **处方二**：单药顺铂每3周方案　适用于局部晚期鼻咽癌同步放化疗。

NS	500ml	iv gtt　d1
顺铂	100mg/m²	

每3周重复

说明：大剂量顺铂应于化疗前1d开始水化，共3d。

▶ **处方三**：单药顺铂每周方案　适用于局部晚期鼻咽癌同步放化疗。

NS	500ml	iv gtt　d1
顺铂	40mg/m²	

每周重复

说明：每周重复至放疗结束。

▶ **处方四**：单药卡铂方案　适用于局部晚期鼻咽癌同步放化疗。

5% GS	250ml	iv gtt　d1
卡铂	100mg/m²	

每周重复

说明：每周1次，共6次。

▶ **处方五**：单药西妥昔单抗方案　适用于局部晚期鼻咽癌同步放化疗。

NS	100ml	iv gtt　d1
西妥昔单抗	250mg/m²	
首次	400mg/m²	

说明：a.西妥昔单抗首剂为400mg/m²，第2周开始250mg/m²，继之每周1次。

b.西妥昔单抗是一种人鼠嵌合型单克隆抗体，为预防过敏反应，滴注本品之前必须给予肾上腺皮质激素和抗组胺药物治疗，推荐起始剂量为400mg/m²，滴注时间120min，滴速应控制在5ml/min以内。维持剂量为一周250mg/m²，滴注时间不少于60min。

c.常见副作用为皮疹、疲倦、腹泻、恶心、呕吐、腹痛、便秘等，少数可发生严重不良反应。输液反应：多数为轻中度，调慢输液速度可缓解，约3%患者可发生严重的输液反应，其中90%发生于第一次用药。

d.皮肤毒性：包括痤疮样皮疹、皮肤干燥、皲裂，1～2级毒性加强皮肤护理，避免继发感染，避免压力或摩擦，使用润肤霜或润滑剂，局部使用含尿素和皮质类固醇成分的乳液或润滑剂，必要时使用抗真菌药或抗生素治疗，3～4级毒性需停药，等恢复到1级可继续用药。

▶ **处方六**：顺铂4周方案　适用于局部晚期鼻咽癌辅助化疗。

NS	250ml	iv gtt　d1
顺铂	80mg/m^2	

每4重复

说明：a.本方案28d为1个周期。进入辅助化疗者前期多已接受放化疗，骨髓功能尤其脆弱，化疗后每周复查2次血常规，如出现Ⅱ度以上骨髓抑制，应予以相应治疗。

b.鼻咽癌患者放疗后鼻咽部黏膜充血肿胀，鼻腔分泌物增多、黏稠，应指导患者学会正确掌握简易鼻咽冲洗器的冲洗方法和常用的液体。放疗一开始，即行鼻腔冲洗，先用温开水冲洗，再用淡盐水冲洗，以清除鼻咽腔黏膜表面的分泌物，减轻放疗反应，增加癌细胞对放射线的敏感度，如合并感染时改用0.3%过氧化氢冲洗。

c.颈部接受过放疗者，每6～12个月查促甲状腺激素（TSH）。

d.治疗后第1年每1～3个月体检1次，第2年每2～4个月1次，第3～5年每4～6个月1次，怀疑复发者行活检。

e.在治疗后的3～6个月，对原发病灶和颈部（如也接受过放疗）进行基线的影像学检查。

f.戒烟、限酒，口腔科检查，言语、听力和吞咽功能的评估及康复治疗。

g.DDP的使用及水化以及其他使用注意事项参见第八章第一节骨肉瘤中：（二）HD-AMD＋DDP（大剂量多柔比星＋顺铂）。

▶ **处方七**：TP方案　适用于鼻咽癌姑息性化疗。

NS	500ml	iv gtt　d1
紫杉醇	175mg/m^2	
NS	500ml	iv gtt　d1
顺铂	60～70mg/m^2	

每3周重复

▶ **处方八**：卡铂＋多西他赛方案

| NS | 250ml | | iv gtt | d1 |
| 多西他赛 | 65mg/m² | | | |

| 5% GS | 500ml | | iv gtt | d1 |
| 卡铂 | AUC＝6 | | | |

每3周重复

说明：a.该方案发热性粒细胞缺乏和粒细胞缺乏伴感染的发生率较高（约60%），可发生治疗相关性死亡，故需密切监测血常规变化，必要时可预防性使用G-CSF。因此该方案推荐用于年轻、体质较好的患者，老年人和其他耐受较差者慎用。当患者中性粒细胞数量＞1.5×10^9/L以上时才能接受本药的治疗，本药治疗期间如果发生严重的中性粒细胞减少（＜0.5×10^9/L并持续7d或7d以上），在下1个疗程中建议减低剂量。

b.多西他赛应在卡铂之前用。经肝脏代谢，治疗过程中需监测肝功能变化。i.使用中可能发生较严重的过敏反应，故使用时应具备相应的急救设施，常规心电监护2h。过敏反应的发生常在该药开始滴注的最初几分钟，故用药前10min应有医护人员在床边密切观察。如果发生过敏反应的症状轻微，如脸红或局部皮肤反应则不需终止治疗；但如果发生严重过敏反应，如血压下降超过30mmHg，支气管痉挛或全身皮疹或红斑，则需立即停止滴注并进行抗过敏反应治疗。ii.使用后会导致患者体液潴留的发生，少数病例可出现胸腔积液、腹水、心包积液，停止使用本药治疗后，液体潴留可逐渐消失。故所有患者在接受本药治疗前需预服地塞米松以减轻体液潴留的发生。iii.使用时可出现罕见的惊厥或暂时性意识丧失，及较常见的外周神经毒性，故需密切观察神经系统的症状和体征变化。

c.上述方案，每21d为1个周期。

▷ **处方九**：顺铂＋氟尿嘧啶（FP）方案

| NS | 500ml | | iv gtt | d1 ～ 5 |
| 5-FU | 750mg/m² | | | |

| NS | 500ml | | iv gtt | d1 |
| 顺铂 | 80 ～ 100mg/m² | | | |

每3周重复

说明：a.本方案21d为1个疗程。

b.氟尿嘧啶持续120h滴注需行中心静脉置管。

c.本方案常见毒性为骨髓抑制、恶心、呕吐、胃肠道黏膜炎，严重者伴感染、出血等。

▶ **处方十**：卡铂＋紫杉醇＋吉西他滨（三联）方案

5% GS	500ml	iv gtt	d1、d8
卡铂	AUC＝6 300mg/m²		
NS	250ml	iv gtt	d1、d8
紫杉醇	70mg/m²		
NS	100ml	iv gtt	d1、d8
吉西他滨	1.0g/m²		

说明：a.本方案适用于伴有远处转移铂类药物治疗无效后的二线治疗，21d为1个疗程。

b.紫杉醇的不良反应及处理参见"顺铂＋紫杉醇方案"。

c.3～4度粒细胞缺乏可达80%，3～4度贫血及血小板低下可达40%，化疗后每周至少复查2次血常规，建议预防使用G-CSF。

d.建议在年轻的、PS状态0～1分、重要器官功能健全的患者使用。

▶ **处方十一**：吉西他滨单药方案

NS	100ml	iv gtt	d1、d8、d15
吉西他滨	1.0g/m²		

说明：a.本方案4周为1个疗程。

b.可预防性使用5-HT3受体拮抗药止吐。

c.主要毒性为骨髓抑制，非血液毒性较轻。

d.若第8、第15天WBC＜1.5×10^9或PLT＜100×10^9，则化疗延迟直至恢复上述水平。

e.若本疗程骨髓抑制达3度以上，下一程剂量下调20%。

f.开始治疗前4周内必须有相应病灶的影像学检查，化疗2个疗程后重复阳性病灶的检查。

（陈强　侯培峰）

胶质瘤是最常见的原发性颅内肿瘤，主要有4种病理类型：星形细胞瘤、少突胶质细胞瘤、室管膜瘤和混合性胶质瘤。WHO中枢神经系统肿瘤分类中将胶质瘤分为Ⅰ～Ⅳ级。低级别胶质瘤（LGG，WHO Ⅰ～Ⅱ级）常见的有毛细胞型星形细胞瘤、多形性黄色星形细胞瘤和室管膜巨细胞星形细胞瘤等。此外还包括混合型胶质神经元肿瘤，如节细胞胶质瘤、胚胎发育不良性神经上皮肿瘤等。近30年来，原发性恶性脑肿瘤发生率逐年递增。根据美国脑肿瘤注册中心统计，恶性胶质瘤约占原发性恶性脑肿瘤的70%。在恶性胶质瘤中，间变性星形细胞瘤（AA，WHO Ⅲ级）和多形性胶质母细胞瘤（GBM，WHO Ⅳ级）最常见，其中GBM约占所有胶质瘤的50%。

原发的GBM多发生于55岁以上的中老年患者，而继发的GBM多发生于年龄小于55岁患者中，是由低级别胶质瘤发展而来，占GBM的5.0%～10%。WHO Ⅱ级和WHO Ⅲ级胶质瘤发展成GBM的时间平均为5年和2年。

恶性胶质瘤的发病率为（5～8）/（100万），5年病死率在全身肿瘤中仅次于胰腺癌和肺癌，位列第3位。2012年中国肿瘤登记报告指出中国脑及中枢神经系统恶性肿瘤病死率为3.87/（10万），位列十大高病死率肿瘤之第9位。以恶性胶质瘤为代表中枢神经系统恶性肿瘤造成了巨大的社会经济及家庭负担，一直是当今肿瘤研究的热点。

一、诊断要点

1.症状和体征

分为一般颅内压增高表现和局灶性症状与体征。

（1）颅内压增高表现　肿瘤体积的增大或周围组织的水肿引起颅内压增高，通常呈缓慢、渐进性加重过程，典型表现为头痛、恶心、呕吐和眼底视盘水肿。如肿瘤阻塞脑脊液循环通路，可出现急性颅内压增高。颅内压增高晚期，可造成失明，眼底检查可见视盘水肿或合并继发性萎缩。老年人因脑萎缩，颅内空间相对增大，故颅内压增高可相对不明显。

（2）局灶性症状与体征

① 大脑半球胶质瘤：肿瘤位于功能区或其附近，早期可出现神经系统定位表现如下。

a.锥体束损伤表现：肿瘤对侧半身或单一肢体力弱，并渐瘫痪。病初为一侧腹壁反射减弱或消失，继而病变对侧腱反射亢进、肌张力增高和病理反射阳性。

b.感觉异常：主要表现为皮质觉障碍，如肿瘤对侧肢体的关节位置觉、两点辨别觉、图形觉、实体感觉等异常。

c.失语和视野改变：如肿瘤位于优势半球额下回后部和颞枕叶深部，可出现相应表现。

d.精神症状：表现为人格改变和记忆力减退，如反应迟钝、生活懒散、近记忆力减退、判断能力差，也可有脾气暴躁、易激动或欣快等。

e.癫痫发作：包括全身性及局限性发作。发作多由一侧肢体开始，有些表现为发作性感觉异常。

② 小脑胶质瘤　肿瘤位于小脑半球、蚓部，或者桥小脑角等处，引起相应表现如下。

a.小脑半球：表现为患侧肢体共济失调，如指鼻试验、跟膝试验不准，轮替试验缓慢笨拙等。

b.小脑蚓部：表现为躯干性共济失调，如步行时两足分离过远、步态蹒跚等。

c.小脑脑桥角症状：病变同侧中、后组颅神经症状，如耳鸣、耳聋、眩晕、面部麻木、面肌抽搐、面肌麻痹、声音嘶哑、进食呛咳，病变侧小脑性共济失调等。

③ 脑干胶质瘤：表现为多发颅神经功能缺损、长传导束体征、共济失调，或任何两种体征的合并出现，如出现眼球运动障碍、复视、面瘫、声音嘶哑、步态不稳，以及交叉性麻痹，病变侧颅神经周围性麻痹、病变对侧肢体中枢性麻痹。

④ 三脑室后部胶质瘤：肿瘤位于第三脑室后部松果体区，主要引起脑脊液循环障碍所致颅内压增高表现，累及周围组织出现局部体征。

a.四叠体症状：双眼上视障碍、瞳孔对光反应及调节障碍、听力障碍等。

b.小脑体征：肿瘤向下发展压迫小脑上蚓部，引起步态、持物不稳，水平眼球震颤等。

2.辅助检查

（1）影像学检查　推荐胶质瘤的影像学诊断以MRI平扫加增强为主，CT为辅。MRI平扫加增强检查不仅可鉴别胶质瘤与部分非肿瘤病变，避免不必要的手术，而且有助于胶质瘤分级、实时发现肿瘤术中移位，明确胶质瘤侵犯范围，帮助肿瘤立体定向活检区域选择，有利于胶质瘤的切除和预后评估（表4-2）。推荐MRI特殊功能检查、PET和SPECT用于鉴别诊断、术前评估、疗效评价和术后随访。

表4-2　不同胶质瘤的MRI平扫及增强扫描结果

胶质瘤类型	MRI平扫	MRI增强
毛细胞型星形细胞瘤	肿瘤实性部分呈T1WI稍低信号、T2WI稍高信号；囊性部分呈T1WI低信号、T2WI及水抑制T2WI均为高信号	肿瘤实性部分呈明显不均匀强化；囊性部分无强化或延迟强化
毛细胞黏液型星形细胞瘤	通常边界清楚，囊变少见，呈T1WI稍低信号或等信号、T2WI高信号	明显均匀强化
多形性黄色星形细胞瘤	实性部分呈T1WI稍低信号、T2WI稍高信号；囊性部分呈T1WI低信号、T2WI高信号，水抑制T2WI呈低信号	实性部分及壁结节呈明显强化；囊性部分无强化，肿瘤邻近脑膜常可受累并明显强化，约70%可呈现"硬膜尾征"
星形细胞瘤WHO Ⅱ级	肿瘤呈边界不清的均匀信号肿块，有时甚至呈弥漫性浸润分布的异常信号，而无具体肿块，也可既有肿块又有弥漫性异常信号；T1WI稍低信号或等信号，T2WI稍高信号；囊变呈T1WI低信号、T2WI高信号	通常无增强或仅有轻微不均匀增强
少突胶质细胞瘤WHOⅡ级	肿瘤信号常不均匀，实性肿瘤部分呈T1WI稍低信号、T2WI稍高信号，钙化在梯度回波T2WI呈明显不均匀低信号	约50%的肿瘤呈不均匀强化

胶质瘤类型	MRI平扫	MRI增强
室管膜瘤	肿瘤信号欠均匀，呈T1WI等或稍低信号、T2WI稍高信号，囊变呈T1WI低信号、T2WI高信号，钙化在梯度回波T2WI呈明显不均匀低信号	呈中等度不均匀强化
血管中心型胶质瘤	边界清楚，呈T1WI稍低信号、T2WI稍高信号，可见肿瘤延伸至邻近侧脑室旁	无强化
胚胎发育不良型神经上皮瘤肿瘤	肿瘤呈T1WI稍低信号、T2WI稍高信号，肿瘤内常可见"小泡征"，呈多发T1WI低信号、T2WI高信号	通常无强化或轻微强化
节细胞胶质瘤	囊实性节细胞胶质瘤表现为囊性病灶内见实性壁结节，囊性成分呈T1WI低信号、T2WI高信号，水抑制T2WI多为低信号，实性节细胞胶质瘤表现为T1WI稍低信号、T2WI稍高信号	可呈现不同程度强化
中央神经细胞瘤	实性部分呈T1WI等信号、T2WI稍高信号，囊变呈T1WI低信号、T2WI高信号，钙化呈T2WI低信号，梯度回波序列T2WI呈明显低信号	呈中等度至明显强化
高级别胶质瘤	通常为混杂信号病灶，T1WI为等信号或低信号，T2WI为不均匀高信号，肿瘤常沿白质纤维束扩散	呈结节状或不规则环状强化。肿瘤血管生成明显。胶质瘤病多无强化或轻微斑块样强化
髓母细胞瘤	T1WI多为较均匀的低信号、T2WI为等信号或略高信号，边缘清晰，可有小部分囊变	大多数为明显均匀的强化，少数呈中等强化
PNET	T1WI呈稍低信号，T2WI呈稍高信号，或T1WI、T2WI均呈混杂信号强度。可见肿瘤沿脑脊液扩散	不均一强化、不规则"印戒"样强化，偶见沿室管膜播散

（2）细胞学检查 髓母细胞瘤、室管膜母细胞瘤、多形性胶质母细胞瘤有时在脑脊液中可找到肿瘤细胞。

（3）组织病理学检查 手术及立体定向活检术后的病理学检查可明确肿瘤病理类型，是确诊证据。

3. 分级和分类

脑胶质瘤的WHO恶性程度分级系统如表4-3所示。

表4-3　脑胶质瘤的WHO恶性程度分级系统

肿瘤组别	肿瘤类型	Ⅰ级	Ⅱ级	Ⅲ级	Ⅳ级
星形细胞肿瘤	室管膜下巨细胞型	√			
	毛细胞型	√			
	低级别		√		
	多形性黄色星形细胞瘤		√	√	
	间变性			√	
	胶质母细胞瘤				√
少枝胶质瘤	低级别		√		
	间变性			√	
少枝-星形细胞瘤	低级别		√		
	间变性			√	
室管膜肿瘤	室管膜下室管膜瘤	√			
	黏液乳头状	√			
	低级别		√		
	间变性			√	
脉络丛肿瘤	乳头瘤癌	√		√	√
神经元/胶质肿瘤	节细胞瘤	√			
	节细胞胶质瘤	√	√		
	婴儿多纤维性节细胞胶质瘤	√			
	胚胎发育不良性神经上皮肿瘤	√			
	中央性神经细胞瘤	√			
松果体肿瘤	松果体细胞瘤		√		
	松果体细胞/松果体母细胞瘤			√	√
	松果体母细胞瘤				√
胚胎性肿瘤	髓母细胞瘤				√

肿瘤组别	肿瘤类型	I 级	II 级	III级	IV级
	其他PNETs				√
	髓上皮瘤				√
	神经母细胞瘤				√
	室管膜母细胞瘤				√

二、治疗原则

1.手术治疗

手术切除是胶质瘤首选治疗策略。强烈推荐以最大范围安全切除肿瘤为手术基本原则。推荐不能安全全切肿瘤者，可酌情采用肿瘤部分切除术、开颅活检术或立体定向（或导航下）穿刺活检术，以明确肿瘤的组织病理学诊断。

强烈推荐对于局限于脑叶的原发性高级别（WHO III～IV级）或低级别（WHO II级）恶性胶质瘤应争取最大范围安全切除肿瘤。基于胶质瘤膨胀性浸润性的生长方式及血供特点，推荐采用显微神经外科技术，以脑沟、脑回为边界，沿肿瘤边缘白质纤维束走向做解剖性切除，以最低程度的组织和神经功能损伤获得最大程度的肿瘤切除，并明确组织病理学诊断。

对于优势半球弥漫浸润性生长；病灶侵及双侧半球；老年患者（>65岁）；术前神经功能状况较差（KPS<70），脑内深部或脑干部位的恶性脑胶质瘤，脑胶质瘤病，推荐酌情采用肿瘤部分切除术、开颅活检术或立体定向（或导航下）穿刺活检。肿瘤部分切除术具有比单纯活检术更高的生存优势。活检主要适用于邻近功能区皮质或位置深在而临床无法手术切除的病灶。活检主要包括立体定向（或导航下）活检和开颅手术活检。立体定向（或导航下）活检适用于位置更加深在的病灶，而开颅活检适用于位置浅表或接近功能区皮质的病灶。

强烈推荐于手术后早期（<72h）复查MRI，以手术前和手术后影像学检查的容积定量分析为标准，评估胶质瘤切除范围。高级别恶性胶质瘤MRI的T1WI增强扫描是目前公认的影像学诊断"金标准"；低

级别恶性胶质瘤宜采用MRI的T2WI或FLAIR序列影像。在不具备复查MRI条件的单位，推荐于术后早期（＜72h）复查CT。

影像导引外科新技术有助于实现最大范围安全切除恶性脑胶质瘤。推荐常规神经导航、功能神经导航、术中神经电生理监测技术（例如皮质功能定位和皮质下刺激神经传导束定位）、术中MRI实时影像神经导航。可推荐荧光引导显微手术、术中B超影像实时定位、术前及术中DTI以明确肿瘤与周围神经束的空间解剖关系、术前及术中BOLD-fMRI判断肿瘤与功能皮质的关系。

2. 放射治疗

强烈推荐采用6～10MV X线常规分割（1.8～2.0Gy/次，5次/周）外照射；不推荐SRT和SBT作为术后初始的治疗方式；推荐3D-CRT或IMRT技术的应用；靶区勾画时需参考术前和术后的影像资料，以MR为主要依据，辅以fMRI、PET/CT等检查有助于靶区的确定，推荐有条件的单位开展CT/MR图像融合进行治疗计划设计。

胶质瘤经放疗后，可能出现假性进展，特别是TMZ同步放化疗后假性进展的发生率增加，出现假性进展的时间提前，与复发、放射性坏死等鉴别困难，需特别关注。

高级别胶质瘤［HGG，包括GBM、AA、间变少突细胞瘤（AO）和间变少突星形细胞瘤（AOA）］推荐术后尽早开始放疗。推荐肿瘤局部照射，标准剂量为60Gy。GTV为MRI T1增强图像显示的术后残留肿瘤和（或）术腔。CTV1为GTV外扩2cm，剂量46～50Gy。CTV2为GTV外扩1cm，剂量10～14Gy。强烈推荐TMZ 75mg/m^{2}同步放化疗，并随后行6个周期的TMZ辅助化疗（参见GBM化疗）。

大脑胶质瘤病推荐肿瘤局部照射，剂量50～60Gy；或全脑照射，剂量40～45Gy。GTV为MRI FLAIR/T2加权像上的异常信号区域。CTV为MRI FLAIR/T2加权像上的异常信号区域＋外放2～3cm。

对于LGG，推荐对肿瘤完全切除者，若预后因素属低危者可定期观察；若预后因素属高危者应予早期放疗。推荐对术后有肿瘤残留者进行早期放疗。GTV为MRI FLAIR/T2加权像上的异常信号区域。CTV为GTV或（和）术腔边缘外扩1～2cm。强烈推荐LGG放疗的总剂量为45～54Gy，分次剂量为1.8～2.0Gy。

对于室管膜瘤，推荐对手术全切者进行早期局部放疗或观察，部分切除或间变性室管膜瘤者术后需放疗；若全脊髓MRI和CFS脱落细胞检查均阴性，应行肿瘤局部照射；若上述检查有一项阳性，应全脑全脊髓照射（CSI）。预防性CSI无显著获益。使用术前和术后影像来确定局部靶区，通常使用MRI的T1增强像或T2/FLAIR像。GTV为术前肿瘤侵犯的解剖区域和术后MRI信号异常区域。CTV为GTV外扩1～2cm。推荐颅内肿瘤局部剂量54～59.4Gy，全脑全脊髓剂量30～36Gy，脊髓肿瘤局部剂量45Gy，分次剂量均为1.8～2Gy。

髓母细胞瘤建议术后24～72h做脑增强MRI，术后2～3周做脊髓增强MRI，脑积液细胞学检查应在术后2周以后。强烈推荐CSI＋后颅凹加量照射（PF），照射分割剂量1.8Gy/次。推荐3D-CRT、IMRT技术照射。小于3岁的幼儿，化疗占重要地位。

3.化学治疗

新诊断的GBM（WHO Ⅳ级）　强烈推荐TMZ同步放疗联合辅助化疗：放疗的整个疗程应同步化疗，口服TMZ 75mg/m²，疗程42d。放疗结束后4周，辅助TMZ治疗，150mg/m²，连续用药5天，28天为1个疗程，若耐受良好，则在以后化疗疗程中增至200mg/m²，推荐辅助TMZ化疗6个疗程。根据中国实际国情，亦可使用ACNU（或其他烷化剂BCNU、CCNU）联合VM26：ACNU（或其他烷化剂BCNU、CCNU）90mg/m²，d1；VM26 60mg/m²，d1～3，4～6周1周期，4～6个疗程。

新诊断的间变性胶质瘤（WHO Ⅲ级）　推荐放疗联合TMZ（同GBM）或亚硝脲类：PCV方案（洛莫司汀＋甲基苄肼＋长春新碱）；亚硝脲类方案，如ACNU方案。

儿童胶质瘤　LGG患儿推荐术后化疗，尤其是不能放疗的婴幼儿。长春新碱＋卡铂、硫鸟嘌呤＋丙卡巴肼＋洛莫司汀＋长春新碱（TPCV方案）、低剂量顺铂＋依托泊苷和TMZ用于儿童LGG；推荐PCV（长春新碱、CCNU、泼尼松龙）用于儿童HGG；推荐有条件的单位在儿童胶质瘤化疗前检测MGMT启动子区甲基化。

髓母细胞瘤　一般风险（年龄＞3岁；术后肿瘤残留＜1.5cm³；肿瘤局限在后颅凹而无远处转移；蛛网膜下腔无播散，无中枢外血源性转移及蛛网膜下隙转移者）儿童髓母细胞瘤推荐术后化疗，但不能替代放疗，不推荐放疗前后进行夹心法化疗；高风险（年龄≤3岁；术后肿瘤残留：≥1.5cm^3；有肿瘤远处播散和转移者）儿童髓母细胞瘤的化疗疗效尚不理想，没有证据支持夹心法化疗能提高总体疗效；成人髓母细胞瘤推荐术后化疗，夹心法化疗能够提高总体治疗效果；<3岁髓母细胞瘤推荐术后单独化疗，大剂量冲击化疗可延缓或避免婴幼儿术后的放疗，手术全切且无转移的婴幼儿，单纯大剂量化疗可替代放疗并获得满意疗效。

LGG　对全切者，无高危因素的可以观察；有高危因素的建议放疗或化疗。有残留者推荐放疗或化疗。推荐有条件的单位对LGG患者检测1p19q缺失，若联合缺失者可先化疗；推荐TMZ作为LGG辅助治疗的首选化疗药物。

三、处方

▷ **处方一**：替莫唑胺单药方案

替莫唑胺　150mg/m^2　po　qd　d1～5　q4w

说明：替莫唑胺是一种新型的口服二代烷化剂——咪唑四嗪类衍生物，具有很好的口服生物利用度，并且能很好地通过血脑屏障，一些研究数据表明其脑脊液/血浆药物浓度比接近30%～40%，可以很好地达到有效血药浓度。目前认为DNA甲基化和错配修复失败是TMZ细胞毒性的主要机制，作用于细胞分裂周期，阻滞肿瘤细胞的DNA分裂使肿瘤细胞停滞于G2～M期达到抗肿瘤的作用；替莫唑胺主要用于治疗多形性胶质母细胞瘤或间变性星形细胞瘤。

▷ **处方二**：ACNU＋VM26方案

ACNU　90mg/m^2　iv　d1

VM-26　60mg/m^2　iv　d1～3　q4w。

说明：该方案疗效等同于替莫唑胺。

▷ **处方三**：PVC方案

CNCU　110～130mg/m^2　po　qd　d1

甲基苄肼　60～75mg/m^2　po　qd　d8～21

硫酸长春新碱　1.4mg/m^2（最大2mg）iv　d8、d29　q4～6w

说明：该方案疗效等同于替莫唑胺。

（侯培峰　黄小兵）

第五章 >>>

肺癌

>第一节 非小细胞肺癌

非小细胞肺癌（NSCLS）为起源于支气管黏膜或腺体的恶性肿瘤。非小细胞肺癌包括鳞癌、腺癌、大细胞癌，与小细胞癌相比其癌细胞生长分裂较慢，扩散转移相对较晚。非小细胞肺癌约占所有肺癌的80%，约75%的患者发现时已处于中晚期，5年生存率很低。

一、诊断要点

1.症状

（1）局部症状　咳嗽（刺激性干咳）、痰中带血或血痰、咯血、胸痛、胸闷、气急、声音嘶哑、胸腔积液、呼吸困难等。

（2）全身症状　乏力、发热、消瘦及恶液质。

（3）肺外症状　头晕、头痛、偏瘫、骨疼痛、病理性骨折、心包积液、上腔静脉阻塞综合征、颈交感神经综合征、进行性肌无力、周围性水肿、低钾性碱中毒、男性乳腺发育、高血钙、低血磷、支气管痉挛性哮喘、皮肤潮红、阵发性心动过速和水样腹泻、肥大性骨关节病、低钠血症和水中毒等。

2.体征

（1）查体过程中应注意有无颈部或锁骨上淋巴结肿大，注意腹部触诊特别是肝、脾触诊情况，注意有无杵状指（趾）等。

（2）多数早期肺癌患者无明显相关阳性体征。但若中央型肺癌堵塞支气管，可出现病侧肺听诊呼吸音减弱；若合并感染，可闻及啰音；若合并胸腔积液，可表现为叩诊呈浊音、听诊呼吸音减弱。

3.检验及检查

（1）常规检查项目　三大常规、生化全套、凝血功能、相关肿瘤标志物（CEA、CYFRA21-1、NSE、SCC 等）、痰脱落细胞学检查、肺功能、腹部彩超（肝脏及肾上腺）、胸部 CT 平扫＋增强、头颅 MRI、全身骨显像、病理学检查（纤维支气管镜检查并活检、经支气管针吸活检、影像引导下经胸壁粗针活检或细针穿刺活检）、EGFR 基因突变及 ALK 融合基因检测（晚期 NSCLC、腺癌或含腺癌成分）。

（2）必要时检查项目　胸水细胞学检查、SPECT、PET/CT、胸腔穿刺、经支气管肺活检术、超声内镜引导活检、导航气管镜、纵隔镜、胸腔镜、开胸肺活检。

4.分期

（1）原发肿瘤（T）分期

T_x：原发肿瘤大小无法测量；或痰脱落细胞或支气管冲洗液中找到癌细胞，但影像学检查和支气管镜检查未发现原发肿瘤。

T_0：没有原发肿瘤的证据。

Tis：原位癌。

T_1：原发肿瘤≤3cm。

T_{1a}：原发肿瘤≤2cm。

T_{1b}：原发肿瘤＞2cm，≤3cm。

T_2：肿瘤累及主支气管，但距离气管隆嵴≥2cm；累及脏层胸膜；部分肺不张。

T_{2a}：肿瘤＞3～5cm。

T_{2b}：肿瘤＞5～7cm。

T_3：肿瘤＞7cm，累及胸壁、横膈、心包、纵隔胸膜或主支气管（距气管隆嵴＜2cm，但未及）；全肺不张，原发肿瘤同一肺叶出现分离的癌结节。

T_4：侵及纵隔、心脏、大血管、气管隆嵴、气管、食管或椎体；原发肿瘤同侧不同肺叶出现分离的癌结节。

（2）淋巴结转移（N）分期

N_x：淋巴结转移情况无法判断。

N_0：无区域淋巴结转移。

N_1：同侧支气管、肺门淋巴结转移。

N_2：同侧纵隔、隆突下淋巴结转移。

N_3：对侧纵隔和对侧肺门、前斜角肌或锁骨上区淋巴结转移。

（3）远处转移（M）分期

M_x：无法评价有无远处转移。

M_0：无远处转移。

M_{1a}：胸膜播散（恶性胸腔积液、心包积液或胸膜结节）、原发肿瘤对侧肺叶出现分离的癌结节。

M_{1b}：有远处转移（肺/胸膜外）。

（4）肺癌TNM分期（表5-1）

表5-1　肺癌TNM分期

分期	TNM组合
隐匿期	$T_xN_0M_0$
0期	$TisN_0M_0$
Ⅰa期	$T_{1a}N_0M_0$，$T_{1b}N_0M_0$
Ⅰb期	$T_{2a}N_0M_0$
Ⅱa期	$T_{2b}N_0M_0$，$T_1N_1M_0$，$T_{2a}N_1M_0$
Ⅱb期	$T_{2b}N_1M_0$，$T_3N_0M_0$
Ⅲa期	$T_{1\sim2}N_2M_0$，$T_3N_{1\sim2}M_0$，$T_4N_{0\sim1}M_0$
Ⅲb期	$T_4N_2M_0$，$TanyN_3M_0$
Ⅳ期	$TanyNanyM_1$

二、治疗原则

（1）Ⅰa期NSCLC患者首选外科手术（手术探查和切除＋纵隔淋巴结清扫或系统淋巴结取样），对于切缘阴性者，不推荐术后辅助化疗；若术后切缘阳性，首选再次手术治疗，也可选择局部放疗。因医学等原因不能手术者，首选根治性放疗（包括立体定向放疗）。

（2）Ⅰb期及Ⅱa期（$T_{2b}M_0M_0$）NSCLC患者首选外科手术治疗（手术探查和切除＋纵隔淋巴结清扫或系统淋巴结取样）。Ⅰb期患者若术后切缘阴性，可不行术后化疗，但对于高危的Ⅰb期患者，可考虑术后辅助化疗；若术后切缘阳性，首选再次手术，加或不加术后辅助化疗；也可考虑术后放疗，加或不加辅助化疗（对于$T_{2b}M_0M_0$者应选择术后化放疗）。因医学等原因不能手术者，可选择根治性放疗（包括立体定向放疗），对于合并高危因素者，可考虑辅助化疗。

（3）Ⅱa期（$T_1N_1M_0$，$T_{2a}N_1M_0$）及Ⅱb期（$T_{2b}N_1M_0$，$T_3N_0M_0$）NSCLC患者，争取手术完全切除（手术探查和切除＋纵隔淋巴结清扫或系统淋巴结取样）。若切缘阴性，推荐术后辅助化疗；若切缘阳性，推荐再次手术加辅助化疗（R1者可采取序贯或同步化放疗，R2者采取同步化放疗）。因医学等原因不能手术者，给予根治性化放疗（$T_3N_0M_0$者予根治性放疗，若合并高危因素，考虑辅助化疗）。

（4）Ⅲa期（$T_4N_{0\sim1}M_0$）NSCLC患者，若手术可切除，则首选手术治疗，若切缘阴性，推荐术后辅助化疗；若切缘阳性，推荐再次手术加辅助化疗或化放疗（R1者可采取序贯或同步化放疗，R2者采取同步化放疗）。也可选择术前同步化放疗或化疗，而后选择手术治疗，若切缘阴性，则继续随访，若切缘阳性，则建议再次手术或放疗（若化放疗已作为初始治疗，可以考虑放疗推量）。对于不可切除的$T_4N_{0\sim1}M_0$患者，首选根治性同步化放疗。

（5）Ⅲa期（$T_3N_1M_0$）NSCLC患者，若手术可切除，则首选手术治疗，若切缘阴性，推荐术后辅助化疗；若切缘阳性，推荐化放疗（R1者可采取序贯或同步化放疗，R2者采取同步化放疗）。对于不可切除者，首选根治性同步化放疗。

（6）Ⅲa期（$T_{1\sim2}N_2M_0$，$T_3N_{1\sim2}M_0$）NSCLC患者，首选根治性同步化放疗。也先采取术前化疗或化放疗，若疾病无进展，则行手术治疗，术后加或不加辅助化疗及放疗（如尚未进行过）；若疾病进展，则选择放疗（如尚未进行过），加或不加化疗。对于可手术者，若切缘阴性，推荐序贯化放疗；若切缘阳性，推荐化放疗（R1者可采取序贯或同步化放疗，R2者采取同步化放疗）。

（7）Ⅲb期NSCLC患者首选根治性同步放化疗。

（8）Ⅳ期NSCLC患者在治疗开始前，应先取得肿瘤组织进行

EGFR 和 ALK 基因检测，根据 EGFR 和 ALK 基因状况决定相应的治疗策略。Ⅳ期 NSCLC 患者以全身治疗为主，部分Ⅳ期患者，有单发对侧肺转移，单发脑或肾上腺转移者也可考虑手术治疗。Ⅳ期患者的治疗目的是提高患者生活质量，延长生存期。

三、处方

▶ **处方一**：长春瑞滨＋顺铂（NP）方案　适用于新辅助化疗、术后辅助化疗及姑息化疗。

NS	125ml	iv gtt　d1、d8
长春瑞滨	25～30mg/m²	
NS	250ml	iv gtt　d1 或分 3 天
顺铂	75～80mg/m²	

每 3 周重复

说明：a.顺铂总量可分 3d 给予。

b.大剂量顺铂应用应注意化疗前后三天水化、利尿、监测尿量，肾功能不全者慎用。

c.长春瑞滨应在短时间内快速滴入（15～20min），此后用生理盐水冲管。

d.长春瑞滨若渗出可引起局部血管强烈刺激反应，故治疗前应先行深静脉置管。

e.长春瑞滨骨髓抑制较明显，主要是白细胞减少，多在 7d 内恢复。

f.在进行包括肝脏的放疗时，忌用长春瑞滨。

g.术后辅助化疗一般给予 4 个周期，推荐在术后 3～4 周开始。

h.NP 方案用于新辅助化疗及术后辅助化疗时，一般为 4 个周期。

或	NS	125ml	iv gtt　d1、d8、d15、d22
	长春瑞滨	30mg/m²	
	NS	250ml	iv gtt　d1 或分 3 天
	顺铂	100mg/m²	

每 4 周重复

或	NS	125ml	iv gtt　d1、d8、d15、d22
	长春瑞滨	25mg/m²	

| NS | 250ml | iv gtt d1、d8 |
| 顺铂 | 50mg/m^2 | |

每4周重复

▶ **处方二**：紫杉醇＋卡铂（TC）方案　适用于新辅助化疗、术后辅助化疗、序贯化放疗及姑息化疗。

| NS或5% GS | 500ml | iv gtt d1 |
| 紫杉醇 | 200mg/m^2 | |

| 5% GS | 250ml | iv gtt d1 |
| 卡铂 | AUC＝6 | |

每3周重复

说明：a.紫杉醇常出现过敏反应，用药之前应予地塞米松、异丙嗪、西咪替丁等预处理，滴注时间至少3～4h，先慢后快，滴注过程中予心电监护。

b.紫杉醇的过敏反应一般发生在最初的几分钟内，如果发生严重过敏反应，如血压下降超过20mmHg，支气管痉挛或全身皮疹/红斑，则需立即停止滴注并进行对症治疗。

c.TC方案用于新辅助化疗及术后辅助化疗时，一般为4个周期。

d.紫杉醇大部由胆汁中排出，对于胆红素升高者应慎用。

e.卡铂骨髓抑制为剂量限制性毒性，主要为血小板和白细胞降低，骨髓抑制最低点一般出现在用药后2～3周，第4周后恢复。

f.卡铂按AUC给药计算方法，常取5～7。

g.TC方案一般用于存在合并症或不能耐受顺铂者。

| 或　NS或5% GS | 250ml | iv gtt（1h）　qw×5次 |
| 紫杉醇 | 40～50mg/m^2 | |

| 5% GS | 250ml | iv gtt qw×5次 |
| 卡铂 | AUC＝2 | |

说明：该方案适用于同步放化疗。

| 或　NS或5% GS | 500ml | iv gtt d1 |
| 紫杉醇 | 200mg/m^2 | |

| 5% GS | 250ml | iv gtt d1 |
| 卡铂 | AUC＝6 | |

每1周重复×2周期，接着紧接放疗。

说明：该方案适用于序贯化放疗。

▶ **处方三：吉西他滨＋顺铂（GP）方案**　适用于新辅助化疗、术后辅助化疗及姑息化疗。

NS	150ml	iv gtt　d1、d8
吉西他滨	1250mg/m²	
NS	250ml	iv gtt　d1或分3天
顺铂	75mg/m²	

每3周重复

说明：a.吉西他滨骨髓抑制常见，贫血、白细胞及血小板减少均可出现。

b.使用吉西他滨时应注意与放疗的间隔时间。

c.GP方案用于新辅助化疗及术后辅助化疗时，一般为4个周期。

▶ **处方四：依托泊苷＋顺铂（EP）方案**　适用于术后辅助化疗及姑息一线化疗。

NS	500ml	iv gtt　d1～3
依托泊苷	100mg/m²	
NS	250ml	iv gtt　d1或分3天
顺铂	100mg/m²	

每4周重复

说明：a.依托泊苷易引起低血压、喉痉挛，注射速度尽可能要慢，至少30min，使用过程中应嘱患者卧床。

b.依托泊苷具有可逆性的骨髓抑制，包括白细胞及血小板减少，多发生在用药后7～14d，20d左右后恢复正常。

c.EP方案用于新辅助化疗及术后辅助化疗时，一般为4个周期。

或　NS	500ml	iv gtt　d1～5、d29～33
依托泊苷	500mg/m²	
NS	250ml	iv gtt　d1
顺铂	50mg/m²	

说明：该方案适用于同步放化疗。

▶ **处方五：长春花碱＋顺铂方案**　适用于术后辅助化疗及姑息化疗。

NS或5% GS	20ml	iv　d1、d8、d15、d22（d43以后q2w）
长春花碱	4mg/m²	

NS	250ml	iv gtt　d1、d22、d43、d64
顺铂	80mg/m²	

每3周重复

说明：a.长春花碱注射时可出现血栓性静脉炎，漏于血管外可引起局部组织坏死，输液前先行深静脉置管。

b.长春花碱冲入静脉时避免日光直接照射。

c.长春花碱血液学毒性是剂量限制性毒性，停药后迅速恢复。

d.长春花碱＋顺铂方案用于新辅助化疗及术后辅助化疗时，一般为4个周期。

或	NS 或 5% GS	20ml	iv　qw×5
	长春花碱	5mg/m²	
	NS	250ml	iv gtt　d1、d29
	顺铂	100mg/m²	

说明：该方案适用于同步放化疗及序贯化放疗。

▶ 处方六：多西他赛＋顺铂（TP）方案　适用于术后辅助化疗及姑息化疗。

NS	250ml	iv gtt　d1
多西他赛	75mg/m²	
NS	250ml	iv gtt　d1或分3天
顺铂	75mg/m²	

每3周重复

说明：a.含多西他赛及紫杉醇方案化疗前，应注意给予抗过敏药，滴注过程中注意心电监护。

b.多西他赛及紫杉醇的过敏反应一般发生在最初的几分钟内，如果发生严重过敏反应，如血压下降超过20mmHg，支气管痉挛或全身皮疹/红斑，则需立即停止滴注并进行对症治疗。

c.多西他赛易引起水钠潴留，使用前应予糖皮质激素类药物如地塞米松预处理。

d.TP方案用于新辅助化疗及术后辅助化疗时，一般为4个周期。

▶ 处方七：培美曲塞＋顺铂方案　适用于术后辅助化疗及姑息化疗。

NS	100ml	iv gtt　d1
培美曲塞	500mg/m²	

NS	250ml	iv gtt 第1天或分3天
顺铂	75mg/m^2	

每3周重复

说明：a.培美曲塞＋顺铂方案用于腺癌、大细胞癌或NSCLC NOS（组织学类型不明确者）。

b.培美曲塞使用前预服地塞米松（或相似药物）降低皮肤反应的发生率及其严重程度。

c.第一次给予培美曲塞前7d肌注维生素B$_{12}$一次并至少于前5d开始口服叶酸，一直服用整个治疗周期，在最后1次本品给药后21d可停服叶酸，维生素B$_{12}$每3个周期肌注一次。

d.有证据表明培美曲塞＋顺铂方案较吉西他滨＋顺铂方案疗效优且毒副反应少。用于姑息一线化疗时，在4～6个周期的含铂类方案化疗后可考虑培美曲塞单药维持化疗。

▶ **处方八**：伊立替康＋顺铂（IP）方案　适用于姑息化疗。

NS	250ml	iv gtt d1
伊立替康	180mg/m^2	

NS	250ml	iv gtt d1或分3天
顺铂	60～80mg/m^2	

每3周重复

说明：a.伊立替康静脉滴注时间亦不得少于30min或超过90min。

b.伊立替康使用中若出现急性胆碱能综合征，应使用硫酸阿托品治疗。

c.伊立替康常见迟发性腹泻，推荐的抗腹泻治疗措施为高剂量的易蒙停（2mg/2h），这种治疗需持续到最后一次稀便结束后12h，但本药有导致麻痹性肠梗阻的危险，故连续使用不得超过48h。

d.姑息化疗一般首选两药联合方案，第3个细胞毒药物的加入并不能进一步延长生存期且毒副反应大。

▶ **处方九**：贝伐组单抗＋紫杉醇＋卡铂（PCB）方案　适用于姑息化疗。

NS	250ml	iv gtt d1 q2w
贝伐组单抗	5mg/kg	

NS 或 5% GS	500ml	iv gtt d1 q3w
紫杉醇	200mg/m²	
5% GS	500ml	iv gtt d1 q3w
卡铂	AUC = 6	

说明：a.贝伐组单抗用于不能手术切除、局部晚期、复发或转移的非鳞状细胞癌NSCLC患者。

b. PCB方案用于非鳞癌、无咯血者，贝伐组单抗不能单独给药，应联合化疗。贝伐组单抗应用药至疾病进展，在4～6个周期的含铂类方案化疗后可考虑贝伐组单抗药维持治疗。

▶ **处方十**：白蛋白结合型紫杉醇＋卡铂方案 适用于姑息化疗。

白蛋白结合型紫杉醇	260mg/m²	iv gtt d1
5% GS	250ml	iv gtt d1 q3w
卡铂	AUC = 6	

每3周重复

说明：a.白蛋白紫杉醇可用于经标准抗过敏等预处理后紫杉醇或多西紫杉醇仍过敏者，使用之前无须抗过敏等处理。

b.治疗期间如患者出现严重中性粒细胞减少或出现严重感觉神经毒性则应将后续疗程的治疗剂量减到220mg/m²。如再次出现上述严重反应则应调整剂量至180mg/m²。对于出现3度感觉神经毒性的患者应暂停给药，待神经毒性恢复至≤2度后方可继续治疗，并在后续治疗时需降低剂量。

▶ **处方十一**：雷莫芦单抗（Ramucirumab）＋多西他赛或多西他赛方案 适用于姑息化疗。

NS	250ml	iv gtt 2h, d1 q2w
雷莫芦单抗	8mg/kg	
NS	250ml	iv gtt d1 q3w
多西他赛	75mg/m²	

说明：a.雷莫芦单抗应用生理盐水配制，不可使用葡萄糖等溶剂；每次输注前，应使用组织胺H1拮抗剂（如盐酸苯海拉明）；对曾经出现1级或2级输注反应患者，每次雷莫芦单抗输注前也用地塞米松和对乙酰氨基酚预先给药。

b.已有证据证明，多西他赛在延长生存期、改善生活质量上优于最佳支持治疗、长春瑞滨或异环磷酰胺。

c.研究表明，雷莫芦单抗＋多西他赛与单纯多西他赛比较，能改善患者生存。

▶ **处方十二**：靶向治疗方案

厄洛替尼：150mg　po（餐前至少1h或餐后至少2h口服）qd

或　吉非替尼：250mg（1片）po（空腹或与食物同服）qd

或　阿法替尼：40mg　po（餐前至少1h或餐后至少2h）qd

或　克唑替尼：200mg　po（与食物同服或不同服均可）bid

或　色瑞替尼：750mg　po（空腹）qd

说明：a.对于明确有EGFR活化突变或基因扩增的晚期、复发或转移的非鳞状细胞癌患者，无论其体力状态如何，阿法替尼、厄洛替尼或吉非替尼都可作为一线治疗方案。

b.研究表明二线治疗中厄洛替尼优于最佳支持治疗。

c.阿法替尼适用于治疗敏感EGFR突变的患者。

d.EML4-ALK基因突变者　可用克唑替尼一线治疗。

e.如患者明确存在KRAS基因突变，应首选考虑厄洛替尼以外的药物治疗。

f.吉非替尼对于未用过酪氨酸激酶抑制剂的患者，可作为三线用药。

g.色瑞替尼用于克唑替尼治疗后进展或无法耐受的ALK重排者。

h.口服克唑替尼或色瑞替尼时，不可同服葡萄汁和柚子汁。

（钟东塔　杜彬）

第二节　小细胞肺癌

小细胞肺癌（SCLC）是肺癌的基本类型之一，属于未分化癌。小细胞肺癌约占肺癌的20%，恶性程度高，倍增时间短，转移早而广泛，对化疗、放疗敏感，初治缓解率高，但极易发生继发性耐药，容易复发，治疗以全身化疗为主。该病男性多发于女性，发病年龄以中老年居多，发病部位以大支气管（中心型）居多。吸烟人群为高发人群，小细胞肺癌患者中90%以上的人有吸烟史。

一、诊断要点

1.症状

详见非小细胞肺癌。

2.体征

详见非小细胞肺癌。

3.检验及检查

（1）常规检查项目 三大常规、生化全套、凝血功能、相关肿瘤标志物（CEA、CYFRA21-1等）、痰脱落细胞学检查、肺功能、腹部彩超（肝及肾上腺）、胸部CT平扫＋增强、颅脑MRI、全身骨显像、病理学检查（纤维支气管镜检查并活检、经支气管针吸活检、影像引导下经胸壁粗针活检或细针穿刺活检）。

（2）必要时选择性检查项目 胸水细胞学检查、SPECT、PET/CT、胸腔穿刺、经支气管肺活检术、超声内镜引导活检、导航气管镜、纵隔镜、胸腔镜、开胸肺活检。

4.分期

（1）TNM分期 小细胞肺癌的TNM分期系统同非小细胞肺癌。

（2）美国退伍军人医疗中心（VA）分期

① 局限期：Ⅰ～Ⅲ期（任何T，任何N，M_0），可以使用明确的放疗剂量安全治疗，排除$T_{3\sim4}$由于肺部多发结节或肿瘤/结节体积太大而不能被包含在一个可耐受的放疗计划中。一般指肿瘤局限于半侧胸腔内及其所引流的区域淋巴结、双侧的纵隔淋巴结和锁骨上淋巴结，且无该肺的广泛转移；同侧的胸水、喉返神经受侵及上腔静脉阻塞也列为局限期。

② 广泛期：Ⅳ期（任何T，任何N，$M_{1a/b}$），或者$T_{3\sim4}$由于肺部多发结节或肿瘤/结节体积太大而不能被包含在一个可耐受的放疗计划中。

包括恶性心包膜积液、同侧恶性胸腔积液、双侧肺实质变（因为在一个治愈性放射治疗范围内，这些器官不能安全地抵御治愈性的放射剂量）。

二、治疗原则

局限期中$T_{1\sim2}N_0$的SCLC患者，推荐肺叶切除术＋纵隔淋巴结清扫术或取样，术后行辅助化疗。对于不能切除的$T_{1\sim2}N_0$的患者或超过$T_{1\sim2}N_0$的患者，建议行同步化放疗或序贯化放疗；因小细胞肺癌导致体力状态评分3～4分者，考虑予化疗，酌情加用放疗；不因小细胞肺癌导致体力状态评分3～4分者，考虑予个体化治疗包括支持治疗。同步放化疗优于序贯治疗，同步放化疗应尽早，并应给予预防性全脑放疗。

广泛期SCLC以化疗为主，择期行局部或转移灶放疗以控制局部症状。

三、处方

▶ **处方一**：依托泊苷＋顺铂（EP）方案 适用于局限期治疗（最多4～6个周期）。

NS	500ml	iv gtt	d1～3
依托泊苷	100～120mg/m²		
NS	250ml	iv gtt	d1
顺铂	60mg/m²		

每3周重复

说明：a.依托泊苷易引起低血压、喉痉挛，注射速度尽可能要慢，至少30min，使用过程中应嘱患者卧床。

b.依托泊苷具有可逆性的骨髓抑制，包括白细胞及血小板减少，多发生在用药后7～14d，20d左右后恢复正常。

c.化疗＋放疗期间，推荐使用顺铂/依托泊苷。

d.EP方案增加食管炎、肺毒性、血液学毒性的风险；同步化疗加放疗过程中不推荐使用粒细胞生长因子。

e.放疗应在化疗的1～2个周期内尽早介入。

f.EP方案联合同期放疗是目前小细胞肺癌局限期的推荐方案。

▶ **处方二**：依托泊苷＋卡铂（EC）方案 适用于局限期治疗（最多

4 ～ 6个周期）。

| NS | 250ml | iv gtt d1 ～ 3 |
| 依托泊苷 | 100mg/m² | |

| 5% GS | 250ml | iv gtt d1 |
| 卡铂 | AUC = 5 ～ 6 | |

每3周重复

说明：a.小型随机研究显示含顺铂与卡铂的方案在小细胞肺癌中疗效相似。

b.卡铂对比顺铂，减轻了胃肠道反应、肾毒性、神经毒性的风险。

▶ **处方三**：依托泊苷＋顺铂（EP）方案　适用于广泛期（最多4 ～ 6个周期）。

| NS | 500ml | iv gtt d1 ～ 3 |
| 依托泊苷 | 80 ～ 100mg/m² | |

| NS | 250ml | iv gtt d1 |
| 顺铂 | 75 ～ 80mg/m² | |

每3周重复

说明：a.EP方案作为小细胞肺癌的标准方案。

b.目前尚无证据表明增加药物剂量、维持治疗或交替使用无交叉耐药的药物可对患者生存带来优势。

▶ **处方四**：依托泊苷＋卡铂（EC）方案　适用于广泛期（最多4 ～ 6个周期）。

| NS | 500ml | iv gtt d1 ～ 3 |
| 依托泊苷 | 100mg/m² | |

| 5% GS | 250ml | iv gtt d1 |
| 卡铂 | AUC = 5 ～ 6 | |

每3周重复

▶ **处方五**：伊立替康＋顺铂（IP）方案　适用于广泛期（最多4 ～ 6个周期）。

| NS | 250ml | iv gtt d1、d8 |
| 伊立替康 | 65mg/m² | |

| NS | 250ml | iv gtt d1、d8 |
| 顺铂 | 30mg/m² | |

每3周重复

说明：a.伊立替康静脉滴注时间亦不得少于30min或超过90min。

b.伊立替康使用中若出现急性胆碱能综合征，应使用硫酸阿托品治疗。

c.伊立替康常见迟发性腹泻，推荐的抗腹泻治疗措施为高剂量的易蒙停（2mg/2h），这种治疗需持续到最后一次稀便结束后12h，但本药有导致麻痹性肠梗阻的危险，故连续使用不得超过48h。

或	NS	250ml	iv gtt d1、d8、d15
	伊立替康	60mg/m²	
	NS	250ml	iv gtt d1
	顺铂	60mg/m²	

每3周重复

▶ **处方六**：伊立替康＋卡铂（IC）方案　适用于广泛期（最多4～6个周期）。

NS	250ml	iv gtt d1、d8、d15
伊立替康	50mg/m²	
5% GS	250ml	iv gtt d1
卡铂	AUC＝5	

每3周重复

▶ **处方七**：紫杉醇方案　适用于2～6个月内复发者。

| NS | 250ml | iv gtt d1 |
| 紫杉醇 | 175mg/m² | 每3周重复 |

说明：a.紫杉醇常出现过敏反应，用药之前应予地塞米松、异丙嗪、西咪替丁等预处理。

b.紫杉醇大部由胆汁中排出，对于胆红素升高者应慎用。

c.二线治疗一般为单药化疗。

▶ **处方八**：多西他赛方案　适用于2～6个月内复发者。

| NS | 250ml | iv gtt d1 |
| 多西他赛 | 75mg/m² | q3w |

说明：a.含多西他赛及紫杉醇方案化疗前，应注意给予抗过敏药，滴注过程中注意心电监护。

b.多西他赛及紫杉醇的过敏反应一般发生在最初的几分钟内，如果发生严重过敏反应，如血压下降超过20mmHg，支气管痉挛或全身皮疹/红斑，则需立即停止滴注并进行对症治疗。

c.多西他赛易引起水钠潴留，使用前应予糖皮质激素类药物如地塞米松预处理。

▶ **处方九**：托泊替康方案　适用于2～6个月内复发者。

NS	100ml	iv gtt　d1～5　q3w
托泊替康	1.25mg/m^2	

说明：a.托泊替康现在已经作为复发小细胞肺癌患者后续治疗的推荐药物。

b.托泊替康的血液学毒性表现为剂量限制性，该药中性粒细胞减少无累积现，中位持续时间为7d。中性粒细胞降至最低的中位时间为第12d。

▶ **处方十**：伊立替康方案　适用于2～3个月内复发者。

NS	250ml	iv gtt　d1　q3w
伊立替康	180mg/m^2	

▶ **处方十一**：替莫唑胺方案　适用于2～6个月内复发者。

替莫唑胺　75mg/m^2　po　d1～21　q4w

说明：在较长期接受替莫唑胺治疗期间，卡氏肺囊虫性肺炎发生率可能较高。

▶ **处方十二**：吉西他滨方案　适用于2～6个月内复发者。

NS	150ml	iv gtt　d1、d8　q3w
吉西他滨	1000mg/m^2	

说明：a.吉西他滨骨髓抑制常见，贫血、白细胞及血小板减少均可出现。

b.如果吉西他滨与放射治疗连续给予，由于严重辐射敏化的可能性，使用吉西他滨时与放疗的间隔时间至少4周。

▶ **处方十三**：异环磷酰胺方案　适用于2～3个月内复发。

NS	500ml	iv gtt　d1～5　q3～4w
异环磷酰胺	1.2g/m^2	

说明：异环磷酰胺应与美司钠同用以减少膀胱炎和血尿的发生，使用期间同时要大量水化（每日最少为2L液体）。

▶ **处方十四**：长春瑞滨方案　适用于2～6个月内复发。

NS	125ml		iv gtt d1、d8 q3w
长春瑞滨	25～30mg/m²		

说明：a.长春瑞滨应在短时间内快速滴入（15～20min），此后用生理盐水冲管。

b.长春瑞滨若渗出可引起局部血管强烈刺激反应，故治疗前应先行深静脉置管。

c.长春瑞滨骨髓抑制较明显，主要是白细胞减少，多在7d内恢复。

▶ **处方十五**：依托泊苷方案　适用于2～6个月复发。

依托泊苷　60～100mg/m²　po　d1～10　每3～4周重复

▶ **处方十六**：环磷酰胺＋多柔比星＋长春新碱（CAV）方案　适用于2～6个月复发。

NS	20ml		iv d1
环磷酰胺	1g/m²		
NS	250ml		iv d1
多柔比星	45～50mg/m²		
NS	20ml		iv d1
长春新碱	1mg/m²		

每3周重复

说明：a.该方案毒副反应大，一般建议用于一般情况良好者。

b.环磷酰胺的代谢产物可产生严重的出血性膀胱炎，大量补充液体可避免。

c.多柔比星用药后1～2d内可出现红色尿，一般都在2d后消失。

d.多柔比星的心脏毒性多出现在停药后的1～6个月，应及早应用维生素B_6和辅酶Q10以减低其对心脏的毒性。

e.长春新碱的剂量限制性毒性是神经系统毒性，主要引起外周神经症状，如手指、神经毒性等，与累积量有关。

（钟东塔　王新利）

第六章 >>>

乳腺癌

原发性乳腺癌是起源于乳腺导管、小叶的恶性肿瘤，其发病率居女性恶性肿瘤首位，通过规范的综合诊治，合理应用手术、化疗、放疗、内分泌治疗、靶向治疗等手段，能够显著提高乳腺癌生存率，降低病死率。

一、诊断要点

1.症状及体征

早期乳腺癌往往不具备典型的症状和体征，通常由体检或筛查发现并诊断。具有典型的临床表现的乳腺癌通常已经不属于早期，包括以下几个方面：

① 乳腺肿块：多为单发、质硬，边缘欠规则，活动欠佳。

② 乳头溢液：多为血性，发生于单侧、单孔。

③ 皮肤改变："酒窝征""橘皮征""皮肤卫星结节"等。

④ 乳头异常：包括回缩、抬高、糜烂、破溃等。

⑤ 腋窝淋巴结肿大，晚期可在锁骨上和对侧腋窝摸到转移的淋巴结。

2.检验及检查

（1）常规检查项目　血常规、生化全套（包括肝功能、碱性磷酸酶）、肿瘤标志物（CEA、Ca199、Ca153）、乳腺钼靶检查、乳腺超声检查、病理检查（粗针穿刺或手术切除活检，包括明确肿瘤ER、PR、

Her-2状况）、心理评估。

（2）必要时选择性检查项目（特别是出现症状或体征） 骨扫描、腹部±盆腔CT或MRI扫描、胸部CT扫描、PET/CT扫描、乳腺MRI扫描、遗传学咨询（遗传性乳腺癌高危患者）、生育咨询、性激素水平（围绝经期女性）、妊娠试验（育龄女性不能排除妊娠）。

3.分期（AJCC第八版，2018）

见表6-1。

表6-1 TNM乳腺癌分期标准（AJCC，第八版，2017）

T	原发肿瘤
T_x	原发肿瘤无法评估
T_0	未发现原发肿瘤
Tis	导管原位癌
Tis（Paget）	乳头Paget病与潜在乳腺组织中的浸润性癌和（或）原位癌（DCIS）无关，尽管Paget病仍需注意，但伴有肿块的乳头Paget病应按肿块大小和乳腺实质的特征进行分期肿瘤，最大直径为20mm
T_1	肿瘤最大径≤2cm
T_1mi	最大径≤0.1cm
T_{1a}	肿瘤最大径＞0.1cm，≤0.5cm（将任何测量值从1.0～1.9mm变为2mm）
T_{1b}	肿瘤最大径＞0.5cm，≤1cm
T_{1c}	肿瘤最大径＞1cm，≤2cm
T_2	肿瘤最大径＞2cm，≤5cm
T_3	肿瘤最大径＞5cm
T_4	任何大小的肿瘤直接侵犯胸壁（a）或皮肤（b）（溃疡或肉眼可见的结节，不包括仅有真皮浸润）
T_{4a}	侵犯胸壁（侵犯或粘连胸大肌，没有侵犯胸壁结构的除外）
T_{4b}	乳房皮肤水肿（包括橘皮样改变）、溃疡或限于同侧乳房皮肤的卫星结节（没有达到炎性乳癌诊断标准）
T_{4c}	以上两者（T_{3a}和T_{4b}）同时存在
T_{4d}	炎性乳癌
N	区域淋巴结
临床	
cN_x	对区域淋巴结不能作出估计
cN_0	无区域淋巴结转移（通过影像学或临床检查）
cN_1	同侧Ⅰ、Ⅱ级腋窝淋巴结转移
cN_1mi	微转移（大约200个细胞，＞0.2mm，但≤2mm）

N	区域淋巴结
临床	
cN₂	同侧Ⅰ、Ⅱ级腋窝淋巴结转移，互相融合或与其他组织固定，或临床无证据显示腋窝淋巴结转移的情况下，存在同侧内乳淋巴结转移
cN₂ₐ	同侧Ⅰ、Ⅱ级腋窝淋巴结转移，互相融合或与其他组织固定
cN₂ᵦ	临床无证据显示腋窝淋巴结转移的情况下，存在同侧内乳淋巴结转移
cN₃	同侧锁骨下（Ⅲ级腋窝）淋巴结转移伴有或不伴有Ⅰ、Ⅱ级腋窝淋巴结转移；或有临床证据显示腋窝淋巴结转移的情况下，存在同侧内乳淋巴结转移；或同侧锁骨上淋巴结转移，伴或不伴腋窝淋巴结或内乳淋巴结转移
cN₃ₐ	同侧锁骨下淋巴结转移
cN₃ᵦ	同侧内乳淋巴结和腋窝淋巴结转移
cN₃꜀	同侧锁骨上淋巴结转移

病理（pN）	
pNₓ	对区域淋巴结不能做出评估（手术未包括该部位或过去已切除）
pN₀	无区域淋巴结转移，未对孤立肿瘤细胞（ITC）另行检查
pN₀（i＋）	区域淋巴结仅有ITC（恶性细胞簇≤0.2mm）
pN₀（mol＋）	通过逆转录酶聚合酶链式反应（RT-PCR）获得阳性分子结果；没有检测到ITCs
pN₁	微转移；或1～3个腋窝淋巴结转移；和（或）临床阴性的内乳淋巴结转移伴微转移或通过前哨淋巴活检证实的明显的转移
pN₁mi	微转移（大约200个细胞，＞0.2mm，但≤2mm）
pN₁ₐ	1～3个腋窝淋巴结转移，至少1个转移灶＞2.0mm
pN₁ᵦ	同侧内乳前哨淋巴结转移，不包括ITC
pN₁꜀	以上两者（pN₁ₐ和pN₁ᵦ）同时存在
pN₂	4～9个腋窝淋巴结转移；或无腋窝淋巴结转移情况下，通过影像学检查证实内乳淋巴结阳线
pN₂ₐ	4～9个腋窝淋巴结转移（至少一个肿瘤肿块＞2.0mm）
pN₂ᵦ	伴或不伴显微镜明确的临床发现的内乳淋巴结转移；病理证实腋窝淋巴结阴性
pN₃	≥10个腋窝淋巴结转移；或锁骨下（Ⅲ级腋窝）淋巴结转移；或影像学检查明确的1个或更多Ⅰ、Ⅱ级腋窝淋巴结转移伴内乳淋巴结转移；或＞3个腋窝淋巴结转移伴微转移或临床未发现内乳淋巴结转移的情况下前哨淋巴结活检明确转移；或同侧锁骨上淋巴结转移

病理（pN）	
pN_{3a}	≥10个腋窝淋巴结转移（至少一个肿瘤肿块＞2.0mm）；或锁骨下（Ⅲ级腋窝）淋巴结转移
pN_{3b}	存在cN_{2b}伴pN_{1a}或pN_{2a}（通过影像学明确内乳淋巴结转移）；或存在pN_{1b}伴pN_{2a}
pN_{3c}	同侧锁骨上淋巴结转移

M 分类	
M_0	无远处转移的临床或放射影像学证据
$cM_0(i+)$	无远处转移的临床或放射影像学证据伴肿瘤细胞存在，或在没有症状或转移迹象，显微镜下或通过循环血液，骨髓或其他非区域淋巴结组织中的分子技术检测到存在肿瘤肿块≤0.2mm
M_1	临床或放射影像学检测到远处转移（cM），和（或）免疫组化证实＞0.2mm的转移（pM）

分期	T	N	M
0	Tis	N_0	M_0
Ⅰ A	T_1	N_0	M_0
Ⅰ B	T_0	N_1mi	M_0
	T_1	N_1mi	M_0
Ⅱ A	T_0	N_1	M_0
	T_1	N_1	M_0
	T_2	N_0	M_0
Ⅱ B	T_2	N_1	M_0
	T_3	N_0	M_0
Ⅲ A	T_0	N_2	M_0
	T_1	N_2	M_0
	T_2	N_2	M_0
	T_3	N_1	M_0
	T_3	N_2	M_0
Ⅲ B	T_4	N_0	M_0
	T_4	N_1	M_0
	T_4	N_2	M_0

分期	T	N	M `
ⅢC	任何 T	N_3	M_0
Ⅳ	任何 T	任何 N	M_1

注：1.小叶原位癌（LCIS）是良性本质，在AJCC第八版癌症分期手册中从TNM分期中删除。

2.（sn）和（f）后缀应添加到N分类中，以分别表示通过前哨淋巴结活检或细针穿刺/空芯针穿刺活检证实转移。

"cN_x类别"适用于区域淋巴结先前已手术切除或没有腋窝体检的文件记载情况。

cN_1mi很少使用，但可能适用于肿瘤切除前进行前哨淋巴结活检的病例，最有可能发生于新辅助治疗的病例。

3.影像学的研究不需要制定cM_0类别。

二、治疗原则

（一）治疗原则

1.根据分期治疗策略

Ⅰ期：手术治疗为主，目前趋向于保乳手术加放射治疗。术后根据病理，对具有高危复发倾向的患者可考虑术后辅助化疗、抗Her-2治疗。激素受体阳性者行内分泌治疗10年。

Ⅱ期：先手术治疗，术后再根据病理和免疫组化情况进行辅助治疗。对肿块较大、有保乳倾向的患者，可考虑新辅助化疗（术前化疗）。对部分肿块大、有淋巴结转移的病例选择做术后辅助放疗。Her-2阳性者给予曲妥组单抗治疗1年（包括术前），激素受体阳性者内分泌治疗10年。

Ⅲ期：新辅助化疗后再做手术治疗，术后再根据临床和病理情况做化疗、放疗、抗Her-2治疗、内分泌治疗。

Ⅳ期：以内科治疗为主的综合治疗。

2.早期乳腺癌复发转移危险因素（2011年St.Gallen共识）

低度危险　腋淋巴结阴性，并且同时具备以下所有特性：标本中病灶大小（pT）≤2cm、分级1级、瘤周脉管未见肿瘤侵犯、ER和（或）

PR表达、Her-2基因没有过度表达或扩增、年龄≥35岁。

中度危险 ①腋淋巴结阴性且具备下列至少一条：标本中病灶大小（pT）＞2cm，分级2～3级、有瘤周脉管肿瘤侵犯、ER和PR阴性、Her-2基因过度表达或扩增、年龄＜35岁；②腋淋巴结1～3个阳性者和Her-2基因过度表达或扩增，而且ER和（或）PR阳性。

高度危险 ①腋淋巴结1～3个阳性者和Her-2过度表达或扩增，或ER和PR阴性；②腋淋巴结4个或以上转移者。

3.分子分型及治疗策略

乳腺癌分子分型及治疗策略（2013年ST.Gallen共识）。

luminal A型：ER和PR阳性（PR≥20％），Her-2阴性，Ki-67低表达（＜14％），基于多基因表达分析的低复发风险，建议接受内分泌治疗＋/－化疗。

lumianl B型：ER阳性，PR阳性低表达（＜20％）或Her-2阳性或Ki-67高表达（≥14％）或基于多基因表达分析的高复发风险，建议接受内分泌治疗＋/－化疗。

Erbb2过表达型：ER和PR阴性，Her-2阳性，建议接受曲妥组单抗治疗＋化疗。

基底样型：ER和PR阴性，Her-2阴性，建议接受化疗。

4. Her-2/neu基因过表达的定义及治疗原则

（1）Her-2/neu基因过表达是指免疫组化法（IHC）3＋，或原位杂交法（FISH）阳性。Her-2 IHC 2＋的患者应进一步FISH明确。

（2）Her-2/neu基因过表达的早期乳腺癌（T≥0.6cm），应行曲妥组单抗辅助治疗1年。

（3）对于晚期乳癌，Her-2阳性，除非有禁忌证，都应尽早开始抗Her-2治疗。对于辅助化疗使用曲妥组单抗停药＞12月以上复发者，首选曲妥组单抗，化疗药物首选紫杉类，联合卡培他滨或卡铂可获得更好的疗效。对于≤12个月复发者建议选二线抗Her-2治疗。

（4）二线抗Her-2策略和方案有曲妥组单抗联合其他化疗药物或内分泌治疗药物、拉帕替尼联合卡培他滨、T-DM1、曲妥组单抗联合帕妥珠单抗、曲妥组单抗联合拉帕替尼、依维莫司。

（5）不建议曲妥组单抗与蒽环类药物同时使用，曲妥组单抗治疗前及治疗中每3个月检测左心射血分数（LVEF）。

（二）新辅助化疗

新辅助化疗又称术前化疗，一般是在手术前给予2～4周期化疗，以后再手术或放疗。

新辅助化疗的适应证：①原发肿瘤＞5cm；②腋窝淋巴结转移；③Her-2阳性；④三阴性乳腺癌；⑤有保乳意愿，但肿瘤大小与乳房体积比例难以保乳；⑥对于仅有Her-2阳性或三阴性作乳癌新辅助治疗时，肿瘤应＞2cm，或加入临床研究。

新辅助化疗方案与术后辅助化疗方案基本相同。

（三）术后辅助化疗

1.淋巴结阴性

患者＜35岁、肿瘤直径＞2cm、核分级为Ⅲ级、脉管瘤栓、ER阴性、Her-2基因高表达及S期细胞比例明显增加的患者应考虑给予术后化疗。

2.淋巴结阳性

目前公认，对腋窝淋巴结阳性的绝经前患者，辅助化疗是术后首选的治疗手段。

3.辅助内分泌治疗

一般认为，在化疗结束后再予内分泌治疗比同时用药效果佳。对绝经前激素受体阳性的高危复发病例，卵巢功能抑制能提高生存率，但由于手术的副作用以及对患者心理的影响，越来越多患者选用药物性卵巢去势。

（1）绝经的定义　绝经是指月经永久性终止，提示卵巢合成雌激素持续性减少，满足以下任一条件都可以认为绝经：

a.已经进行双侧卵巢切除。

b.年龄≥60岁。

c.年龄＜60岁，在没有应用化疗、三苯氧胺、托瑞米芬、卵巢抑制剂的情况下12个月没有月经，并且FSH及血清雌二醇在绝经后水平。

d.如果应用三苯氧胺或托瑞米芬，年龄＜60岁，那么FSH和血清雌二醇要已经达到绝经后水平。

e.对于正在应用LH-RH类似物或拮抗药的妇女，无法确定是否已经绝经。在辅助化疗时还没有绝经的妇女，停经并非绝经的可靠标志。

（2）辅助内分泌治疗原则

a.如术后需要接受辅助化疗的患者内分泌治疗在辅助化疗结束后开始，如需接受辅助放疗，一般辅助化疗结束后开始辅助放疗，内分泌治疗可与放疗同时开始。

b.辅助内分泌治疗模式。

根据绝经状态选择内分泌治疗。目前最佳证据支持辅助内分泌治疗10年。绝经前给予TAM治疗，中高危者给予卵巢功能抑制剂，联合AI；绝经后给予AI治疗。

（四）术后放疗适应证

1.绝对适应证

（1）导管内原位癌保留乳房手术后。

（2）早期乳腺癌保留乳房手术后。

（3）改良根治术后腋窝淋巴结≥4个转移。

（4）肿瘤≥5cm；或肿瘤侵及乳腺皮肤或胸壁（T_3/T_4）。

（5）改良根治术切缘阳性。

2.存在争议的适应证

（1）T_1/T_2患者，腋窝淋巴结1～3个转移，建议术后放疗，尤其是包含下列一项危险因素者，放疗意义更大：①年龄≤40岁；②腋窝淋巴结清扫数目少于10枚，或者转移比例大于20％；③激素受体阴性；④Her-2/neu过表达。

（2）新辅助治疗后改良根治术患者　目前缺乏一类证据，一般参照新辅助治疗前分期。需要临床试验获得证据。

（五）晚期乳腺癌的治疗

（1）治疗的主要目的是缓解症状，提高生活质量，延长生存期。

（2）对年龄＞35岁、辅助治疗后无病生存（DFS期）＞2年、骨和软组织转移、无症状的内脏转移的ER和（或）PR阳性的患者，可首选内分泌治疗。另外，对于肿瘤发展较慢的ER和PR阴性的患者，在化疗结束后也可试用内分泌治疗，但应及时评估疗效。

（3）内分泌治疗选择原则

① 对于激素受体阳性的晚期乳癌可选芳香化酶抑制剂，绝经前需采用卵巢手术切除或其他有效的卵巢功能抑制剂。也可选氟维司群。

② 尽量不重复使用辅助治疗或一线治疗用过的药物。

③ 一线芳香化酶抑制剂（AI）治疗失败首选氟维司群，后线失败也可选靶向药物，如mTOR抑制剂联合AI，CDK4/6抑制剂联合氟维司群。

④ 非甾体类芳香化酶抑制剂（阿拉曲唑或来曲唑）治疗失败可选甾体类芳香化酶抑制剂（依西美坦）或氟维司群。

⑤ 既往未用过抗雌激素治疗者，仍可试用他莫昔芬或托瑞米芬。

⑥ 对于肿瘤进展快、内脏侵犯、症状严重的患者可现予以化疗，病情控制后再内分泌治疗。

⑦ 芳香化酶抑制剂仅可用于绝经后的患者。

⑧ 内分泌治疗起效较慢，至少应用药一个月才能评价疗效。

⑨ 3％～13％的患者在口服他莫昔芬2天～3周时，会出现短暂的骨痛症状加剧、转移性皮肤结节或皮肤红斑增大或变多，5％的患者还伴有高钙血症，即所谓"肿瘤闪烁"现象，这主要发生在大剂量雌激素治疗时，但也可见于芳香化酶抑制剂（如氨鲁米特、来曲唑、阿那曲唑）这往往提示内分泌治疗有效，应密切观察，对症处理，而不应过早停药，症状严重的病例，治疗应该暂缓，待症状改善后再继续。"肿瘤闪烁"现象应在4～6周消失，如未消失应判断为肿瘤进展。

（4）化学治疗　对ER和PR阴性或内分泌治疗失败的受体阳性的转移性乳腺癌可选择化疗。包括单一用药、联合化疗和抗Her-2靶向治疗。联合化疗的疗效并不优于单一用药。

（5）骨转移治疗　以全身治疗为主，持续使用双膦酸盐联合口服钙剂和维生素D治疗，直至患者不能耐受。治疗过程检测肾功能、血钙，注意口腔卫生。预防及治疗骨相关事件（SREs）和缓解疼痛，SREs包括：病理性骨折、脊髓压迫、针对骨转移的放射治疗和手术治疗。对于骨转移的局限性疼痛、病理性骨折、脊髓受压需要选择放疗、骨科减压、固定治疗。

（6）脑转移局部治疗

① 需根据患者一般情况、颅外病灶控制情况以及脑转移的数量和部位选择合理的局部治疗、全身治疗及支持治疗。

② 单个脑转移首选手术切除＋全脑放疗，单次或多次立体定向放疗（SRS/FSRT）。

③ 转移数量2～4个，如果最大径不超过3cm或4cm可选择SRS/FSRT±全脑RT，如果存在超过3cm或4cm病灶，并且有临床症状，可直接手术切除较大的病灶后补充全脑放疗或SRS/FSRT；也可以行全脑放疗±SRS/FSRT。

④ 对于脑转移数量多于4枚，或虽然转移数量不多于4枚，但合并有未控制的全身播散疾病，以及KPS＜70分，首选糖皮质激素和脱水对症支持治疗基础上的全脑RT。

⑤ 脑转移患者全身治疗原则遵循原发肿瘤分子分型。

三、处方

（一）新辅助/辅助治疗方案

1.不含曲妥组单抗方案

（1）首先方案

▶ **处方一**：剂量密集型AC（多柔比星/环磷酰胺）→ 紫杉醇，两周

| 灭菌注射用水 | 50ml（与多柔比星总共50ml） | |
| 多柔比星 | 60mg/m² | iv d1 |

| 0.9％NaCl | 100ml | |
| 环磷酰胺 | 600mg/m² | iv gtt d1 |

序贯

| 5％葡萄糖氯化钠 | 500ml | |
| 紫杉醇 | 175mg/m² | iv gtt 3h d1 |

14d为1个周期，各4个周期

▶ **处方二**：剂量密集型AC（多柔比星/环磷酰胺）→单周紫杉醇

| 灭菌注射用水 | 50ml（与多柔比星总共50ml） | |
| 多柔比星 | 60mg/m² | iv d1 |

| 0.9％NaCl | 100ml | |
| 环磷酰胺 | 600mg/m² | iv gtt d1 |

14d为1个周期，共4个周期

序贯

| 5％葡萄糖氯化钠 | 250ml | |
| 紫杉醇 | 80mg/m² | iv gtt 1h d1 |

每周1次，共12周

▶ **处方三**：TC（多西他赛/环磷酰胺）

| 5％葡萄糖氯化钠 | 250ml | |
| 多西他赛 | 75g/m² | iv gtt d1 |

| 0.9％NaCl | 100ml | |
| 环磷酰胺 | 600mg/m² | iv gtt d1 |

21d为1个周期，共4个周期

（2）其他方案

▶ **处方一**：剂量密集型AC（多柔比星/环磷酰胺）

AC（多柔比星/环磷酰胺）3周方案

| 灭菌注射用水 | 50ml（与多柔比星总共50ml） | |
| 多柔比星 | 60mg/m² | iv d1 |

| 0.9％NaCl | 100ml | |
| 环磷酰胺 | 600mg/m² | iv gtt d1 |

21d为1个周期，共4个周期

▶ **处方二**：AC→多西他赛3周方案

| 灭菌注射用水 | 50ml（与多柔比星总共50ml） | | |
| 多柔比星 | 60mg/m² | | iv d1 |

| 0.9% NaCl | 100ml | |
| 环磷酰胺 | 600mg/m² | iv gtt d1 |

21d为1个周期，共4个周期

序贯

| 5%葡萄糖氯化钠 | 250ml | |
| 多西他赛 | 100mg/m² | iv gtt d1 |

21d为1个周期，共4个周期

▶ **处方三**：AC→单周紫杉醇

| 灭菌注射用水 | 50ml（与多柔比星总共50ml） | | |
| 多柔比星 | 60mg/m² | | iv d1 |

| 0.9% NaCl | 100ml | |
| 环磷酰胺 | 600mg/m² | iv d1 |

21d为1个周期，共4个周期

序贯

| 5%葡萄糖氯化钠 | 250ml | |
| 紫杉醇 | 80mg/m² | iv gtt 1h d1 |

每周1次，共12周

▶ **处方四**：EC（表柔比星/环磷酰胺）

| 灭菌注射用水 | 50ml（与表柔比星总共50ml） | | |
| 表柔比星 | 100mg/m² | | iv d1 |

| 0.9% NaCl | 100ml | |
| 环磷酰胺 | 830mg/m² | iv d1 |

21d为1个周期，共8个周期

▶ **处方五**：年FEC/CEF→多西他赛

| 0.9% NaCl | 500ml | |
| 5-FU | 500mg/m² | iv gtt d1 |

| 灭菌注射用水 | 50ml（与多柔比星总共50ml） | | |
| 多柔比星 | 100mg/m² | | iv d1 |

| 0.9% NaCl | 100ml | |
| 环磷酰胺 | 500mg/m² | iv gtt d1 |

21d为1个周期，共3个周期

序贯

| 5%葡萄糖氯化钠 | 250ml | |
| 多西他赛 | 100mg/m² | iv gtt d1 |

21d为1个周期，共3个周期

▷ **处方六**：FEC/CEF→紫杉醇

| 0.9% NaCl | 10ml | |
| 5-FU | 600mg/m² | iv d1 |

| 灭菌注射用水 | 50ml（与表柔比星总共50ml） | |
| 表柔比星 | 90mg/m² | iv d1 |

| 0.9% NaCl | 100ml | |
| 环磷酰胺 | 600mg/m² | iv gtt d1 |

21d为1个周期，共4个周期

序贯

| 5%葡萄糖氯化钠 | 250ml | |
| 紫杉醇 | 100mg/m² | iv gtt d1 |

每周1次，共8周

▷ **处方七**：FAC→T

| 0.9% NaCl | 10ml | |
| 5-FU | 500mg/m² | iv d1、d8或d1、d4 |

| 灭菌注射用水 | 50ml（与多柔比星总共50ml） | |
| 多柔比星 | 50mg/m² | iv d1（或72h持续静滴） |

| 0.9% NaCl | 100ml | |
| 环磷酰胺 | 500mg/m² | iv gtt d1 |

21d为1个周期，共6个周期

序贯

| 5%葡萄糖氯化钠 | 250ml | |
| 紫杉醇 | 80mg/m² | iv gtt 1h d1 |

每周1次，共12周

▷ **处方八**：TAC（多西他赛/多柔比星/环磷酰胺）

| 5%葡萄糖氯化钠 | 250ml | |
| 多西他赛 | 75mg/m² | iv gtt d1 |

| 灭菌注射用水 | 50ml（与多柔比星总共50ml） | |
| 多柔比星 | 50mg/m² | iv d1 |

| 0.9% NaCl | 100ml | |
| 环磷酰胺 | 500mg/m² | iv gtt d1 |

21d为1个周期，共6个周期

2. 含曲妥组单抗方案

（1）首先方案

▶ **处方一：AC→TH（多柔比星/环磷酰胺→紫杉醇＋曲妥组单抗）**

| 灭菌注射用水 | 50ml（与多柔比星总共50ml） | |
| 多柔比星 | 60mg/m² | iv d1 |

| 0.9% NaCl | 100ml | |
| 环磷酰胺 | 600mg/m² | iv gtt d1 |

21d为1个周期，共4个周期

序贯

| 5%葡萄糖氯化钠 | 250ml | |
| 紫杉醇 | 80mg/m² | iv gtt 1h d1 |

每周1次，共12周

曲妥组单抗 4mg/kg iv（与第1次使用紫杉醇时一起使用，随后2mg/kg iv）qw×1年

或者曲妥组单抗 6mg/kg iv q21d（在完成紫杉醇治疗之后应用）×1年

说明：在基线时，3个月、6个月、9个月监测心功能。

▶ **处方二：AC→TH（多柔比星/环磷酰胺→紫杉醇＋曲妥组单抗）＋帕妥组单抗**

| 灭菌注射用水 | 50ml（与多柔比星总共50ml） | |
| 多柔比星 | 60mg/m² | iv d1 |

| 0.9% NaCl | 100ml | |
| 环磷酰胺 | 600mg/m² | iv gtt d1 |

21d为1个周期，共4个周期

序贯

| 0.9% NaCl | 250ml | |
| 帕妥组单抗 | 840mg | iv gtt d1（之后420mg iv gtt） |

| 0.9％ NaCl | 250ml | |
| 曲妥组单抗 | 8mg/kg | iv gtt   d1（之后6mg/kg   iv gtt） |

| 5％葡萄糖氯化钠 | 250ml | |
| 紫杉醇 | 80mg/m^2 | iv gtt   d1、d8、d15 |

21d为1个周期，共4个周期

随后

| 0.9％ NaCl | 250ml | |
| 曲妥组单抗 | 6mg/kg | iv gtt   d1   q21d×1年 |

说明：在基线时，3个月、6个月、9个月监测心功能

▶ **处方三**：TCH（多西他赛/卡铂/曲妥组单抗）

| 5％葡萄糖氯化钠 | 250ml | |
| 多西他赛 | 75mg/m^2 | iv gtt   d1 |

| 5％葡萄糖氯化钠 | 500ml | |
| 卡铂 | AUC＝6 | iv gtt   d1 |

21d为1个周期，共6个周期

加

| 0.9％ NaCl | 250ml | |
| 曲妥组单抗 | 4mg/kg | iv gtt   第1周 |

| 0.9％ NaCl | 250ml | |
| 随后   曲妥组单抗 | 2mg/kg | iv gtt   qw×17周 |

| 或   0.9％ NaCl | 250ml | |
| 随后   曲妥组单抗 | 6mg/kg | iv gtt   q21d×1年 |

说明：在基线时，3个月、6个月、9个月监测心功能

▶ **处方四**：密集AC→密集紫杉醇＋曲妥组单抗

| 灭菌注射用水 | 50ml（与多柔比星总共50ml） | |
| 多柔比星 | 60mg/m^2 | iv   d1 |

| 0.9％ NaCl | 100ml | |
| 环磷酰胺 | 600mg/m^2 | iv gtt   d1 |

14d为1个周期，共4个周期

序贯

| 5％葡萄糖氯化钠 | 500ml | |
| 紫杉醇 | 175mg/m^2 | iv gtt（3h）d1 |

14d为1个周期，共4个周期

0.9% NaCl	250ml	
加 曲妥组单抗	4mg/kg	iv gtt（与第1次使用紫杉醇时一起使用）

0.9% NaCl	250ml	
随后 曲妥组单抗	2mg/kg	iv gtt qw×1年

或 0.9% NaCl	250ml	
曲妥组单抗	6mg/kg	iv gtt q21d（在完成紫杉醇治疗之后应用）×1年

说明：在基线时，及用药第3个月、6个月、9个月监测心功能。

▶ **处方五**：TCH＋帕妥组单抗

0.9% NaCl	250ml	
曲妥组单抗	8mg/kg	iv gtt（之后6mg/kg iv gtt）

0.9% NaCl	250ml	
帕妥组单抗	840mg	iv gtt d1（之后420mg iv gtt）

5%葡萄糖氯化钠	250ml	
多西他赛	75mg/m²	iv gtt d1

5%葡萄糖氯化钠	500ml	
卡铂	AUC＝6	iv gtt d1

21d为1个周期，共6个周期

随后

0.9% NaCl	250ml	
曲妥组单抗	6mg/kg	iv gtt q21d×1年

说明：在基线时，及用药第3个月、6个月、9个月监测心功能。

（2）其他方案

▶ **处方一**：AC（多柔比星/环磷酰胺）→多西他赛＋曲妥组单抗

灭菌注射用水	50ml（与多柔比星总共50ml）	
多柔比星	60mg/m²	iv d1

0.9% NaCl	100ml	
环磷酰胺	600mg/m²	iv gtt d1

序贯

5%葡萄糖氯化钠	250ml	
多西他赛	100mg/m²	iv gtt d1

说明：以上均21d为1个周期，共4个周期

0.9% NaCl	250ml	
曲妥组单抗	4mg/kg	iv gtt　第1周

随后

0.9% NaCl	250ml	
曲妥组单抗	2mg/kg	iv gtt　qw×11周

或　随后

0.9% NaCl	250ml	
曲妥组单抗	6mg/kg	iv gtt　q21d×1年

说明：在基线时，3个月、6个月、9个月监测心功能。

▷ **处方二**：AC（多柔比星/环磷酰胺）→多西他赛＋曲妥组单抗＋帕妥组单抗

灭菌注射用水	50ml（与多柔比星总共50ml）	
多柔比星	60mg/m^2	iv　d1

0.9% NaCl	100ml	
环磷酰胺	600mg/m^2	iv gtt　d1

21d为1个周期，共4个周期

序贯

0.9% NaCl	250ml	
帕妥组单抗	840mg	iv gtt　d1（之后420mg　iv gtt）

0.9% NaCl	250ml	
曲妥组单抗	8mg/kg	iv gtt（之后6mg/kg　iv gtt）

5%葡萄糖氯化钠	250ml	
多西他赛	75～100mg/m^2	iv gtt　d1

21d为1个周期，共4个周期

0.9% NaCl	250ml	
曲妥组单抗	6mg/kg	iv gtt　q21d×1年

说明：在基线时，3个月、6个月、9个月监测心功能

▷ **处方三**：多西他赛＋环磷酰胺＋曲妥组单抗

5%葡萄糖氯化钠	250ml	
多西他赛	75mg/m^2	iv gtt　d1

0.9% NaCl	100ml	
环磷酰胺	600mg/m^2	iv gtt　d1

21d为1个周期，共4个周期

| 0.9% NaCl | 250ml | |
| 曲妥组单抗 | 4mg/kg | iv gtt 第1周 |

随后

| 0.9% NaCl | 250ml | |
| 曲妥组单抗 | 2mg/kg | iv gtt qw×11周 |

随后

| 0.9% NaCl | 250ml | |
| 曲妥组单抗 | 6mg/kg | iv gtt,q21d×1年 |

说明：在基线时，3个月、6个月、9个月监测心功能。

▶ **处方四**：FEC→多西他赛+曲妥组单抗+帕妥组单抗

| 0.9% NaCl | 500ml | |
| 5-FU | 500mg/m² | iv d1 |

| 灭菌注射用水 | 50ml（与表柔比星总共50ml） | |
| 表柔比星 | 100mg/m² | iv d1 |

| 0.9% NaCl | 100ml | |
| 环磷酰胺 | 600mg/m² | iv gtt d1 |

21d为1个周期，共3个周期

序贯

| 0.9% NaCl | 250ml | |
| 帕妥组单抗 | 840mg | iv gtt d1（之后420mg iv gtt） |

| 0.9% NaCl | 250ml | |
| 曲妥组单抗 | 8mg/kg | iv gtt（之后6mg/kg iv gtt） |

| 5%葡萄糖氯化钠 | 250ml | |
| 多西他赛 | 75～100mg/m² | iv gtt d1 |

21d为1个周期，共3个周期

| 0.9% NaCl | 250ml | |
| 曲妥组单抗 | 6mg/kg | iv gtt q21d×1年 |

说明：在基线时，3个月、6个月、9个月监测心功能。

▶ **处方五**：FEC→紫杉醇+曲妥组单抗+帕妥组单抗

| 0.9% NaCl | 500ml | |
| 5-FU | 500mg/m² | iv gtt d1 |

| 灭菌注射用水 | 50ml（与表柔比星总共50ml） | |
| 表柔比星 | 100mg/m² | iv d1 |

0.9% NaCl	100ml	
环磷酰胺	600mg/m²	iv gtt　d1

21d 为 1 个周期，共 3 个周期

序贯

0.9% NaCl	250ml	
帕妥组单抗	840mg	iv gtt　d1（之后 420mg　iv gtt）

0.9% NaCl	250ml	
曲妥组单抗	8mg/kg	iv gtt（之后 6mg/kg　iv gtt）

5% 葡萄糖氯化钠	250ml	
紫杉醇	80mg/m²	iv gtt　d1、d8、d15

21d 为 1 个周期，共 3 个周期

0.9% NaCl	250ml	
曲妥组单抗	6mg/kg	iv gtt　q21d×1 年

说明：在基线时，3 个月、6 个月、9 个月监测心功能。

▷ **处方六**：紫杉醇＋曲妥组单抗

5% 葡萄糖氯化钠	250ml	
紫杉醇	80mg/m²	iv gtt　qw×12 周

0.9% NaCl	250ml	
加曲妥组单抗	4mg/kg	iv gtt（与第 1 次使用紫杉醇时一起使用）

随后

0.9% NaCl	250ml	
曲妥组单抗	2mg/kg	iv gtt　qw×1 年

或者　曲妥组单抗 6mg/kg　iv gtt　q21d（在完成紫杉醇治疗之后）×1 年

说明：在基线时，3 个月、6 个月、9 个月监测心功能。

▷ **处方七**：多西他赛＋曲妥组单抗＋帕妥组单抗→FEC

0.9% NaCl	250ml	
帕妥组单抗	840mg	iv gtt　d1（之后 420mg　iv gtt）

0.9% NaCl	250ml	
曲妥组单抗	8mg/kg	iv gtt（之后 6mg/kg　iv gtt）

5% 葡萄糖氯化钠	250ml	
多西他赛	75～100mg/m²	iv gtt　d1

21d为1个周期，共4个周期

序贯辅助治疗

| 0.9% NaCl | 10ml | | iv d1 |
| 5-FU | 600mg/m² | | |

| 灭菌注射用水 | 50ml（与表柔比星总共50ml） | | |
| 表柔比星 | 90mg/m² | | iv d1 |

| 0.9% NaCl | 100ml | | iv gtt d1 |
| 环磷酰胺 | 600mg/m² | | |

21d为1个周期，共3个周期

随后

| 0.9% NaCl | 250ml | | iv gtt q21d×1年 |
| 曲妥组单抗 | 6mg/kg | | |

说明：在基线时，3个月、6个月、9个月监测心功能。

▶ **处方八**：紫杉醇＋曲妥组单抗＋帕妥组单抗→FEC

| 5%葡萄糖氯化钠 | 250ml | | iv gtt d1 余同上 |
| 紫杉醇 | 90mg/m² | | |

（二）复发或转移性乳腺癌治疗方案

1.首选单药（Her-2阴性）

（1）蒽环类

▶ **处方一**：灭菌注射用水 50ml（与多柔比星总共50ml）

| 多柔比星 | 60～75mg/m² | iv d1 21d为1个周期 |
| 或多柔比星 | 20mg/m² | iv d1 qw |

▶ **处方二**：5%葡萄糖氯化钠 250ml

| 脂质体多柔比星 | 50mg/m² | | iv gtt d1 28d为1个周期 |

（2）紫杉类

▶ **处方一**：5%葡萄糖氯化钠 500ml

| 紫杉醇 | 175mg/m² | | iv gtt d1 21d为1个周期 |

▶ **处方二**：5%葡萄糖氯化钠 250ml

| 紫杉醇 | 80mg/m² | | iv gtt d1 qw |

（3）抗代谢类药物

▷ **处方一**：卡培他滨 1000～1250mg/m² po bid d1～14 21d 为 1 个周期

▷ **处方二**：0.9% NaCl 100ml
吉西他滨 800～1200mg/m² iv gtt d1、d8、d15 28d 为 1 个周期

（4）其他微管抑制药物

▷ **处方一**：0.9% NaCl 125ml
长春瑞滨 25mg/m² iv d1（15～20min 输完） qw

说明：连用 3 周停一周或连用 7 周停一周。

▷ **处方二**：0.9% NaCl 250ml
艾瑞布林 1.4mg/m² iv gtt d1、d8 21d 为 1 周期

（5）其他单药

▷ **处方一**：环磷酰胺 50mg/m² po qd d1～21 28d 为 1 个周期

▷ **处方二**：5% 葡萄糖氯化钠 500ml
卡铂 AUC＝6 iv gtt d1 21～28d 为 1 个周期

▷ **处方三**：5% 葡萄糖氯化钠 250ml
多西他赛 60～100mg/m² iv gtt d1 21d 为 1 个周期

或多西他赛 35mg/m² iv d1 qw×6 周（随后 2 周 1 次）

▷ **处方四**：0.9% NaCl 100ml
白蛋白结合型紫杉醇 100mg/m² 或 150mg/m² iv gtt d1、d8、d15 28d 为 1 个周期

或 260mg/m² iv gtt d1 21d 为 1 个周期

▷ **处方五**：0.9% NaCl 500ml
顺铂 75mg/m² iv gtt d1 21d 为 1 个周期

▷ **处方六**：灭菌注射用水 20～30ml（与表柔比星总共 50ml）
表柔比星 60～90mg/m² iv d1 21d 为 1 个周期

▷ **处方七**：0.9% NaCl 250ml
伊沙匹隆 40mg/m² iv gtt d1 21d 为 1 个周期

2.联合用药方案（Her-2 阴性）

▶ **处方一**：CAF（环磷酰胺/多柔比星/氟尿嘧啶）

环磷酰胺 $100mg/m^2$ po d1 ～ 14

灭菌注射用水 50ml（与多柔比星总共50ml）
多柔比星 $30mg/m^2$ 　　　　iv d1、d8

0.9% NaCl 500ml
5-FU $500mg/m^2$ 　iv gtt d1、d8 28d 为 1 个周期

▶ **处方二**：FAC（环磷酰胺/多柔比星/氟尿嘧啶）

0.9% NaCl 500ml
5-FU $500mg/m^2$ 　iv gtt d1、d8 或 d1、d4

灭菌注射用水 50ml（与多柔比星总共50ml）
多柔比星 $50mg/m^2$ 　　　iv d1（或72h持续静滴）

0.9% NaCl 100ml
环磷酰胺 $500mg/m^2$ 　iv gtt d1 21d 为 1 个周期

▶ **处方三**：FEC（氟尿嘧啶/表柔比星/环磷酰胺）

0.9% NaCl 100ml
环磷酰胺 $400mg/m^2$ 　iv gtt d1、d8

灭菌注射用水 50ml（与表柔比星总共50ml）
表柔比星 $50mg/m^2$ 　　　iv d1、d8

0.9% NaCl 10ml
5-FU $500mg/m^2$ 　iv d1、d8，28d 为 1 个周期

▶ **处方四**：AC（多柔比星/环磷酰胺）

灭菌注射用水 50ml（与多柔比星总共50ml）
多柔比星 $60mg/m^2$ 　　　iv d1

0.9% NaCl 100ml
环磷酰胺 $600mg/m^2$ 　iv gtt d1，21d 为 1 个周期

▶ **处方五**：EC（表柔比星/环磷酰胺）

灭菌注射用水 50ml（与表柔比星总共50ml）
表柔比星 $75mg/m^2$ 　　　iv d1

0.9% NaCl 100ml
环磷酰胺 $600mg/m^2$ 　iv gtt d1 21d1 个周期

▶ 处方六：CMF（环磷酰胺/甲氨蝶呤/氟尿嘧啶）

环磷酰胺　　100mg/m² po d1～14

5%葡萄糖氯化钠　　　500ml
甲氨蝶呤　　　　　40mg/m²　｜　iv gtt　d1、d8

0.9% NaCl　　　500ml
5-FU　　　　　600mg/m²　｜　iv gtt　d1、d8　28d为1个周期

▶ 处方七：多西他赛/卡培他滨

5%葡萄糖氯化钠　　　250ml
多西他赛　　　　　75mg/m²　｜　iv　d1

卡培他滨　950mg/m² po bid　d1～14　21d为1个周期

▶ 处方八：GT（吉西他滨/紫杉醇）

5%葡萄糖氯化钠　　　500ml
紫杉醇　　　　　175mg/m²　｜　iv gtt　d1

0.9% NaCl　100ml　　　　｜　iv gtt　d1、d8（紫杉醇后）　21d为
吉西他滨　1250mg/m²　｜ 1个周期

▶ 处方九：吉西他滨/卡铂

0.9% NaCl　　　100ml
吉西他滨　　　1000mg/m²　｜　iv gtt　d1、d8

5%葡萄糖氯化钠　500ml
卡铂　　　　　AUC＝2　｜　iv gtt　d1、d8　21d为1个周期

▶ 处方十：紫杉醇/贝伐组单抗

5%葡萄糖氯化钠　　　250ml
紫杉醇　　　　　90mg/m²　｜　iv gtt　d1、d8、d15

0.9% NaCl　　　100ml
贝伐组单抗　　10mg/kg　｜　iv gtt　d1、d15　28d为1个周期

3.首选一线治疗方案（Her-2阳性）

▶ 处方一：帕妥组单抗＋曲妥组单抗＋多西他赛

0.9% NaCl　　　250ml
帕妥组单抗　　840mg　｜　iv gtt　d1（之后420mg　iv gtt）

0.9% NaCl　　　250ml
曲妥组单抗　　8mg/kg　｜　iv gtt（之后6mg/kg　iv gtt）

```
5%葡萄糖氯化钠    250ml
多西他赛          75～100mg/m²  │  iv gtt   d1   21d为1个周期
```

▶ **处方二：帕妥组单抗＋曲妥组单抗＋紫杉醇**

```
0.9% NaCl         250ml
帕妥组单抗         840mg  │   iv gtt   d1（之后420mg   iv gtt）

0.9% NaCl         250ml
曲妥组单抗         4mg/kg │   iv gtt（之后2mg/kg   iv gtt）qw
或  曲妥组单抗    8mg/kg   iv（之后6mg/kg   iv）21d为1个周期

5%葡萄糖氯化钠     250ml
紫杉醇            80mg/m² │   iv gtt   d1   qw

5%葡萄糖氯化钠     500ml
或紫杉醇         175mg/m² │   iv gtt   d1   21d为1个周期
```

与曲妥组单抗联合使用的一线化疗方案（曲妥组单抗可为1周或3周用法）

▶ **处方三：含紫杉醇±卡铂**

```
5%葡萄糖氯化钠     500ml
卡铂              AUC＝6  │   iv gtt   d1

5%葡萄糖氯化钠     500ml
紫杉醇           175mg/m² │   iv gtt   d1   21d为1个周期

或5%葡萄糖氯化钠   250ml
紫杉醇            80mg/m² │   iv gtt   d1、d8、d15

5%葡萄糖氯化钠  250ml
卡铂              AUC＝2 │iv gtt   d1、d8、d15   28d为1个周期
```

▶ **处方四：5%葡萄糖氯化钠   250ml**

```
多西他赛         80～100mg/m² │  iv gtt   d1   21d为1个周期
或               35mg/m²        iv gtt   d1、d8、d15   qw
```

▶ **处方五：0.9% NaCl   125ml**

```
长春瑞滨  25mg/m²    │   iv gtt   d1   qw（15～20min内输完）
或        30～35mg/m² │   iv   d1、d8   21d为1个周期
```

▶ **处方六：卡培他滨 1000～1250mg/m² po bid d1～14   21d为1个周期**

使用过曲妥组单抗的Her-2阳性患者的首选治疗方案

▷ **处方七**：0.9% NaCl 　　100ml ┃
　　　　T-DM1（首选） 　　3.6mg/kg ┃ 　iv gtt　d1　21d为1个周期

▷ **处方八**：拉帕替尼＋卡培他滨

　　拉帕替尼　1250mg　po qd　d1 ～ 21

　　卡培他滨　1000mg/m²　po bid　d1 ～ 14　21d为1个周期

▷ **处方九**：曲妥组单抗＋卡培他滨

　　卡培他滨　1000 ～ 1250mg/m²　po bid　d1 ～ 14　21d为1个周期

　　0.9% NaCl 　　250ml ┃ 　iv gtt　d1（随后2mg/kg

　　曲妥组单抗　4mg/kg ┃ iv gtt）qw

　　或8mg/kg 　　iv gtt　d1（随后6mg/kg　iv gtt）q21d

▷ **处方十**：曲妥组单抗＋拉帕替尼

　　拉帕替尼　100mg　po qd

　　曲妥组单抗同处方九

（三）常用内分泌治疗药物分类及用法

1.雌激素的部分激动剂

▷ **处方一**：他莫昔芬　20mg　po qd

▷ **处方二**：托瑞米芬　60mg　po qd

2.非甾体类芳香化酶抑制剂

▷ **处方一**：阿那曲唑　1mg　po qd

▷ **处方二**：来曲唑　2.5mg　po qd

3.甾体类芳香化酶抑制剂

▷ **处方**：依西美坦　25mg po qd± 依维莫司　10mg qd（出现副作用
按说明书减量）

4.孕激素

▷ **处方一**：甲地孕酮　160mg　po qd

▷ **处方二**：甲羟孕酮　500mg　po qd or bid

5.黄体生成素释放激素拮抗剂

▷ **处方一**：戈舍瑞林　3.6mg ih qm

▷ **处方二**：亮丙瑞林　3.7mg ih qm

6.抗雌激素受体

▷ **处方：**氟维司群　500mg im qm（第一个月，14d一次）

7.性激素类

▷ **处方一：**氟羟甲睾酮　5～20mg　po qd

▷ **处方二：**乙炔雌二醇　1mg　po tid

（施纯玫　吴日平）

CHAPTER 7

第七章 >>>

消化道肿瘤

第一节 食管癌

食管癌（carcinoma of the esophagus）是原发于食管的恶性肿瘤，以鳞状细胞癌多见。临床上以进行性吞咽困难为其最典型的症状，先是难咽干的食物，继而是半流质食物，最后水和唾液也不能咽下。早期食管癌及时根治预后良好，手术切除5年生存率＞90％。症状出现后未经治疗的食管癌患者一般在一年内死亡。晚期食管癌预后往往很差，化疗仅可一定程度上延长生存期，5年生存率不超过10％。食管癌位于食管上段、病变长度超过5cm、已侵犯食管肌层、癌细胞分化程度差及已有转移者，预后不良。

一、诊断要点

（一）症状

1.早期症状

早期食管癌症状多不典型，易被忽略。主要可表现为在吞咽粗硬食物时可能有不同程度的不适感觉，包括咽下食物哽噎感，胸骨后烧灼样、针刺样或牵拉摩擦样疼痛。食物通过缓慢，并有停滞感或异物感。哽噎、停滞感常通过吞咽水后缓解消失。早期症状时轻时重，症状持续时间长短不一，甚至可无症状。

2.中晚期症状

（1）进行性咽下困难 是绝大多数患者就诊时的主要症状，但却是本病的较晚期表现。先是难咽干的食物，继而是半流质食物，最后水和唾液也不能咽下。常吐黏液样痰，为下咽的唾液和食管的分泌物。

（2）食物反流 因食管梗阻的近段有扩张与潴留，可发生食物反流，反流物含黏液，混杂宿食，可呈血性或可见坏死脱落组织块。

（3）咽下疼痛 系由癌糜烂、溃疡、外侵或近段伴有食管炎所致，进食时尤以进热食或酸性食物后更明显，疼痛可涉及颈、肩胛、前胸和后背等处。

（4）其他症状 长期摄食不足导致明显的慢性脱水、营养不良、消瘦与恶病质。有左锁骨上淋巴结肿大，或因癌肿扩散转移引起的其他表现，如压迫喉返神经所致的声嘶、压迫颈交感神经节引起的Horner综合征、骨转移引起的疼痛、肝转移引起的黄疸等。当肿瘤侵及相邻器官并发生穿孔时，可发生食管支气管瘘、纵隔脓肿、肺炎、肺脓肿及主动脉穿破大出血，导致死亡。值得注意的是，当癌肿梗阻所引起的炎症水肿暂时消退，或部分癌肿脱落后，梗阻症状可暂时减轻，常误认为病情好转。

（二）体征

早期体征可缺如。晚期则可出现消瘦、贫血、营养不良、失水或恶病质等体征。应特别注意锁骨上有无增大淋巴结、肝有无包块和有无腹腔积液、胸腔积液等远处转移体征。

（三）检验及检查

（1）常规检查项目 三大常规、生化全套、凝血功能、输血前普查、相关肿瘤标志物（CEA、CA199等）、心电图、胸腹部CT平扫＋增强、食管吞钡、内镜检查与活组织检查。

（2）必要时检查项目 全身PET/CT检查、超声内镜等。

（四）食管癌的分段

（1）颈段食管 上接下咽，向下至胸骨切迹平面的胸廓入口，内镜检查距门齿15cm至＜20cm。

（2）胸上段食管　上自胸廓入口，下至奇静脉弓下缘水平，内镜检查距门齿20cm至＜25cm。

（3）胸中段食管　上自奇静脉弓下缘，下至下肺静脉水平，内镜检查距门齿25cm至＜30cm。

（4）胸下段食管　上自下肺静脉水平，向下终于胃，内镜检查距门齿30cm至＜40cm。

（5）食管胃交界（EGJ）癌　EGJ上5cm的食管远端与EGJ以下5cm的胃近端是一个充满争议的部位，新版食管癌TNM分期与胃癌TNM分期内容协调一致，明确规定：①凡肿瘤位于食管下段；②侵犯EGJ均按食管腺癌TNM分期；③胃近端5cm内发生的腺癌未侵犯EGJ者可称为贲门癌，连同胃其他部位发生的肿瘤，按胃癌的TNM标准分期。

（五）食管癌分期

1.原发肿瘤（Primary Tumor，T）

T_x：原发肿瘤不能确定。

T_0：无原发肿瘤证据。

Tis：重度不典型增生。

T_1：肿瘤侵犯黏膜固有层、黏膜肌层或黏膜下层。

T_{1a}：肿瘤侵犯黏膜固有层或黏膜肌层。

T_{1b}：肿瘤侵犯黏膜下层。

T_2：肿瘤侵犯食管肌层。

T_3：肿瘤侵犯食管纤维膜。

T_4：肿瘤侵犯食管周围结构。

T_{4a}：肿瘤侵犯胸膜、腹膜、心包或膈肌（可手术切除）。

T_{4b}：肿瘤侵犯其他邻近结构如主动脉、椎体、气管等（不能手术切除）。

2.区域淋巴结（Regional Lymph Nodes，N）

N_x：区域淋巴结转移不能确定。

N_0：无区域淋巴结转移。

N_1：1～2枚区域淋巴结转移。

N_2：3～6枚区域淋巴结转移。

N_3：≥7枚区域淋巴结转移。

注：必须将转移淋巴结数量与清扫淋巴结总数一并记录。

3.远处转移（Distant Metastasis，M）

M_0：无远方转移。

M_1：有远方转移。

4.肿瘤分化程度（Histologic Grade，G）

G_X：分化程度不能确定——按G_1分期。

G_1：高分化癌。

G_2：中分化癌。

G_3：低分化癌。

G_4：未分化癌——按G_3分期。

5.食管鳞状细胞癌TNM分期（包括其他非腺癌类型）（表7-1）

表7-1　食管鳞状细胞癌TNM分期（包括其他非腺癌类型）

分期	T	N	M	G	部位*
0	is（HGD）	0	0	1，X	任何
ⅠA	1	0	0	1，X	任何
ⅠB	1	0	0	2～3	任何
	2～3	0	0	1，X	下段，X
ⅡA	2～3	0	0	1，X	中、上段
	2～3	0	0	2～3	下段，X
ⅡB	2～3	0	0	2～3	中、上段
	1～2	1	0	任何	任何
ⅢA	1～2	2	0	任何	任何
	3	1	0	任何	任何
	4a	0	0	任何	任何
ⅢB	3	2	0	任何	任何
ⅢC	4a	1～2	0	任何	任何
	4b	任何	0	任何	任何
	Any	3	0	任何	任何
Ⅳ	Any	任何	1	任何	任何

注：*肿瘤部位按肿瘤上缘在食管的位置界定；X指未记载肿瘤部位。

6.食管腺癌TNM分期（表7-2）

表7-2　食管腺癌TNM分期

分期	T	N	M	G
0	is（HGD）	0	0	1，X
ⅠA	1	0	0	1～2，X
ⅠB	1	0	0	3
	2	0	0	1～2，X
ⅡA	2	0	0	3
ⅡB	3	0	0	任何
	1～2	1	0	任何
ⅢA	1～2	2	0	任何
	3	1	0	任何
	4a	0	0	任何
ⅢB	3	2	0	任何
ⅢC	4a	1～2	0	任何
	4b	任何	0	任何
	任何	3	0	任何
Ⅳ	任何	任何	1	任何

二、治疗原则

临床上应采取综合治疗的原则。即根据患者的机体状况，肿瘤的病理类型、侵犯范围（病期）和发展趋向，有计划地、合理地应用现有的治疗手段，以期最大幅度地根治、控制肿瘤和提高治愈率，改善患者的生活质量。对拟行放、化疗的患者，应做Karnofsky或ECOG评分。食管癌的治疗主要分为手术治疗、放射治疗和化学治疗。

（一）Ⅰ期（$T_1N_0M_0$）

首选手术治疗。如心肺功能差或不愿手术者，可行根治性放疗。完全性切除的Ⅰ期食管癌，术后不行辅助放疗或化疗。内镜下黏膜切除仅限于黏膜癌，而黏膜下癌应该行标准食管癌切除术。

（二）Ⅱ期（$T_{2\sim3}N_0M_0$、$T_{1\sim2}N_1M_0$）

首选手术治疗。如心肺功能差或不愿手术者，可行根治性放疗。完全性切除的$T_2N_0M_0$，术后不行辅助放疗或化疗。对于完全性切除的$T_3N_0M_0$和$T_{1\sim2}N_1M_0$患者，术后行辅助放疗可能提高5年生存率。对于食管鳞癌，不推荐术后化疗。对于食管腺癌，可以选择术后辅助化疗。

（三）Ⅲ期（$T_3N_1M_0$、$T_4N_{0\sim1}M_0$）

对于$T_3N_1M_0$和部分$T_4N_{0\sim1}M_0$（侵及心包、膈肌和胸膜）患者，目前仍首选手术治疗，有条件的医院可以开展新辅助放化疗（含铂方案的化疗联合放射治疗）的研究，与单一手术相比，术前同步放化疗可能提高患者的总生存率。

与单纯手术相比较，不推荐术前化疗，术前放疗并不能改善生存率。但是对于术前检查发现肿瘤外侵明显，外科手术不易彻底切除的食管癌，通过术前放疗可以增加切除率。

对于不能手术的Ⅲ期患者，目前的标准治疗是放射治疗，有条件的医院可以开展同步放化疗的研究（含铂方案的化疗联合放射治疗）。

对于以上Ⅲ期患者，术后行辅助放疗可能提高5年生存率。对于食管鳞癌，不推荐术后化疗。对于食管腺癌，可以选择术后辅助化疗。

（四）Ⅳ期（任何T，任何N，M_{1a}；任何T，任何N，M_{1b}）

以姑息治疗为主要手段，加或不加化疗，治疗目的为延长生命，提高生活质量。

姑息治疗主要包括内镜治疗（包括食管扩张、食管支架等治疗）和镇痛对症治疗。

三、处方

（一）新辅助放化疗

▷ **处方一**：紫杉醇＋卡铂

5% GS	500ml	iv gtt（1h）
紫杉醇	50mg/m²	d1、d8、d15、d22、d29

5% GS	500ml	iv gtt（1h）
卡铂	AUC＝5	d1、d8、d15、d22、d29

说明：a.稀释的紫杉醇药液应储藏在瓶内或塑料袋，采用聚氯乙烯给药设备滴注；用药前应给予抗过敏预处理，包括糖皮质激素、5-HT1受体阻滞药、苯海拉明等；用药全程应给予心电、血压监护。

b.卡铂与紫杉醇间隔1h，并只能用5% GS配制。卡铂较顺铂的神经系统、耳、肾、消化道等毒性较小，不需要水化，使用方便。剂量应按曲线下面积（AUC）计算。

▷ **处方二**：顺铂＋氟尿嘧啶

NS	100ml	iv gtt（＜30min，避光）
顺铂	75～100mg/m²	d1、d29
氟尿嘧啶	3.0～4.0g/m²	civ（96h） d1、d29

或	NS	80ml	civ（120h）
	氟尿嘧啶	4.0g/m²	d1、d22
	NS	500ml	iv gtt（60min，避光）
	顺铂	15mg/m²	d1～5，d22～26

说明：a.顺铂具有较强的神经毒性，听神经损害致耳鸣、听力下降较常见，故治疗前应行听力检查。

b.顺铂注射液在光照下会发生很强的光降解反应直至金属铂析出，从而使疗效下降。所以，在使用顺铂注射液应注意避光。

c.累积性及剂量相关性肾功能不良是顺铂的主要限制性毒性，主要为肾小管损伤，目前除水化外尚无有效预防本品所致的肾毒性的手段。本方案顺铂用量100mg/m²，故应自使用顺铂前8～12h开始常规给予3天水化，每日液体入量不少于4000ml，每日尿量保持在1500～2000ml以上，一般尚需给予20%甘露醇150ml静滴以保证每日尿量。

d.顺铂用量＞50mg/m²，呈高致吐性，应按高致吐化疗止吐方案处理。除给予5-HT3受体阻滞药外，还应给予地塞米松、西咪替丁、阿瑞吡坦、苯海拉明等药物以减少暴发性呕吐的发生。

e.在使用发泡性化疗药物或需长时间输注化疗药物治疗时应给予深静脉置管，以避免化学性烧伤或严重的外周静脉炎。

f.为了便于输注，氟尿嘧啶可经静脉化疗泵给予。预防长期5-FU输注引起的静脉血栓，可经验性给予：华法林1mg qd口服。

▶ **处方三**：顺铂＋卡培他滨

NS	250ml	iv gtt（60min，避光）
顺铂	30mg/m²	d1、d8、d15

卡培他滨　0.8g/m²　bid　d1～5、d8～12、d15～19

说明：a.顺铂30mg/m²中度致吐，呕吐发生率30%～90%，应联合5-HT3阻滞药、H2受体阻滞药、糖皮质激素，效果不佳时应增强止吐级别。

b.主要毒副反应为手足综合征，约1/2发生手足综合征，表现为麻木、感觉迟钝、感觉异常、麻刺感、无痛感或疼痛感，皮肤肿胀或红斑、脱屑、水泡或严重的疼痛。皮炎和脱发常见，但严重者少见。

▶ **处方四**：奥沙利铂（OXA）＋氟尿嘧啶/卡培他滨

5% GS	250ml	iv gtt（120min），避冷24h
奥沙利铂	85mg/m²	d1、d15、d29

氟尿嘧啶　180mg/m²　civ（24h）　d1～35

或　　5% GS	250ml	iv gtt（120min），避冷24h
奥沙利铂	85mg/m²	d1、d15、d29

卡培他滨　1.25g/m²　bid d1～5、d8～12、d15～22、d29～36

说明：a.奥沙利铂必须用葡萄糖溶液配制，其与氯化钠和碱性溶液（特别是氟尿嘧啶）之间存在配伍禁忌，故不要与上述制剂混合或通过同一条静脉同时给药。本品出现铂类化合物的一般毒性反应。无顺铂的肾脏毒性，在肾功能衰竭的患者中，因此并不需要调整用药剂量。亦无卡铂的骨髓毒性。

b.奥沙利铂致末梢感觉神经炎为剂量限制性、蓄积性、可逆性外周神经障碍，约12%患者发生Ⅲ度感觉性神经病变。主要表现为肢体麻木和感觉迟钝，发生于咽部及口角较少，受凉可诱发或加重病情。极个别患者发现肢体功能障碍，有时可伴有口腔周围、上呼吸道和上消化道的痉挛及感觉障碍。甚至类似于喉痉挛的临床表现而无解剖学依据。可自行恢复而无后遗症。这些症状常因感冒而激发或加重。感觉异常可在治疗休息期减轻，但在累积剂量大于800mg/m²（6个周期）时，有可能导致永久性感觉异常和功能障碍。

▶ **处方五**：紫杉醇＋顺铂

5% GS	500ml	iv gtt（3h）
紫杉醇	50mg/m²	d1、d8、d15、d22

NS	500ml	iv gtt（60min，避光）
顺铂	75mg/m²	d1

▶ **处方六：卡铂＋氟尿嘧啶**

5% GS	500ml	iv gtt（1h）
卡铂	AUC＝5	d1、d22

氟尿嘧啶　200mg/m²　civ（24h）d1 ～ 42

▶ **处方七：伊立替康＋顺铂**

NS	250ml	iv gtt（60min，避光）
顺铂	30mg/m²	d1、d8、d22、d29

5% GS	250ml	iv gtt（2h）
伊立替康	65mg/m²	d1、d22、d22、d29

说明：伊立替康主要毒性为急性胆碱能综合征、延迟性腹泻和骨髓抑制。急性胆碱能综合征：常在24h内发生，表现为出汗、流泪及流涎、腹痛、低血压等。一般予阿托品治疗（0.25mg皮下注射）可缓解。对发生急性、严重的胆碱能综合征患者，下次使用本品时，应预防性使用硫酸阿托品。迟发性腹泻：为剂量限制性毒性反应，伊立替康代谢物SN38可直接作用于肠道黏膜的拓扑异构酶Ⅰ致泻。发生首次稀便的中位时间是用药后第5天，当出现第一次稀便时应立即开始止泻治疗。目前，推荐的抗腹泻治疗措施为口服洛哌丁胺（2mg/2h）至最后一次稀便结束后12h。使用洛哌丁胺治疗迟发性腹泻用药应在12 ～ 48h为宜。同时可予奥曲肽抗腹泻治疗。

▶ **处方八：紫杉类/多西他赛＋氟尿嘧啶/卡培他滨**

5% GS	500ml	iv gtt（3h）
紫杉醇	45mg/m²	d1、d8、d15、d22、d29

氟尿嘧啶　1.0 ～ 1.5g/m²　civ（120h）　d1、d8、d15、d22、d29

或

5% GS	250ml	iv gtt（1h）
多西他赛	7.5mg/m²	d1、d8、d22、d29

氟尿嘧啶　1.25g/m²　civ（120h）d1、d8、d15、d22、d29、d43

或

5% GS	250ml	iv gtt（1h）
多西他赛	20mg/m²	d1、d8、d15、d22、d29

卡培他滨　625 ～ 825mg/m² 　bid 　d1 ～ 5、d8 ～ 12、d15 ～ 19、d22 ～ 26、d29 ～ 33

说明：a.部分患者使用多西他赛过程中可能出现过敏反应。轻度过敏反应常于用药后1周内发生，表现为皮肤瘙痒及潮红、皮疹、发热、寒战等，皮疹主要见于手、足，亦可在手臂、面部和胸部出现，可考虑在密切监护下给药。少数患者可能出现血压下降、支气管痉挛、全身皮疹/红斑等严重过敏症状，此时应立即停止给药，并予对症治疗。因在使用本品的最初几分钟内，可能发生过敏反应，故而使用本品时应给予监护并具备相应的急救设施。为预防液体潴留和过敏反应，推荐在用药前1d开始口服地塞米松（每天16mg，连用3d）。

b.当血胆红素高于正常值上限、氨基转移酶高于正常上限1.5倍、ALP高于正常上限2.5倍时，应停用多西他赛治疗。

c.使用多西他赛后，可见体重增加，发生率约为13%。当累积量达400mg/m²时，可出现下肢水肿，甚至发展为全身水肿，体重可增加3kg以上。极少数患者可出现胸腹腔积液、心包积液。停止治疗后，液体潴留一般可逐渐消失。

▶ **处方九**：奥沙利铂＋多西他赛＋卡培他滨

5% GS	250ml	iv gtt（30 ～ 90min），避冷24h
奥沙利铂	40mg/m²	d1、d8、d15、d22、d29
5% GS	250ml	iv gtt（1h）
多西他赛	7.5mg/m²	d1、d8、d15、d22、d29
卡培他滨	1.0g/m²	bid　d1 ～ 7、d15 ～ 21、d29 ～ 35

（二）围手术期化疗

▶ **处方一**：表柔比星＋顺铂＋氟尿嘧啶

注射用水	50ml	iv
表柔比星	50mg/m²	d1
NS	500ml	iv gtt（60min，避光）
顺铂	60mg/m²	d1

说明：a.围手术期化疗尤其适用于食管下段及食管-胃结合部腺癌，化疗期间及手术前应注意复查CT以监测肿瘤疗效及评估手术可能性。术前化疗周期数不宜过多，特别对肿瘤分化程度较低、化疗效果不佳的

病例应及时进入手术治疗，以免丧失手术时机。

b.表柔比星须用灭菌注射用水（WFI）稀释，终浓度不超过2mg/ml。

c.蒽环类药物可导致心肌损伤、心力衰竭。在治疗期间仍应严密监测心功能，以减少发生心力衰竭的危险，这种心力衰竭甚至可以在终止治疗几周后发生，并可能对相应的药物治疗无效。

d.对既往或正在接受纵膈放疗的患者，表柔比星心脏毒性的潜在危险增加，化疗剂量适量减少并注意定期心脏功能检查。

e.多柔比星经肝系统排泄，肝功能不全者应减量，以免蓄积中毒。中度肝功能受损者（胆红素1.4～3mg/100ml），药量应减少50%。重度肝功能受损者（胆红素大于3mg/100ml）药量应减少75%。

f.因为仅少量的药物经肾排出，中度肾功能受损患者无需减少剂量，但应注意肿瘤细胞的迅速崩解而引起高尿酸血症，对此类患者应检查血尿酸水平，根据尿酸水平调整药物用量。

▶ **处方二**：表柔比星＋奥沙利铂＋氟尿嘧啶

注射用水	50ml	iv
表柔比星	50mg/m²	d1
5% GS	250ml	iv gtt（2h），避冷24h
奥沙利铂	130mg/m²	d1
NS	80ml	civ（24h）
氟尿嘧啶	200mg/m²	d1～21

▶ **处方三**：表柔比星＋顺铂＋卡培他滨

注射用水	50ml	iv
表柔比星	50mg/m²	d1
NS	500ml	iv gtt（60min，避光）
顺铂	60mg/m²	d1
卡培他滨	500～625mg/m²	bid

▶ **处方四**：表柔比星＋奥沙利铂＋卡培他滨

注射用水	50ml	iv
表柔比星	50mg/m²	d1
5% GS	250ml	iv gtt（2h），避冷24h
奥沙利铂	130mg/m²	d1

卡培他滨　　500～625mg/m^2　bid

说明：上述方案皆为21d/周期。

（三）根治性化疗

▶ **处方一**：卡培他滨＋顺铂

NS	500ml	iv gtt（60min，避光）
顺铂	60mg/m^2	d1

卡培他滨　1.0g/m^2　d1～14

说明：a. 21d/周期。

b.根治性联合放化疗适用于存在不良预后因素（如：临床分期T4）或因并发症无法手术切除的患者。

▶ **处方二**：氟尿嘧啶＋顺铂

氟尿嘧啶　4.0g/m^2　civ（96h）　d1

NS	500ml	iv gtt（60min，避光）
顺铂	75mg/m^2	d1

说明：a. Bruce D.等研究（INT0123）显示根治性联合放化疗的放疗肿瘤量为50.4Gy/28F，高剂量（64.8Gy）放疗联合本化疗方案未能取得更好疗效反而增加毒副作用。

b. 28d/周期，第2、第3周期化疗于放疗结束后的28d开始。

▶ **处方三**：氟尿嘧啶类＋奥沙利铂

5% GS	250ml	iv gtt（2h），避冷24h
奥沙利铂	45mg/m^2	d1、d8、d15、d22、d29
氟尿嘧啶	225mg/m^2	civ（24h）　d1～33

说明：S.Lorenzen等报道一项Ⅰ/Ⅱ期研究显示本方案联合45Gy放疗可获得较满意的病理学反应结果（64％）和R0切除率（80％）。手术建议在联合放化疗结束后4～6周进行。

或

5% GS	250ml	iv gtt（2h），避冷24h
奥沙利铂	85mg/m^2	d1、d15、d29
氟尿嘧啶	180mg/m^2	civ（24h）　d1～35

说明：a. Nikhil Ⅰ.等放疗联合3周期上述方案化疗结果显示本方案安全性及有效性良好，主要的治疗不良反应为：疲劳、腹泻、恶

心、呕吐、脱水、食管炎、中性粒细胞减少等。

b.注意事项见术前联合放化疗方案三。

c.联合放疗自第1周期化疗第8d开始，剂量DT 50.4Gy/28F。

或

5% GS	250ml	iv gtt（2h），避冷24h
奥沙利铂	85mg/m²	d1、d15、d29
卡培他滨	625mg/m²	bid d1～35

▶ **处方四**：紫杉类＋顺铂

NS	500ml	iv gtt（2h，避光）
顺铂	75mg/m²	d1
5% GS	500ml	iv gtt（3h）
紫杉醇	50mg/m²	d1、d8、d15、d22

或

NS	500ml	iv gtt（60min，避光）
顺铂	80mg/m²	d1
5% GS	250ml	iv gtt（1h）
多西他赛	60mg/m²	d1

说明：21d/周期。

或

NS	250ml	iv gtt（60min，避光）
顺铂	30mg/m²	d1、d8、d15、d22、d29
5% GS	250ml	iv gtt（1h）
多西他赛	30mg/m²	d1、d8、d15、d22、d29

▶ **处方五**：紫杉醇＋卡铂

5% GS	250ml	iv gtt（1h）
卡铂	AUC＝5	d1、d8、d15、d22、d29
5% GS	500ml	iv gtt（3h）
紫杉醇	50mg/m²	d1、d8、d15、d22、d29

▶ **处方六**：伊立替康＋卡铂（用法参见新辅助放化疗部分）

▶ **处方七**：紫杉醇/多西他赛＋氟尿嘧啶/卡培他滨（用法参见新辅助放化疗部分）

▶ **处方八**：奥沙利铂＋多西他赛＋卡培他滨（用法参见新辅助放化疗部分）

（四）术后化疗

▶ **处方一**：伊立替康＋顺铂

5% GS	250ml	iv gtt（2h）
伊立替康	65mg/m²	d1、d8

NS	250ml	iv gtt（60min，避光）
顺铂	30mg/m²	d1、d8

或

NS	250ml	iv gtt（60min，避光）
顺铂	30mg/m²	d1、d8、d15、d22

5% GS	250ml	iv gtt（2h）
伊立替康	65mg/m²	d1、d8、d15、d22

▶ **处方二**：紫杉醇类＋顺铂

NS	500ml	iv gtt（60min，避光）
顺铂	75mg/m²	d1

5% GS	250ml	iv gtt（1h）
紫杉醇	175mg/m²	d1

或

NS	250ml	iv gtt（60min，避光）
顺铂	25mg/m²	d1、d8、d15、d22、d29

5% GS	250ml	iv gtt（1h）
多西他赛	25mg/m²	d1、d8、d15、d22、d29

▶ **处方三**：氟尿嘧啶＋紫杉醇

5% GS	500ml	iv gtt（3h）
紫杉醇	45mg/m²	d1、d8、d15、d22、d29
氟尿嘧啶	1.0～1.5g/m²	civ（120h）　d1、d8、d15、d22、d29

（五）局部晚期或已发生转移的食管癌化疗

1. 一线方案

▶ **处方一**：多西他赛＋顺铂＋氟尿嘧啶（DCF）

5% GS	250ml	iv gtt
多西他赛	75mg/m²	d1

NS	500ml	iv gtt（60min，避光）
顺铂	75mg/m²	d1

氟尿嘧啶　5.0g/m²　civ（120h）

说明：a. 28d/周期。

b. V325研究结果显示与"氟尿嘧啶＋顺铂"（DCF）方案相比，DCF方案可延长胃癌患者生存期、无疾病进展时间，并可提高治疗的客观有效率。但Ⅲ～Ⅳ度中性粒细胞减少、胃炎、倦怠等不良反应发生率较DCF方案高。因此，当选择本方案治疗时应考虑患者的一般情况，并注意不良反应的预防和处理。

c. 高剂量顺铂注意水化和止吐治疗。

d. Her-2-neu过表达的患者联用曲妥组单抗可提高疗效。

▷ **处方二：DCF改良方案**

① 多西他赛＋顺铂＋氟尿嘧啶

5% GS	250ml	iv gtt（1h）
多西他赛	40mg/m²	d1
NS	250ml	iv gtt　d1
亚叶酸钙	400mg/m²	
NS	100ml	
氟尿嘧啶	400mg/m²	iv gtt　d1

氟尿嘧啶　2.0g/m²　civ（48h）d1

NS	250ml	iv gtt（60min，避光）
顺铂	40mg/m²	d3　q14d

说明：Ⅲ～Ⅳ度不良反应发生率为中性粒细胞减少（48%）、白细胞减少（27.8%）、腹泻（14.8%）、疲劳（11.1%）。

② 多西他赛＋奥沙利铂＋氟尿嘧啶

5% GS	250ml	iv gtt（1h）
多西他赛	50mg/m²	d1
5% GS	250ml	iv gtt（2h）避冷24h
奥沙利铂	85mg/m²	d1

氟尿嘧啶　2.4g/m²　civ（24h）d1　q14d

说明：2009年ASCO会议上，Shankaran等报道的一项Ⅱ期临床研究数据显示上述方案较DCF方案有较好的肿瘤稳定时间，中位无疾病进展时间和中位生存期分别为34.7周和44.8周；观察到的主要不良反应为中性粒细胞减少、神经毒性、黏膜炎症、腹泻、贫血、高血糖、疲劳、血小板减少、恶心、呕吐、感染、脱发等。

③ 多西他赛＋顺铂＋氟尿嘧啶

5% GS	250ml	iv gtt（1h）
多西他赛	60mg/m^2	d1、d8、d15、d22、d29、d36
NS	500ml	iv gtt（60min，避光）
顺铂	60mg/m^2	d1

氟尿嘧啶　3.5/m^2　civ（96h）　d1　q21d

说明：在2010年ASCO会议上，Ozal等报道接受此方案化疗的42例进展期胃癌患者总有效率33.3%，中位无疾病进展时间5.5个月，中位生存期15个月，该组患者中Ⅲ～Ⅳ度不良反应主要为中性粒细胞减少（16.7%）、血小板减少（7.2%）、贫血（2.4%）、黏膜炎（11.9%）、恶心呕吐（4.8%）。该研究认为本DCF改良方案与标准DCF方案一样有效、毒性谱相似。

④ 多西他赛＋顺铂＋氟尿嘧啶

5% GS	250ml	iv gtt（1h）
多西他赛	75～85mg/m^2	d1
NS	500ml	iv gtt（60min，避光）
顺铂	75mg/m^2	d1

氟尿嘧啶　300mg/m^2　civ（24h）　d1～14　q21d

说明：Arnaud D.等在2007年JCO上发表一项Ⅱ期临床研究显示，上述方案总有效率为36.6%，中位生存期10.4个月。本方案Ⅲ～Ⅳ度中性粒细胞减少发生率（57%）高于ECF方案（34%）。与ECF方案相比，本方案总有效率似乎略高，但可能增加骨髓抑制及复杂感染。因此，对于接受本方案的患者建议给予预防性粒细胞刺激因子以缩短骨髓抑制时间。

⑤ 多西他赛＋卡铂＋氟尿嘧啶　（DF-Carbo方案）

5% GS	250ml	iv gtt（1h）
多西他赛	75mg/m^2	d1
5% GS	250ml	iv gtt
卡铂	AUC＝5	d2

氟尿嘧啶　3.6g/m^2　civ（72h）　d1　q21d

说明：Y.M. 等一项对比本方案与 ECF 方案对进展期胃癌一线疗效的研究结果显示：本方案总有效率（66.7%）、中位生存期（12.4 个月）、2 年生存率优于 ECF 方案。鉴于上述 2 种方案严重骨髓发生率较高，研究中针对所有患者均给予粒细胞刺激因子预防性升白细胞治疗。

▶ **处方三**：表柔比星＋顺铂＋氟尿嘧啶 （ECF 方案）

注射用水	50ml	iv
表柔比星	50mg/m²	d1
NS	500ml	iv gtt（60min，避光）
顺铂	60mg/m²	d1
氟尿嘧啶	200mg/(m²·d)	civ（24h） d1～21 q21d

▶ **处方四**：ECF 改良方案

① EOF 方案

注射用水	50ml	iv
表柔比星	50mg/m²	d1
5% GS	250ml	iv gtt（2h），避冷 24h
奥沙利铂	130mg/m²	d1
氟尿嘧啶	200mg/m²	civ（24h） d1～21 q21d

② ECX 方案

注射用水	50ml	iv
表柔比星	50mg/m²	d1
NS	250ml	iv gtt（60min，避光）
顺铂	60mg/m²	d1
卡培他滨	625mg/m² bid	d1～21 q21d

③ EOX 方案

注射用水	50ml	iv
表柔比星	50mg/m²	d1
5% GS	250ml	iv gtt（2h），避冷 24h
奥沙利铂	130mg/m²	d1
卡培他滨	625mg/m² bid	d1～21 q21d

说明：2008 年 David 等在《新英格兰医学杂志》发表了一项关于卡培他滨和奥沙利铂在进展期胃癌中治疗作用的研究，比较了 ECF、

ECX、EOF、EOX四种方案在胃癌患者疗效。结果还显示：a.接受卡培他滨或奥沙利铂治疗的晚期胃癌患者死亡风险更低；b.卡培他滨与氟尿嘧啶毒副作用相当；c.奥沙利铂导致Ⅲ～Ⅳ度中性粒细胞减少、脱发、肾毒性、血小板减少等副作用低于顺铂，但腹泻、神经毒性发生风险较高。作者认为卡培他滨、奥沙利铂对进展期胃癌的治疗效果与各自的类似物（氟尿嘧啶、顺铂）相当。其中接受EOF方案治疗的患者中位生存期为9.3个月，1年生存率为40.4%；接受ECX方案治疗的中位生存期为9.9个月，1年生存率为40.8%；接受EOX方案治疗胃癌患者的中位生存期为11.2个月，1年生存率为46.8%。接受EOX方案治疗的胃癌患者中位生存期最长。

▶ **处方五**：氟尿嘧啶/卡培他滨＋顺铂

① 氟尿嘧啶＋顺铂 （CF方案）

NS	500ml	iv gtt（60min，避光）
顺铂	75～100mg/m²	d1
氟尿嘧啶	3.0～4.0/m² civ（96h）	d1 q28d

② 氟尿嘧啶＋顺铂 （FLP方案）

NS	500ml	iv gtt（60min，避光）
顺铂	50mg/m²	d1
5% GS	250ml	iv gtt（2h）
亚叶酸钙	200mg/m²	d1
氟尿嘧啶	2000mg/m² civ（24h）	d1 q14d

③ 卡培他滨＋顺铂 （XP方案）

NS	500ml	iv gtt（60min，避光）
顺铂	80mg/m²	d1
卡培他滨	1.0g/m²	bid d1～14 q21d

▶ **处方六**：氟尿嘧啶/卡培他滨＋奥沙利铂

① FOLFOX方案

5% GS	250ml	iv gtt（2h），避冷24h
奥沙利铂	85mg/m²	d1
NS	250ml	iv gtt（2h）
亚叶酸钙	400mg/m²	d1

```
NS              100ml
氟尿嘧啶         400mg/m²   │   iv gtt   d1
氟尿嘧啶         2.4g/m²    │   civ（48h）d1   q14d
```

说明：14d/周期。

② FLO方案

```
5% GS           250ml      │   iv gtt（2h，避冷24h）
奥沙利铂        85mg/m²    │   d1

NS              250ml      │   iv gtt（2h）
亚叶酸钙        200mg/m²   │   d1

氟尿嘧啶   2.6g/m²   civ（24h）d1
```

▶ **处方七**：氟尿嘧啶＋伊立替康

① IF方案

```
NS              250ml      │   iv gtt（2h）
伊立替康        80mg/m²    │   d1、d8、d15、d22、d29、d36

NS              250ml      │   iv gtt（2h）
亚叶酸钙        500mg/m²   │   d1、d8、d15、d22、d29、d36

氟尿嘧啶   2.0g/m²   civ（24h）d1、d8、d15、d22、d29、d36   q49d
```

② FOLFIRI方案

```
NS              250ml      │   iv gtt（2h）
伊立替康        180mg/m²   │   d1

NS              250ml      │   iv gtt（2h）
亚叶酸钙        400mg/m²   │   d1

NS              100ml      │
氟尿嘧啶        0.4g/m²    │   iv gtt   d1

氟尿嘧啶   2.4g/m²   civ（48h）d1
```

③ Iri＋AIO方案

```
NS              250ml      │   iv gtt（2h）
伊立替康        80mg/m²    │   d1、d8、d15、d22、d29、d36

NS              250ml      │   iv gtt（2h）
亚叶酸钙        500mg/m²   │   d1、d8、d15、d22、d29、d36

氟尿嘧啶   2.0g/m²   civ（24h）d1、d8、d15、d22、d29、d36   q56d
```

▶ **处方八**：紫杉醇＋顺铂/卡铂

① 紫杉醇＋顺铂

| 5% GS | 500ml | iv gtt（3h） |
| 紫杉醇 | 135mg/m² | d1 |

| NS | 500ml | iv gtt（60min，避光） |
| 顺铂 | 75mg/m² | d2　q21d |

说明：选用本方案时应慎重，应根据患者一般体质适当调整化疗剂量。

② 紫杉醇＋顺铂

| 5% GS | 500ml | iv gtt（3h） |
| 紫杉醇 | 90mg/m² | d1 |

| NS | 500ml | iv gtt（60min，避光） |
| 顺铂 | 50mg/m² | d1　q14d |

③ 紫杉醇＋卡铂

| 5% GS | 500ml | iv gtt（3h） |
| 紫杉醇 | 200mg/m² | d1 |

| NS | 500ml | iv gtt（60min，避光） |
| 卡铂 | AUC＝6 | d1　q21d |

▷ **处方九**：多西他赛＋顺铂　（DC方案）

| 5% GS | 250ml | iv gtt（3h） |
| 多西他赛 | 70～85mg/m² | d1 |

| NS | 250ml | iv gtt（60min，避光） |
| 顺铂 | 70～75mg/m² | d1　q21d |

▷ **处方十**：多西他赛＋伊立替康

| 5% GS | 500ml | iv gtt（3h） |
| 多西他赛 | 35mg/m² | d1、d8 |

| NS | 250ml | iv gtt（60min，避光） |
| 伊立替康 | 50mg/m² | d1、d8　q21d |

▷ **处方十一**：氟尿嘧啶单药

① 氟尿嘧啶单药　（LV5FU2方案）

| NS | 250ml | iv gtt（2h） |
| 亚叶酸钙 | 400mg/m² | d1 |

NS	100ml	
氟尿嘧啶	0.4g/m²	iv gtt　d1
氟尿嘧啶	2.4g/m²　civ（48h）　d1　q14d

② 氟尿嘧啶单药

氟尿嘧啶　4.0g/m² civ（96h） d1 q21d

③ 卡培他滨单药

卡培他滨　1.0g/m² bid d1～14 q21d

▶ 处方十二：紫杉类单药

① 多西他赛单药

5% GS	250ml	iv gtt（1h）
多西他赛	75～100mg/m²	d1 q21d

② 紫杉醇单药

5% GS	250ml	iv gtt（3h）
紫杉醇	135～175mg/m²	d1 q21d

③ 紫杉醇单药

5% GS	250ml	iv gtt（1h）
紫杉醇	80mg/m²	qw q28d

2.二线化疗方案

▶ 处方一：曲妥组单抗

曲妥组单抗　6mg/kg iv（＞90min） q21d

说明：a.适用于Her-2-neu阳性且一线未使用该药的患者，与化疗联用可延长患者生存期。

b.首剂8mg/kg输注时间不少于90min。

c.第一次输注本药时，约40%患者会出现通常包括寒战和（或）发热等的症候群。这些症状一般为轻或中度，很少需停用，可用解热镇痛药如对乙酰氨基酚或抗组胺药如苯海拉明治疗。其他症状和（或）体征包括：恶心、呕吐、疼痛、寒战、头痛、眩晕、呼吸困难、低血压、皮疹和乏力。

d.使用本品时应注意有无心脏毒性发生，观察有无心脏功能减退的症状和体征，如呼吸困难、咳嗽加重、夜间阵发性呼吸困难、周围性水肿、S3奔马律或射血分数减低。使用本药治疗的患者应进行全面的基础心脏评价，包括病史、物理检查和以下一或多项检查：EKG、超声心动图等。若患者出现临床显著的左心室功能减退应考虑停用曲妥组单抗。出现下列情况时，应停止曲妥组单抗治疗至少4周，并每4周检测1次左心室射血分数（LVEF）：i LVEF较治疗前绝对数值下降≥16%。ii LVEF低于该检测中心正常范围并且LVEF较治疗前绝对数值下降≥10%。4～8周内 LVEF回升至正常范围或 LVEF较治疗前绝对数值下降≤15%，可恢复使用曲妥组单抗。ⅲLVEF持续下降（>8周），或者3次以上因心肌病而停止曲妥组单抗治疗，应永久停止使用曲妥组单抗。

　　e.本药用配套提供的注射用灭菌水溶解后在2～8℃冰箱中可稳定保存28d。配好的溶液中含防腐剂，因此可多次使用。28d后剩余的溶液应弃去。含0.9％ NaCl的配好的曲妥组单抗输液，可在聚氯乙烯或聚乙烯袋中2～8℃条件下稳定保存24h。

▶ **处方二**：伊立替康＋顺铂 （IC方案）

| NS | 250ml | iv gtt（3h） |
| 伊立替康 | 65mg/m^2 | d1、d8 |

| NS | 500ml | iv gtt（60min，避光） |
| 顺铂 | 25～30mg/m^2 | d1、d8 q21d |

▶ **处方三**：伊立替康＋氟尿嘧啶/卡培他滨

① 伊立替康＋卡培他滨

| NS | 250ml | iv gtt（3h） |
| 伊立替康 | 250mg/m^2 | d1 |

卡培他滨　1.0g/m^2　bid　d1～14　q21d

② FOLFIRI方案

| NS | 250ml | iv gtt（2h） |
| 伊立替康 | 180mg/m^2 | d1 |

| NS | 250ml | iv gtt（2h） |
| 亚叶酸钙 | 400mg/m^2 | d1 |

NS	100ml	
氟尿嘧啶	0.4g/m^2	iv gtt　d1
氟尿嘧啶	2.4g/m^2	civ（24h）　d1　q14d

▶ **处方四**：伊立替康＋多西他赛

| 5％ GS | 500ml | iv gtt（3h） |
| 多西他赛 | 35mg/m^2 | d1、d8 |

| NS | 250ml | iv gtt（2h） |
| 伊立替康 | 50mg/m^2 | d1、d8 q21d |

▶ **处方五**：伊立替康＋丝裂霉素

① 伊立替康＋丝裂霉素

| NS | 30ml | iv |
| 丝裂霉素 | 8mg/m² | d1 |

| NS | 250ml | iv gtt（2h） |
| 伊立替康 | 150mg/m² | d1、d15 q28d |

② 伊立替康＋丝裂霉素

| NS | 30ml | iv |
| 丝裂霉素 | 5mg/m² | d1 |

| NS | 250ml | iv gtt（2h） |
| 伊立替康 | 125mg/m² | d1 |

▶ **处方六**：紫杉类单药

① 多西他赛单药

| 5% GS | 250ml | iv gtt（1h） |
| 多西他赛 | 75～100mg/m² | d1 q21d |

② 紫杉醇单药

| 5% GS | 250ml | iv gtt（3h） |
| 紫杉醇 | 135～175mg/m² | d1 q21d |

③ 紫杉醇单药

| 5% GS | 250ml | iv gtt（3h） |
| 紫杉醇 | 80mg/m² | d1、d8、d15、d22 q28d |

▶ **处方七**：伊立替康单药

① 伊立替康单药

| NS | 250ml | iv gtt（2h） |
| 伊立替康 | 250～350mg/m² | d1 q21d |

② 伊立替康单药

| NS | 250ml | iv gtt（2h） |
| 伊立替康 | 180mg/m² | d1 q14d |

③ 伊立替康单药

| NS | 250ml | iv gtt（2h） |
| 伊立替康 | 125mg/m² | d1、d8 q14d |

▶ **处方八**：其他供选择的方案

① 吉西他滨（Gem）＋氟尿嘧啶

| NS | 100ml | iv gtt（30min） |
| 吉西他滨 | 125mg/m² | d1、d8、d15 |

NS	250ml	iv gtt	
亚叶酸钙	30mg/m²	d1、d8、d15	
NS	100ml		
氟尿嘧啶	0.5g/m²	iv gtt d1、d8、d15 q28d	

② 脂质体多柔比星（PLDH）＋顺铂＋氟尿嘧啶

5％ GS	100ml	iv gtt（30min）	
PLDH	20mg/m²	d1	
NS	250ml	iv gtt（60min，避光）	
顺铂	50mg/m²	d1	
NS	100ml		
氟尿嘧啶	0.4g/m²	iv gtt d1	

氟尿嘧啶 1.2g/m² civ（48h） d1 q14d

说明：a.白细胞减少是患者最常见的不良反应，也可见贫血和血小板减少。这些反应一般在治疗早期便可见，而且是暂时的。临床试验中很少因骨髓抑制而停药。出现血液学毒性反应可能需要减少用量或暂停及推迟治疗。当中性粒细胞计数＜1.0×10^9/L，或血小板计数＜50×10^9/L时应暂停使用本品。当中性粒细胞计数＜1.0×10^9/L时，可同时使用 G-CSF 或 GM-CSF 来维持血液细胞数量。

b.在临床研究中使用本品常见有临床意义的实验室检查异常（≥5％）包括碱性磷酸酶增加以及门冬酰胺转移酶和胆红素增加，这些反应被认为与基础疾病有关而与本品无关。

c.滴注反应主要有潮红、气短、面部水肿、头痛、寒战、背痛、低血压及胸部和喉部收窄感。在多数情况下，不良反应发生在第一个疗程。采用某种对症处理，暂停滴注或减缓滴注速率后经过几个小时即可消除这些反应。

d.手掌-足底红斑性感觉迟钝是一种有痛感的红色斑症。一般患者在治疗6周或更多时间后会出现这种反应。该反应似乎与剂量和用法有关，通过延长给药周期1～2周或减量后得以缓解。多数患者1～2周后便会消除，可使用皮质激素。

e.用常规多柔比星制剂治疗时充血性心力衰竭的发生率高。虽然对10例接受本品累积用量＞460mg/m²的 AIDS-KS 患者做心肌内膜活组织检查时，9例并未显示蒽环类药物性心肌病，但进一步的研究证实，使用本品发生心肌病变的风险与多柔比星相近。建议 AIDS-KS 患者的用药剂量为每2或3周20 mg/m²。

f.当累积剂量＞400mg/m²时要注意心脏毒性，这要经过20个疗程，历时40～60周。

g.本品仍被认为是一种刺激性药物。动物研究显示，盐酸多柔比星以脂质体形式给药减少了外渗伤害的可能。如果发生任何外渗的迹象（如刺痛、红斑）都应立即中止滴注，而从另一静脉重新开始。本品不可用于肌内注射和皮下注射。

③丝裂霉素＋伊立替康

| NS | 30ml | iv |
| 丝裂霉素 | 6mg/m² | d1 |

| NS | 250ml | iv gtt（2h） |
| 伊立替康 | 125mg/m² | d2、d9 q28d |

说明：2010年Lustberg MB等报道本方案有效率52%。

④丝裂霉素＋顺铂＋氟尿嘧啶（MCF方案）

| NS | 30ml | iv |
| 丝裂霉素 | 7mg/m² | d1 |

| NS | 500ml | iv gtt（60min，避光） |
| 顺铂 | 60mg/m² | d1 |

氟尿嘧啶　0.3g/m²　bolus　d1～42　q42d

⑤丝裂霉素＋氟尿嘧啶

| NS | 30ml | iv |
| 丝裂霉素 | 10mg/m² | d1、d22 |

| NS | 250ml | iv gtt（2h） |
| 亚叶酸钙 | 500mg/m² | d1、d8、d15、d22、d29、d36 |

氟尿嘧啶　2.6g/m²　civ（24h）d1、d8、d15、d22、d29、d36　q56d

⑥依托泊苷（VP-16）

| NS | 800ml | iv gtt（2h） |
| 依托泊苷 | 90～120mg/m² | d1～3　q28d |

说明：a.静脉注射或静脉滴注时不能外漏，应充分注意注射部位、注射方法。本品易引起低血压，注射速度尽可能要慢，至少30min。

b.不能做胸腹腔注射和鞘内注射。

c.不能与葡萄糖液混合使用，在5%葡萄糖注射液中不稳定，可形成微粒沉淀，应用生理盐水稀释溶解后尽可能及时使用。

⑦厄洛替尼（Erlotinib）

厄洛替尼　150mg　po　qd

说明：a.最常见的不良反应是皮疹（75%）和腹泻（54%）。多为1度或2度，无须中断用药即可处理。厄洛替尼治疗的患者3度或4度的皮疹和腹泻发生率分别为9%和6%。厄洛替尼治疗的患者因皮疹或腹泻而终止试验的比例均为1%。分别有6%和1%的患者因皮疹和腹泻需要减量。BR.21中出现皮疹的中位时间为8d，出现腹泻的中位时间为12d。

b.厄洛替尼治疗的患者偶有报道严重间质性肺病样事件，包括致命的情况。在随机单药治疗NSCLC试验中，间质性肺病样事件的发生率（0.8%）在厄洛替尼组和安慰剂组一样。在治疗胰腺癌试验中——联合吉西他滨，间质性肺病样事件的发生率在厄洛替尼＋吉西他滨组为2.5%，在安慰剂＋吉西他滨组为0.4%。症状可在服用厄洛替尼后5d到9月以上（中位39d）出现。大多数病例合并有其他引起间质性肺病的因素，如同时或既往的化疗、既往放疗、之前存在的间质性肺病、转移性肺疾病或肺部感染。

c.一旦出现新的急性发作或进行性的不能解释的肺部症状如呼吸困难、咳嗽和发热时，在诊断评价时要暂时停止厄洛替尼治疗。一旦确诊是间质性肺病，如果必要则停止厄洛替尼治疗，并给予适当的治疗。

⑧西妥昔单抗（Cetuximab，C225）

西妥昔单抗　250mg/m² iv gtt（1h）　qw

说明：a.第1周应给予负荷量C225 400mg/m²滴注时间为2h，滴速应控制在5ml/min以内。提前给予H1受体阻滞药，对预防输液反应有一定作用。

b.本品针对EGF受体的IgG1单克隆抗体，两者特异性结合后，通过对与EGF受体结合的酪氨酸激酶（TK）的抑制作用，阻断细胞内信号转导途径，从而抑制癌细胞的增殖，诱导癌细胞的凋亡，减少基质金属蛋白酶和血管内皮生长因子的产生。

c.2008年ASCO会议上Gold等报道以西妥昔单抗（C225）作为EGFR过表达食管癌患者的二线治疗，结果显示55例接受C225治疗的晚期食管癌患者中位生存期4个月、中位无进展生存期1.8个月，疗效与化疗耐药结肠癌采用西妥昔治疗相近。该组患者中4例发生3度皮疹，其中3例存活超过6个月。

（杨升　江涛）

▶ 第二节　胃癌

胃癌是全球最常见的恶性肿瘤之一，2008年全球新发病例99万，发病率位居第四；死亡73.8万，死亡率位居第二。我国是胃癌高发的国家，2006年全国肿瘤统计报告显示，发病率和死亡率均位居恶性肿瘤榜第二。病理类型多数为腺癌，尚有少数类型如髓样癌、腺鳞癌、鳞状细胞癌等。胃腺癌目前分类主要有Lauren分类和WHO分类。早期胃癌术后5年生存率可达90%，而晚期仅为14%，因此早期发现、早期诊断和早期治疗对降低胃癌死亡率十分重要。

一、诊断要点

（一）症状

早期胃癌多无症状或仅有轻度上腹疼痛、腹胀、食欲下降等症状。一旦出现明显症状时多为疾病晚期，其临床表现取决于肿瘤发生部位、类型、病程长短和病变程度，可表现为上腹部饱胀不适或隐痛、泛酸、嗳气、恶心、呕吐、食欲减退、消化不良、大便潜血试验阳性或黑粪、不明原因的乏力，消瘦或进行性贫血等。癌肿扩散转移可引起腹水、肝大、黄疸等。

（二）体征

（1）早期胃癌一般无特殊体征，上腹部轻压痛较常见，部分可有贫血表现。

（2）进展期胃癌可无异常体征，但常表现有上腹压痛、腹部包块、贫血等。晚期可出现黄疸、左锁骨上淋巴结肿大、肝大、蛙状腹和移动性浊音阳性、直肠指诊盆底种植转移结节等。

（三）检验及检查

（1）常规检查项目　三大常规、生化全套、凝血功能、相关肿瘤标志物（CEA、Ca199、CA724、AFP、CA125、CA153等）、胃镜检查、胸部CT平扫、全腹CT平扫＋增强、乙肝两对半、心电图、心脏彩超、肺功能等。

（2）必要时检查项目　全身骨显像、Her-2检查、头颅MRI、PET/CT检查等。

（四）分期

1.原发肿瘤（T）分期

T_x：原发肿瘤无法评价。

T_0：切除标本中未发现肿瘤。

Tis：原位癌：肿瘤位于上皮内，未侵犯黏膜固有层，高度不典型增生。

T_1：肿瘤侵犯黏膜固有层，黏膜肌层或黏膜下层。

T_{1a}：肿瘤侵犯黏膜固有层，黏膜肌层。

T_{1b}：肿瘤侵犯黏膜下层。

T_2：肿瘤侵犯固有肌层。

T_3：肿瘤穿透浆膜下层结缔组织，未侵犯脏层腹膜或邻近结构。

T_4：肿瘤侵犯浆膜（脏层腹膜）或邻近组织结构。

T_{4a}：肿瘤侵犯浆膜（脏层腹膜）。

T_{4b}：肿瘤侵犯邻近组织结构。

2.区域淋巴结（N）分期

N_x：区域淋巴结无法评价。

N_0：区域淋巴结无转移。

N_1：1～2个区域淋巴结有转移。

N_2：3～6个区域淋巴结有转移。

N_3：7个及7个以上区域淋巴结转移。

N_{3a}：7～15个区域淋巴结有转移。

N_{3b}：16个（含）以上区域淋巴结有转移。

3.远处转移（M）分期

M_0：无远处转移。

M_1：存在远处转移。

4. 胃癌TNM分期（表7-3）

表7-3　胃癌TNM分期

分期	TNM组合
0期	$TisN_0M_0$
Ⅰa期	$T_1N_0M_0$
Ⅰb期	$T_1N_1M_0$、$T_2N_0M_0$
Ⅱa期	$T_1N_2M_0$、$T_2N_1M_0$、$T_3N_0M_0$
Ⅱb期	$T_1N_3M_0$、$T_2N_2M_0$、$T_3N_1M_0$、$T_{4a}N_0M_0$
Ⅲa期	$T_2N_3M_0$、$T_3N_2M_0$、$T_{4a}N_1M_0$
Ⅲb期	$T_3N_3M_0$、$T_{4a}N_2M_0$、$T_{4b}N_0M_0$、$T_{4b}N_1M_0$
Ⅲc期	$T_{4a}N_3M_0$、$T_{4b}N_2M_0$、$T_{4b}N_3M_0$
Ⅳ期	任何T任何NM_1

二、治疗原则

胃癌的治疗强调多学科合作的综合治疗，确定治疗方案的基础为胃癌的临床和病理分期，还应了解体力状况、脏器功能、治疗耐受性及潜在治疗风险，制订最佳治疗计划，并在治疗过程中定期再评估，及时修订下一步治疗计划。

（1）**早期胃癌不伴淋巴结转移**　可根据浸润深度采用内镜下切除或手术切除治疗，术后不予辅助化疗或放疗。

（2）**早期胃癌伴淋巴结转移或局部进展期胃癌**　以手术为主的综合治疗。可根据肿瘤浸润深度和淋巴结转移情况，决定直接根治性切除术或先予以术前新辅助化疗降期后再行根治性切除术；术后根据病理分期决定是否术后辅助化疗或放疗，目前认为具有高危因素（年龄小于50岁、低分化、淋巴管及血管瘤栓、神经浸润）的$T_2N_0M_0$患者术后辅助化疗可以延长生存期，Ⅱ期和Ⅲ期患者均应予以辅助化疗。

（3）**转移性晚期胃癌**　以化疗为主的综合治疗。如有必要，可适当予以姑息性手术、介入治疗、射频消融、支架植入、镇痛、营养支持等姑息治疗措施，以改善患者生活质量并尽可能延长患者生存期。

三、处方

▶ **处方一**：氟尿嘧啶＋表柔比星＋顺铂（ECF）方案　适用于新辅助

化疗、术后辅助化疗及姑息化疗。

| NS | 500ml | iv gtt d1～5 |
| 氟尿嘧啶 | 375～425mg/m² | |

| NS | 50ml | iv d1 |
| 表柔比星 | 50mg/m² | |

| NS | 500ml | iv gtt d1 |
| 顺铂 | 60mg/m² | |

每3周重复

说明：a.胃癌的治疗是一个多学科综合治疗的过程，实施治疗前需详细检查，确定疾病状态和病期，而后组织治疗相关学科会诊后制定综合的治疗程序。

b.化疗前需检查血常规，评估骨髓功能。本方案常在化疗后7～10d骨髓抑制高峰，化疗后每周复查2次血常规。如出现Ⅱ度以上骨髓抑制，应予以相应治疗。

c.表柔比星具心脏毒性，其发生率和严重程度与本药累积量成正比，迟发的心力衰竭大多在用药半年后或总剂量＞700～800mg/m²，故应用表柔比星前和期间需检查心电图和心肌酶谱，有条件时可进一步检查心脏彩超并测算射血分数。

d.化疗前常规筛查HbsAg，若为阳性，即使HBV DNA阴性和ALT正常，也应在治疗前1周开始服用拉米夫定或其他核苷（酸）类似物。对HBsAg阴性、抗HBc阳性患者，在给予长期或大剂量免疫抑制药或细胞毒药物（特别是针对B或T淋巴细胞单克隆抗体）治疗时，应密切监测HBV DNA和HBsAg，若出现阳转则应及时加用抗病毒治疗。因为化疗可能会导致急性乙肝发作，严重者可并发急性重型肝炎，危及生命。如化疗前同时转氨酶升高，提示并发乙肝，则需予以治疗性拉米夫定抗病毒及适当保肝治疗。

e.顺铂可能对听力和肾功能造成损害，故应用前需检查听力和肾功能，化疗期间予以大剂量水化，且需监测24h出入量。

f.表柔比星为发泡性化疗药物，渗出血管外易导致周围组织坏死且不易愈合；反复多次浅静脉输注化疗药物易导致外周静脉破坏，给后续静脉给药造成困难；5-FU持续静脉滴注如自浅静脉给药，极易损伤血管壁，致静脉炎。故推荐化疗前予以深静脉置管，可以采用PICC、锁骨下静脉置管或输液港。

g.表柔比星外渗后可致局部疼痛、严重组织损害和坏死。国外资料提示处理方法：于外渗区域使用氢化可的松局部皮下浸润，然后局部外用倍他米松/庆大霉素软膏，并使用弹性绷带（开始2天每12h更换1次，然后每24h更换1次，直至愈合）。

▶ **处方二**：氟尿嘧啶＋表柔比星＋奥沙利铂（EOF）方案　适用于新辅助化疗、术后辅助化疗及姑息化疗。

NS	500ml	iv gtt（持续24h），d1～21
氟尿嘧啶	200mg/m²	
NS	50ml	iv　d1
表柔比星	50mg/m²	
5% GS	500ml	iv gtt（持续2h），d1
奥沙利铂	135mg/m²	

每3周重复

说明：a.和ECF方案比较，血栓栓塞事件及肾毒性较少，发热性粒细胞缺乏症较高，需密切观察血象。该方案常推荐用于肾功能减退者和老年等耐受性较差的患者。

b.配制奥沙利铂用葡萄糖或注射用水，不能用生理盐水；末梢神经炎为其特征性的剂量限制性毒性，发生严重上呼吸道痉挛时可危及生命，故用药当日需禁食冷食、注意保暖避免接触冷物品；奥沙利铂超敏反应发生率不高，常在用药5～6周期后发生，程度较轻者在之后治疗中预防性应用地塞米松和抗组胺药能使其完成足量治疗。

c.国内患者常无法接受持续静脉滴注21d，所以国内常把氟尿嘧啶改成每天持续静脉滴注375mg/m²，连续滴注5d。

▶ **处方三**：卡培他滨＋表柔比星＋奥沙利铂（EOX）方案　适用于新辅助化疗、术后辅助化疗及姑息化疗。

NS	50ml	iv　d1
表柔比星	50mg/m²	
5% GS	500ml	iv gtt（持续2h），d1
奥沙利铂	135mg/m²	
卡培他滨	625mg/m²	po　bid　d1～21

每3周重复

说明：a.该方案常推荐用于肾功能减退者和老年等耐受性较差的患者。

b.手足综合征为卡培他滨（希罗达）常见副作用，发生率约50%，症状表现为麻木、感觉异常、感觉迟钝、刺痛感、手足干裂等；预防和处理：可同时口服维生素B_6预防，每日剂量可达200mg；若局部出现干裂可以外敷尿素霜治疗。

c. 国内卡培他滨的常用方法：850～1000mg/m²，每天2次，口服，用药日期d1～14，休息7d。

▶ **处方四**：奥沙利铂＋氟尿嘧啶（FOLFOX4方案）方案 适用于术后辅助化疗及姑息一线化疗。

5% GS	250ml	iv gtt（持续2h） d1
奥沙利铂	85mg/m²	
5% GS	250ml	iv gtt（持续2h，d1和奥沙利铂同时输注），d1～2
亚叶酸钙	100mg/m²	
NS	10ml	iv gtt，d1～2（用亚叶酸钙后）
氟尿嘧啶	400mg/m²	
续		
NS	500ml	iv gtt d1～2（持续22h，建议用化疗泵）
氟尿嘧啶	600mg/m²	

每2周重复

说明：a.该方案不良反应中神经毒性常见，主要表现为冷敏感性的四肢末端感觉异常和麻痹，和总剂量相关，具可逆性，停药后可渐恢复正常。奥沙利铂剂量调整原则：当疼痛性感觉异常和（或）功能障碍开始出现时，给药量减少25%；如剂量调整后症状仍持续存在或加重，应停止用药；在症状完全或部分消失之后仍可全量或减量使用该药。

b.亚叶酸钙如为左旋结构剂量100mg/m²，如为非左旋结构剂量200mg/m²。

▶ **处方五**：单药替吉奥（S-1）适用于术后辅助化疗及姑息一线化疗。

替吉奥 40～60 mg/m² po bid（连服4周，6周为1个疗程）

说明：a.主要副作用有食欲下降、恶心、呕吐、肝毒性、腹泻、皮疹、乏力、口腔炎、骨髓抑制等。消化道反应和骨髓抑制均较轻，单药口服该药安全性和耐受性良好。

b.替吉奥主要经肝脏代谢，可导致部分患者出现3～4级的转氨酶或胆红素升高（肝毒性），因此治疗期间应密切监测肝功能变化。

▶ **处方六**：单药卡培他滨（Capecitabine）适用于术后辅助化疗及姑息一线化疗。

卡培他滨　1250mg/m² 　po　 bid（d1～14，21d为1个疗程）

说明：a.主要副作用有手足综合征、高胆红素血症、腹泻、血糖升高、碱性磷酸酶升高、黏膜炎、骨髓抑制等。单药口服该药安全性和耐受性良好。

b.进食时服用该药会影响其吸收，故于饭后半小时服用较好。

▶ **处方七**：亚叶酸钙＋氟尿嘧啶＋放疗方案（LF＋放疗方案）　适用于术后辅助放化疗。

5% GS	250ml	iv gtt　d1～5、d93～97、d121～125
亚叶酸钙	20mg/m²	

NS	500ml	iv gtt，d1～5、d93～97、d121～125
氟尿嘧啶	425mg/m²	

放疗　180cGy/d，每周5天，d29～d63（共5周），总剂量4500 cGy

5% GS	250ml	iv gtt，d29～32、d61～63
亚叶酸钙	20mg/m²	

NS	500ml	iv gtt　d29～32、d61～63
氟尿嘧啶	400mg/m²	

每3周重复

说明：a.主要副作用有胃肠道反应和骨髓抑制，经对症处理和调整药物剂量后，多数患者可耐受。

b.该方案主要针对D0/D1根治术后的胃癌患者，辅助放化疗显示的获益，可能是术后的放化疗弥补了手术切除的不彻底性。当前，我国广泛开展D2手术，该方案是否能够真正获益仍有待进一步的研究。

c.国内治疗常把该方案中的亚叶酸钙和氟尿嘧啶替换为卡培他滨，是否有相同疗效也有待进一步研究。

▶ **处方八**：紫杉醇＋氟尿嘧啶（PF）　适用于术后辅助化疗及姑息

化疗。

5% GS	500ml		iv gtt（3h）d1
紫杉醇	135～150mg/m²		
5% GS	250ml		iv gtt（2h）d1
亚叶酸钙	200mg/m²		
NS	10ml		iv d1
氟尿嘧啶	400mg/m²		

续

| NS | 500ml | iv gtt（持续46h，也可用化疗泵）d1～2 |
| 氟尿嘧啶 | 2400mg/m² | |

每2周重复

说明：a.骨髓抑制是紫杉醇主要的剂量限制性毒性，中性粒细胞减少最低值一般在用药后第11d出现。

b.该药较易发生过敏反应，一旦发生严重过敏反应，如不及时处理将危及生命。几乎所有的反应发生在用药后最初的10min，故建议用该药时前10min必须有医护人员在床边观察。为预防可能发生的过敏反应，所有患者在用药前12h口服地塞米松10mg，治疗前6h再口服地塞米松10mg，治疗前30～60min给予苯海拉明肌注50mg，静注西咪替丁300mg或雷尼替丁50mg。

c.亚叶酸钙如为左旋结构剂量200mg/m²，如为非左旋结构剂量400mg/m²。

d.胃癌目前尚无标准的术后辅助化疗方案。该方案在晚期胃癌治疗中显示较好疗效。但在术后辅助化疗中的地位仍有待进一步探索。

▶ **处方九**：奥沙利铂＋卡培他滨方案（XELOX） 适用于术后辅助化疗及姑息化疗。

5% GS	500ml		iv gtt（持续2h） d1
奥沙利铂	130mg/m²		
卡培他滨	1000mg/m²	po	bid d1～14

每3周重复

说明：a.该方案不良反应最常见且主要的副作用是奥沙利铂所致的神经毒性；手足综合征的发生与卡培他滨密切相关。

b.该方案安全性较好，不良反应较少且轻，患者耐受性较好，服药方便，住院时间短，值得推荐。

▶ **处方十**：多西他赛＋顺铂＋氟尿嘧啶（DCF方案） 适用于姑息化疗。

NS	250ml	iv gtt（持续1h），d1
多西他赛	75mg/m²	
NS	500ml	iv gtt（持续1～3h），d1
顺铂	75mg/m²	
NS	500ml	iv gtt（持续120h），d1～5
氟尿嘧啶	750mg/m²	

每3周重复

说明：a.该方案发热性粒细胞缺乏和粒细胞缺乏伴感染的发生率较高（约30％），可发生治疗相关性死亡，故需密切监测血常规变化，必要时可预防性使用G-CSF。因此该方案推荐用于年轻、体质较好的患者，老年人和其他耐受较差者慎用。当患者中性粒细胞＞$1.5×10^9$/L以上时才能接受本药的治疗，本药治疗期间如果发生严重的中性粒细胞减少（＜$0.5×10^9$/L并持续7d或7d以上），在下1个疗程中建议减低剂量。

b.顺铂和5-FU使用注意事项详见前述。

c.多西他赛会导致患者体液潴留的发生，少数病例可出现胸腔积液、腹水、心包积液，停止使用本药治疗后，液体潴留可逐渐消失。故所有患者在接受本药治疗前需预服地塞米松以减轻体液潴留的发生。

d.多西他赛经肝代谢，治疗过程中需监测肝功能变化。

e.多西他赛使用时可出现罕见的惊厥或暂时性意识丧失，及较常见的外周神经毒性，故需密切观察神经系统的症状和体征变化。

f.多西他赛使用中可能发生较严重的过敏反应，故使用时应具备相应的急救设施，常规心电监护2h。过敏反应的发生常在该药开始滴注的最初几分钟，故用药时前10min应有医护人员在床边密切观察。如果发生过敏反应的症状轻微，如脸红或局部皮肤反应则不需要终止治疗；但如果发生严重过敏反应，如血压下降超过30mmHg，支气管痉挛或全身皮疹或红斑，则需立即停止滴注并进行抗过敏反应治疗。

g.多西他赛应在顺铂前用，因为顺铂会使多西他赛清除率明显下降，而造成严重的骨髓抑制。

▶ **处方十一**：氟尿嘧啶＋顺铂方案（FP）适用于姑息化疗。

| NS | 500ml | iv gtt（持续120h，也可用化疗泵） d1～5 |
| 氟尿嘧啶 | 800mg/m^2 | |

| NS | 500ml | iv gtt（持续3h），d1 |
| 顺铂 | 80mg/m^2 | |

每3周重复

说明：a.在用本方案前应先检查肾功能和听力，以防止肾毒性和耳毒性；为防止肾毒性的发生，在用DDP前后，采用水化疗法，降低DDP血药浓度，增加其肾清除率，并可加用甘露醇和呋塞米加速肾的排泄功能。DDP可分2～3d（每天不超过60mg）使用，则无须水化。

b.本方案耐受性良好，但疗效较低（有效率29％），可试用于耐受性较差的患者。

c.DDP为强致吐化疗药物，可常规预防性应用5-HT3受体拮抗药止吐。

▶ **处方十二**：卡培他滨＋顺铂方案（XP）适用于术后辅助化疗及姑息化疗。

卡培他滨	1000mg/m^2	po bid d1～14
NS	500ml	iv gtt（持续3h） d1
顺铂	80mg/m^2	

每3周重复

说明：该方案和FP方案比较，疗效和毒副作用均相似（除了手足综合征较高外），但卡培他滨服用方便，住院时间短，故值得推荐。

▶ **处方十三**：替吉奥＋顺铂方案（SP）适用于姑息化疗。

替吉奥 40mg（体表面积BSA＜1.25m^2）或50mg（BSA1.25～1.5m^2）或60mg（BSA＞1.5m^2）bid po×3周（d1～21）

| NS | 500ml | iv gtt（持续3h） d8 |
| 顺铂 | 60mg/m^2 | |

每35d重复

说明：该方案有效率可达54％，耐受性较好，毒性较DCF（多西他赛＋氟尿嘧啶＋顺铂）、ECF（表柔比星＋氟尿嘧啶＋顺铂）和

EOX（表柔比星＋奥沙利铂＋卡培他滨）方案低，疗效却不差，值得推荐。

▶ **处方十四**：奥沙利铂＋替吉奥方案（SOX） 适用于术后辅助化疗及姑息化疗。

替吉奥　40mg（体表面积BSA＜1.25m²）或50mg（BSA1.25～1.5m²）或60mg（BSA＞1.5m²）bid　po×2周（d1～14）

5% GS	500ml	iv gtt（持续2h）d1
奥沙利铂	130mg/m²	

每3周重复

说明：该方案安全性和耐受性均较好，服药方便，常见不良反应和XELOX方案相似。

▶ **处方十五**：氟尿嘧啶联合伊立替康 适用于姑息化疗。

NS	250ml	iv gtt d1
伊立替康	110mg/m²	
5% GS	250ml	iv gtt（持续2h）d1
亚叶酸钙	400mg/m²	
NS	10ml	iv d1
氟尿嘧啶	400mg/m²	
NS	500ml	iv gtt（泵入，持续46～48h，总剂量
氟尿嘧啶	1200mg/m²	2400mg/m²）

每21d重复

说明：a.该方案心血管毒性、腹泻、神经毒性、肾毒性发生率均较高，毒性较大，建议应用于不适合铂类药物的年轻患者。该方案需每周用药一次，在临床上使用不方便，已渐为FOLFIRI双周方案所替代。

b.如患者肝、肾功能不全、肠梗阻、胆红素超正常值上限1.5倍（重度粒细胞减少发生率增加），不应使用伊立替康。伊立替康静脉滴注时间30～90min，使用该药后24h内可能出现头晕和视物模糊，因此使用该药后禁止驾车。

c.迟发性腹泻（用药24h后发生）为伊立替康的剂量限制性毒性，第一次出现稀便时间平均为用药后5d。一旦出现稀便，应立即抗腹泻治疗：洛哌丁胺（易蒙停）首次4mg，以后2mg/2h，直至腹泻停止后12h，易蒙停总使用时间不超48h，并饮用大量含电解质的液体，严重时可用奥曲肽（善宁）抑制肠液分泌。易蒙停不应用于预防性止泻。用该药期间避免使用通便药物，因其可能会加重腹泻。

d.急性胆碱能综合征在用伊立替康24h内发生，表现腹部痉挛疼痛、腹泻、出汗、流泪、心动过缓等，阿托品治疗有效。

▶ **处方十六**：曲妥组单抗＋顺铂＋氟尿嘧啶方案（TPF） 适用于姑息化疗。

| 曲妥组单抗 | 首次 8mg/kg | iv gtt （随后每疗程6mg/kg）d1 |

| NS | 500ml | iv gtt（持续120h，也可用化疗泵）d1～5 |
| 氟尿嘧啶 | 800mg/m² | |

| NS | 500ml | iv gtt（持续2h） d1 |
| 顺铂 | 80mg/m² | |

每3周重复

说明：a.在用本方案前应先检查Her-2状态，免疫组化3＋或免疫组化2＋且FISH＋或FISH＋可以应用曲妥组单抗。Her-2过表达提示患者预后较差。

b.曲妥组单抗有明显心脏毒性，用药前需行心电图检查，评估心功能。如有心功能不全者慎用该药。

c.曲妥组单抗可引起输液反应，严重者可致死，其常在输液期间或输液后12h内发生，个别在24h后或更长。首次使用该药发生率高达40％，随后发生率和严重程度均减低。为防止输液反应，应用该药前，可预先使用苯海拉明、对乙酰氨基酚预防。

d.配制曲妥组单抗用生理盐水，不能用葡萄糖溶液。

▶ **处方十七**：甲磺酸阿帕替尼 适用于姑息治疗。

甲磺酸阿帕替尼 850mg qd d1～28

每4周重复

说明：a.该药适用于既往至少接受过2种系统化疗后进展或复发的晚期胃腺癌或胃-食管结合部腺癌患者，且患者接受治疗时应一般状况良好。

b.该药宜连续服用，直至疾病进展或出现不可耐受的不良反应。宜于餐后半小时服用（每日服药的时间应尽可能相同），以温开水送服。

疗程中漏服阿帕替尼的剂量不能补充。

c.该药系VEGFR抑制剂类抗肿瘤药物，有潜在增加出血危险、延迟伤口愈合及心血管毒性，故对有活动性出血、溃疡、肠穿孔、肠梗阻、大手术后30d内、药物不可控制的高血压、3～4级心功能不全（NYHA标准）应禁用该药。

▷ **处方十八**：雷莫芦单抗　适用于姑息治疗。

雷莫芦单抗　8mg/kg　iv　d1

每2周重复

说明：a.适用于氟尿嘧啶和（或）含铂方案化疗后疾病进展的晚期或转移性胃或胃-食管结合部腺癌患者的治疗。

b.每次输注前，所有患者需予以组织胺H1拮抗剂（如盐酸苯海拉明）预先静脉给药；对曾经发生1级或2级输液反应患者，每次输注前需用地塞米松和对乙酰氨基酚预先给药。

c.最常见不良反应为高血压和腹泻。

d.对严重动脉血栓事件（ATEs）、药物不能控制的高血压、胃肠道穿孔、手术前（损害伤口愈合）患者禁用该药。

▷ **处方十九**：pembrolizumb适用于姑息治疗。

pembrolizumb　200mg　iv　d1　每3周重复

说明：a.适用于高度微卫星不稳定（MSI-H）、错配修复缺失（dHHR）和PD-L1阳性的患者。

b.用药期间须密切观察可能发生的免疫介导的肺炎、甲亢/甲减、垂体炎、结肠炎、肝炎和肾炎等不良反应，如发生，须予以皮质激素治疗，如症状严重，须中断或终止该药治疗。

（侯培峰）

第三节　大肠癌

大肠癌是常见的恶性肿瘤，包括结肠癌和直肠癌。大肠癌的发病率从高到低依次为直肠、乙状结肠、盲肠、升结肠、降结肠及横结肠，近年有向近端（右半结肠）发展的趋势。我国结直肠癌（colorectal cancer，CRC）的发病率和病死率均保持上升趋势。2011年结直肠癌的发病率和病死率分别为23.03/（10万）和1.11/（10万）。其中，城市远高于农村，且结肠癌的发病率上升显著。多数患者发现时已属于中晚期。

一、诊断要点

（一）症状及体征

大肠癌早期无症状或症状不明显，仅感不适、消化不良、大便潜血等。随着病情发展，症状逐渐出现，表现为大便习惯改变、腹痛、便血、腹部包块、肠梗阻等，伴或不伴贫血、发热和消瘦等全身症状。肿瘤因转移、浸润可引起受累器官的改变。大肠癌因其发病部位不同而表现出不同的临床症状及体征。

1.右半结肠癌

右半结肠癌的主要临床症状为食欲缺乏、恶心、呕吐、贫血、疲劳、腹痛。右半结肠癌导致缺铁性贫血，表现为疲劳、乏力、气短等症状。右半结肠因肠腔宽大，肿瘤生长至一定体积才会出现腹部症状，这也是肿瘤确诊时，分期较晚的主要原因之一。

2.左半结肠癌

左半结肠肠腔较右半结肠肠腔窄，左半结肠癌更容易引起完全或部分性肠梗阻。肠阻塞导致大便习惯改变，出现便秘、便血、腹泻、腹痛、腹部痉挛、腹胀等。带有新鲜出血的大便表明肿瘤位于左半结肠末端或直肠。病期的确诊常早于右半结肠癌。

3.直肠癌

直肠癌的主要临床症状为便血、排便习惯的改变及梗阻。癌肿部位较低、粪块较硬者，易受粪块摩擦引起出血，多为鲜红或暗红色，不与成形粪便混合或附于粪柱表面，误诊为"痔"出血。病灶刺激和肿块溃疡的继发性感染，不断引起排便反射，易被误诊为"肠炎"或"菌痢"。癌肿环状生长者，导致肠腔缩窄，早期表现为粪柱变形、变细，晚期表现为不全性梗阻。

4.肿瘤浸润及转移症

大肠癌最常见的浸润形式是局部侵犯，肿瘤侵及周围组织或器官，造成相应的临床症状。肛门失禁、下腹及腰骶部持续疼痛是直肠癌侵及骶神经丛所致。肿瘤细胞种植转移到腹盆腔，形成相应的症状和体征，直肠指诊可在膀胱直肠窝或子宫直肠陷窝内扪及块物，肿瘤在腹盆腔内广泛种植转移，形成腹腔积液。大肠癌的远处转移主要有两种方式：淋巴转移和血行转移。肿瘤细胞通过淋巴管转移至淋巴结，也可通过血行转移至肝、肺、骨等部位。

（二）检验及检查

1.实验室检查

三大常规、生化全套、凝血功能、输血前普查、相关肿瘤标志物（CEA、CA199等，有肝转移患者建议检测AFP，疑有卵巢转移患者建议检测CA125）。

2.内镜检查

（1）直肠镜和乙状结肠镜检查适用于病变位置较低的结直肠病变。

（2）所有疑似结直肠癌患者均推荐行结肠镜检查，但以下情况除外：a.患者一般状况不佳，难以耐受；b.急性腹膜炎、肠穿孔、腹腔内广泛粘连；c.肛周或严重肠道感染；d.妇女妊娠期和月经期。

（3）内镜检查报告必须包括：进镜深度、肿物大小、距肛缘位置、形态、局部浸润范围，对可疑病变必须行病理学活组织检查。

（4）由于结肠肠管在检查时可能出现皱缩，因此，内镜所见肿物远侧距离肛缘距离可能存在误差，建议结合CT、MRI或钡剂灌肠检查明确病灶部位。

3.影像学检查

（1）结肠钡剂灌肠检查　特别是气钡双重造影检查是诊断结直肠癌的重要手段。但疑有肠梗阻的患者应当谨慎选择。

（2）B超检查　腹部超声检查可了解患者有无肿瘤复发转移，具有方便快捷的优越性。

（3）CT检查　CT检查的作用在于明确病变侵犯肠壁的深度，向壁外蔓延的范围和远处转移的部位。

目前，结直肠癌的CT检查推荐用于以下几个方面：a.提供结直肠恶性肿瘤的分期；b.发现复发肿瘤；c.评价肿瘤对各种治疗的反应；d.阐明钡剂灌肠或内镜检查发现的肠壁内和外在性压迫性病变的内部结构，明确其性质；e.对钡剂灌肠检查发现的腹内包块作出评价，明确包块的来源及其与周围脏器的关系；f.判断肿瘤位置。

（4）MRI检查　MRI检查的适应证同CT检查。

推荐MRI检查作为直肠癌常规检查项目：a.直肠癌的术前分期；b.结直肠癌肝转移病灶的评价；c.怀疑腹膜以及肝被膜下病灶。

（5）经直肠腔内超声检查　推荐直肠腔内超声或内镜超声检查为中低位直肠癌诊断及分期的常规检查。

（6）PET/CT检查　不推荐常规使用，但对于病情复杂、常规检查无法明确诊断的患者可作为有效辅助检查。术前检查提示为Ⅲ期以上肿瘤，为了解有无远处转移，推荐使用。

（7）排泄性尿路造影检查　不推荐术前常规检查，仅适用于肿瘤较大可能侵犯泌尿系统的患者。

4.病理组织学检查

活组织病理学检查明确占位性病变性质是结直肠癌治疗的依据。病理学诊断为浸润性癌的患者进行规范性结直肠癌治疗。如因活组织检查取材的限制，病理学检查不能确定浸润深度，诊断为高级别上皮内瘤变的患者，建议临床医师综合其他临床情况包括有无脉管癌栓和癌周的淋巴细胞反应等，确定治疗方案。确定为复发或转移性结直肠癌时，推荐检测肿瘤组织Ras基因及其他相关基因状态以指导进一步治疗。

（三）大肠管癌TNM分期

1.原发肿瘤（T）

T_x：原发肿瘤无法评价。

T_0：无原发肿瘤证据。

Tis：原位癌：局限于上皮内或侵犯黏膜固有层。

T_1：肿瘤侵犯黏膜下层。

T_2：肿瘤侵犯固有肌层。

T_3：肿瘤穿透固有肌层到达浆膜下层，或侵犯无腹膜覆盖的结直肠旁组织。

T_{4a}：肿瘤穿透腹膜脏层。

T_{4b}：肿瘤直接侵犯或粘连于其他器官或结构。

2.区域淋巴结（N）

N_x：区域淋巴结无法评价。

N_0：无区域淋巴结转移。

N_1：有 1～3 枚区域淋巴结转移。

N_{1a}：有 1 枚区域淋巴结转移。

N_{1b}：有 2～3 枚区域淋巴结转移。

N_{1c}：浆膜下、肠系膜、无腹膜覆盖结肠或直肠周围组织内有肿瘤种植，无区域淋巴结转移。

N_2：有 4 枚以上区域淋巴结转移。

N_{2a}：4～6 枚区域淋巴结转移。

N_{2b}：7 枚及更多区域淋巴结转移。

3.远处转移（M）

M_x：远处转移无法评价。

M_0：无远处转移。

M_1：有远处转移。

M_{1a}：远处转移局限于单个器官或部位（如肝脏、肺、卵巢和非区域淋巴结），无腹膜转移。

M_{1b}：远处转移分布于 1 个以上的器官或部位，但没有腹膜转移。

M_{1c}：腹膜转移（无论是否合并其他器官部位的转移）。

4.解剖分期和预后期别（表7-4）

表7-4　解剖分期和预后期别

预后期别	T分期	N分期	M分期	Dukes分期	MAC分期
0	Tis	0	0	—	—
I	1	0	0	A	A
	2	0	0	A	B1
ⅡA	3	0	0	B	B2
ⅡB	4a	0	0	B	B2

预后期别	T分期	N分期	M分期	Dukes分期	MAC分期
ⅡC	4b	0	0	B	B3
ⅢA	1～2	1/1c	0	C	C1
	1	2a	0	C	C1
ⅢB	3～4a	1/1c	0	C	C2
	2～3	2a	0	C	C1/C2
	1～2	2b	0	C	C1
ⅢC	4a	2a	0	C	C2
	3～4a	2b	0	C	C2
	4b	1～2	0	C	C3
ⅣA	任何T	任何N	M_{1a}	—	—
ⅣB	任何T	任何N	M_{1a}	—	—
ⅣC	任何T	任何N	M_{1c}	—	—

二、内科治疗原则

内科药物治疗的总原则：必须明确治疗目的，新辅助治疗、辅助治疗或姑息治疗；必须及时评价疗效和不良反应，并根据具体情况进行药物及剂量调整。重视改善患者生命质量及合并症处理，包括疼痛、营养和精神心理等。

（一）结直肠癌的新辅助治疗

新辅助治疗目的在于提高手术切除率，提高保肛率，延长患者无病生存时间。推荐新辅助放化疗仅适用于距肛门＜12cm的直肠癌。除结肠癌肝转移外，不推荐结肠癌患者术前行新辅助治疗。

1.直肠癌的新辅助放化疗

（1）直肠癌术前治疗推荐以氟尿嘧啶类药物为基础的新辅助放化疗。

（2）$T_{1～2}N_0M_0$ 或有放化疗禁忌的患者推荐直接手术，不推荐新辅助治疗。

（3）T_3和（或）淋巴结转移阳性的可切除直肠癌患者，推荐术前新辅助放化疗。

（4）T_4或局部晚期不可切除的直肠癌患者，必须行新辅助放化疗。治疗后必须重新评价，多学科讨论是否可行手术治疗。

新辅助放化疗中，化疗方案推荐首选持续灌注5-氟尿嘧啶，或者5-氟尿嘧啶＋亚叶酸钙（5-FU/LV），或者卡培他滨单药。建议化疗时限2～3个月。

2.结直肠癌肝和（或）肺转移新辅助化疗

结直肠癌患者合并肝转移和（或）肺转移，可切除或者潜在可切除，推荐术前化疗或化疗联合靶向药物治疗：西妥昔单克隆抗体（推荐用于Ras基因野生型患者），或联合贝伐组单克隆抗体。化疗方案推荐FOLFOX（奥沙利铂＋氟尿嘧啶＋亚叶酸钙），或者FOLFIRI（伊立替康＋氟尿嘧啶＋亚叶酸钙），或CapeOx（卡培他滨＋奥沙利铂），或者FOLFOXIRI（氟尿嘧啶＋亚叶酸钙＋奥沙利铂＋伊立替康）。建议治疗时限2～3个月。治疗后必须重新评价，并考虑是否可行手术。

（二）结直肠癌辅助治疗

辅助治疗应根据患者肿瘤原发部位、病理学分期、分子指标及术后恢复状况来决定。推荐术后8周内开始，化疗时限应当≤6个月。

（1）Ⅰ期（$T_{1\sim2}N_0M_0$）或有放化疗禁忌的患者不推荐辅助治疗。

（2）Ⅱ期结直肠癌患者，应当确认有无以下高危因素：组织学分化差（Ⅲ或Ⅳ）、T_4、血管淋巴管浸润、术前肠梗阻或肠穿孔、标本检出淋巴结不足（＜12枚）、神经周围有浸润及切缘邻近肿瘤组织或肿瘤切缘不确定是否阳性或切缘肯定阳性。

① Ⅱ期结直肠癌，无高危因素者，建议随访观察，或者单药氟尿嘧啶类药物化疗。

② Ⅱ期结直肠癌，有高危因素者，建议辅助化疗。化疗方案推荐选用5-FU/LV、卡培他滨、5-FU/LV/奥沙利铂或CapeOx方案。

③ 建议有条件者检测组织标本MMR或微卫星不稳定性（microsatellite instability，MSI），如为错配修复缺陷（dMMR）或微卫星不稳定性（MSI-H），不推荐氟尿嘧啶类药物的单药辅助化疗。

（3）Ⅲ期结直肠癌患者，推荐辅助化疗。化疗方案推荐选用5-FU/LV、卡培他滨、FOLFOX 或 FLOX（奥沙利铂＋氟尿嘧啶＋亚叶酸钙）或 CapeOx 方案。

（4）目前不推荐在一线辅助化疗中使用伊立替康或者靶向药物。

（5）直肠癌辅助放化疗。$T_{3\sim4}$ 或 $N_{1\sim2}$ 距肛缘＜12cm 直肠癌，推荐术前新辅助放化疗，如术前未行新辅助放疗，可考虑辅助放化疗，其中化疗推荐以氟尿嘧啶类药物为基础的方案。

（三）复发或转移性结直肠癌化疗

目前，治疗晚期或转移性结直肠癌使用的药物：5-FU/LV、伊立替康、奥沙利铂、卡培他滨和靶向药物，包括西妥昔单克隆抗体（推荐用于 Ras 基因野生型患者）和贝伐组单克隆抗体。

（1）在治疗前推荐检测肿瘤 Ras 基因状态，上皮生长因子受体（epidermal growth factor receptor，EGFR）不推荐作为常规检查项目。

（2）联合化疗应当作为能耐受化疗的转移性结直肠癌患者的一、二线治疗。推荐以下化疗方案：FOLFOX/FOLFIRI/FOLFIRI±西妥昔单克隆抗体（推荐用于 Ras 基因野生型患者），FOLFOX/FOLFIRI/CapeOx±贝伐组单克隆抗体。

（3）三线以上化疗的患者推荐试用靶向药物或参加开展的临床试验。对在一、二线治疗中没有选用靶向药物的患者也可考虑伊立替康联合靶向药物治疗。

（4）不能耐受联合化疗的患者，推荐方案 5-FU/LV±靶向药物，或 5-FU 持续灌注，或卡培他滨单药。不适合 5-FU/LV 的晚期结直肠癌患者可考虑雷替曲塞单药治疗。

（5）晚期患者若一般状况或脏器功能状况很差，推荐最佳支持治疗，不建议化疗。

（6）结直肠癌局部复发者，推荐进行多学科评估，判定能否有机会再次切除或者放疗。如仅适于化疗，则采用上述晚期患者药物治疗原则。

（四）其他治疗

（1）术中或术后区域性缓释化疗与腹腔热灌注化疗目前不常规推荐

应用。

(2)晚期患者在上述常规治疗不适用的前提下，可以选择局部治疗如介入治疗、瘤体内注射、物理治疗或者中医中药治疗。

三、处方

（一）直肠癌的新辅助放化疗

▷ **处方一**：5-FU/LV方案

5% GS	250ml	iv gtt（持续2h）	
亚叶酸钙	200mg/m²	d1～4	
NS	10ml	iv（用亚叶酸钙后）	
氟尿嘧啶	400mg/m²	d1～4	

每4周重复

放射治疗45～50.4Gy/25f

说明：a.亚叶酸钙为近20年来发现最有效的生物调节剂，与氟尿嘧啶在体内的活性代谢物——氟尿嘧啶脱氧核苷酸（FDUMP）和胸苷酸合成酶（TS）形成稳定的三重复合物，抑制DNA的合成，增强氟尿嘧啶的疗效，可用生理盐水或葡萄糖注射液配成输注液，配制后的输注液pH不得少于6.5。临床使用应用现配液，避光。不可与氟尿嘧啶混合输用，因可能产生沉淀。不良反应很少见，偶见皮疹、荨麻疹或哮喘等其他过敏反应。恶性贫血及维生素B$_{12}$缺乏引起的巨幼细胞性贫血禁用本品。

b.为避免化疗药物外渗，建议常规深静脉置管。

▷ **处方二**：卡培他滨单药方案

卡培他滨　825mg/m²　po　bid　d1～5

每周重复

放射治疗45～50.4Gy/25f

（二）结直肠癌肝和（或）肺转移新辅助化疗

▷ **处方一**：FOLFOX± 西妥昔单抗

5% GS	250ml	iv gtt（持续2h）	
奥沙利铂	85mg/m²	d1	

5% GS	250ml	iv gtt（持续2h，输注）
亚叶酸钙	200mg/m²	d1 ～ 2
NS	10ml	iv（用亚叶酸钙后）d1
氟尿嘧啶	400mg/m²	
续		
NS	100ml	civ持续46h
氟尿嘧啶	2400mg/m²	
西妥昔单抗	首次剂量400mg/m²	
	其后每周250mg/m²	

每2周重复

说明：a.西妥昔克隆抗体（推荐用于Ras基因野生型患者）。

b.西妥昔单抗是一种人鼠嵌合性单克隆抗体，为预防过敏反应，首次注滴本品之前，患者必须接受肾上腺皮质激素和抗组胺药物治疗，建议在随后每次使用本品之前都对患者进行这种治疗。我科通过延长输注时间，对预防反应有一定作用。推荐起始剂量为400mg/m²，滴注时间120min，滴速应控制在5ml/min以内。维持剂量为一周250mg/m²，滴注时间不少于60min。

c.西妥昔单抗可与细胞表面的EGFR特异性结合，抑制与EGFR结合的酪氨酸激酶（TK）的作用，阻断细胞内信号转导途径，从而抑制癌细胞的增殖，诱导癌细胞的凋亡。本品耐受性好，不良反应大多可耐受，最常见的是痤疮样皮疹、疲劳。常引起不同程度的皮肤毒型反应，用药期间患者应注意避光。轻至中度皮肤毒性反应无须调整剂量，发生重度皮肤毒性反应者，应酌情减量。一过性痤疮样皮疹是西妥昔单抗持续治疗时最常出现的不良反应，随治疗时间的延长，症状逐渐减轻，此外还有皮肤干燥、皲裂、甲沟炎等，以上皮肤毒性反应通过局部用药均可得到控制。值得注意的是，西妥昔单抗治疗后皮肤反应的发生和严重程度与疗效具有相关性，皮肤反应越重的患者，西妥昔单抗治疗有效率越高，患者中位生存期越长，因此可将皮肤反应作为西妥昔单抗疗效的预测指标，具体机制尚不清楚，但基础研究表明，HER1/EGFR在皮肤毛囊和角化细胞的正常分化和生长中扮演重要角色，抑制HER1/EGFR，可能引起皮肤毒性。

d.如果在同一天内用药，用药顺序：西妥昔单抗、奥沙利铂、亚叶酸和5-氟尿嘧啶。我科常规先用西妥昔单抗（d0），再用FOLFIRI（d1）。便于分开观察分子靶向和化疗毒性，个体化调整药物剂量。

▶ **处方二：FOLFOX±贝伐组单抗**

| 5%GS | 250ml | iv gtt（持续2h） |
| 奥沙利铂 | 85mg/m^2 | d1 |

| 5%GS | 250ml | iv gtt（持续2h，输注） |
| 亚叶酸钙 | 200mg/m^2 | d1～2 |

NS	10ml	iv（用亚叶酸钙后）d1
氟尿嘧啶	400mg/m^2	
续		

| NS | 100ml | civ（持续46h） |
| 氟尿嘧啶 | 2400mg/m^2 | |

| NS | 1ml/1mg | iv gtt（0.5mg/kg/min）d1 |
| 贝伐组单抗 | 5mg/kg | |

每2周重复

说明：a.贝伐组单抗注射液（Bevacizumab）是重组的人源化单克隆抗体。与人血管内皮生长因子（VEGF）结合并阻断其生物活性，可减少肿瘤微血管生成并抑制转移病灶进展。推荐剂量为5mg/kg，每2周静脉注射1次直至疾病进展。Avastin需用100ml0.9%的生理盐水稀释，不应使用糖溶液配制或与糖溶液混合。不能静脉推注，第一次静脉滴注应在化疗后，滴注时间应超过90min。第一次滴注耐受性好，第二次静脉滴注时间应超过60min，仍然耐受好，以后滴注时间超过30min即可。其常见6个毒副反应，包括：高血压，血压大等于160/100mmHg，暂停治疗；动静脉血栓；蛋白尿，尿检蛋白（＋＋＋＋），或24h尿蛋白定量大于2g，暂停治疗；胃肠穿孔；出血；伤口愈合延迟。

b.贝伐组单抗注射液是完全人源化单克隆抗体。所以说明书未提到抗过敏处理，但其毕竟是异体蛋白，推荐抗过敏预处理，并心电监护。

c.FOLFOX±贝伐组单抗方案用药顺序：i如果在同一天内用药：先用奥沙利铂，随后滴注亚叶酸和5-氟尿嘧啶，最后为Avastin。ii我科常规先用Avastin（d0），用FOLFOX（d1）。便于分开观察分子靶向和化疗毒性，个体化调整药物剂量。

d.贝伐组单抗有影响伤口愈合的潜在危险。

▶ **处方三**：FOLFIRI±西妥昔单抗

5% GS	250ml	iv gtt（持续30～90min）
伊立替康	180mg/m²	d1
5% GS	250ml	iv gtt（持续2h，输注）
亚叶酸钙	200mg/m²	d1～2
NS	10ml	iv（用亚叶酸钙后）d1
氟尿嘧啶	400mg/m²	

续

NS	100ml	civ（持续46h）
氟尿嘧啶	2400mg/m²	
西妥昔单抗	首次剂量400mg/m²	
	其后每周250mg/m²	

每2周重复

▶ **处方四**：FOLFIRI±贝伐组单抗

5% GS	250ml	iv gtt（持续30～90min）
伊立替康	180mg/m²	d1
5% GS	250ml	iv gtt（持续2h，输注）
亚叶酸钙	200mg/m²	d1～2
NS	10ml	iv（用亚叶酸钙后）d1
氟尿嘧啶	400mg/m²	

续

NS	100ml	civ（持续46h）
氟尿嘧啶	2400mg/m²	

心电监护 贝伐组单抗期间

NS	1ml/1mg	iv gtt（50mg/50ml/h）
贝伐组单抗	5mg/kg	

每2周重复

▶ **处方五**：CapeOX±贝伐组单抗

5% GS	250ml	iv gtt（持续2h）
奥沙利铂	130mg/m²	d1
卡培他滨	850～1000mg/m²	bid d1～14

心电监护 贝伐组单抗期间

NS	1ml/1mg	iv gtt（50mg/50ml/h）
贝伐组单抗	7.5mg/kg	d1

每3周重复

说明：a.卡培他滨（希罗达）为一种新的口服肿瘤内激活氟尿嘧啶类药物，口服本品后经小肠壁以原形迅速吸收。通过体内三步酶链反应转换为氟尿嘧啶而作用于肿瘤细胞。其疗效与肿瘤组织的TP酶表达水平和体内DPD酶的表达明显相关。肿瘤组织内高表达TP导致肿瘤组织与正常组织的药物差梯度而达到相对选择性肿瘤杀伤效应。代谢产物主要由肾排出，71%在尿中恢复原形，α-氟-β-丙氨酸为其主要代谢产物（52%）。最常见的副反应为可逆性胃肠道反应，如腹泻、恶心、呕吐、腹痛、胃炎等。主要毒副反应为手足综合征，约1/2发生手足综合征，表现为麻木、感觉迟钝、感觉异常、麻刺感、无痛感或疼痛感，皮肤肿胀或红斑、脱屑、水泡或严重的疼痛。皮炎和脱发常见，但严重者少见。卡培他滨片应在餐后半小时内用水吞服。

b.5-FU/LV为结直肠癌公认的基本化疗方案，但是长期应用不便，希罗达作为5-FU/LV一种有效的可靠替代方案，在结肠癌辅助治疗、转移性结直肠癌的一线治疗，与传统Mayo方案相比，它具有更高的缓解率（26%对7%）；相同的无进展生存（PFS）和总生存（OS）；不良反应更低，并且显著降低医疗资源的使用。

▷ **处方六**：FOLFOXIRI方案

先静脉滴注奥沙利铂2h，滴完1h后再静脉滴注伊立替康。

5% GS	250ml	iv gtt（持续2h）
奥沙利铂	85mg/m²	d1

5% GS	250ml	iv gtt（持续30～90min）
伊立替康	150～180mg/m²	d1

5% GS	250ml	iv gtt（持续2h，输注）
亚叶酸钙	200mg/m²	d1～2

NS	10ml	iv（用亚叶酸钙后）d1
氟尿嘧啶	400mg/m²	

续

| NS | 100ml | civ（持续46h） |
| 氟尿嘧啶 | 2400mg/m² | |

每2周重复

（三）结直肠癌辅助治疗

▶ **处方一**：5-FU/LV方案

| 5% GS | 250ml | iv gtt（持续2h） |
| 亚叶酸钙 | 200mg/m² | d1～2 |

| NS | 10ml | iv（用亚叶酸钙后） |
| 氟尿嘧啶 | 400mg/m² | d1 |

续

| NS | 100ml | civ（持续46h） |
| 氟尿嘧啶 | 2400mg/m² | |

每2周重复

▶ **处方二**：卡培他滨单药方案

卡培他滨　1250mg/m²　po　bid　d1～14

每3周重复

▶ **处方三**：FOLFOX方案

| 5% GS | 250ml | iv gtt（持续2h） |
| 奥沙利铂 | 85mg/m² | d1 |

| 5% GS | 250ml | iv gtt（持续2h，输注） |
| 亚叶酸钙 | 200mg/m² | d1～2 |

| NS | 10ml | iv（用亚叶酸钙后）d1 |
| 氟尿嘧啶 | 400mg/m² | |

续

| NS | 100ml | civ（持续46h） |
| 氟尿嘧啶 | 2400mg/m² | |

▶ **处方四**：CapeOX方案

| 5% GS | 250ml | iv gtt（持续2h） |
| 奥沙利铂 | 130mg/m² | d1 |

卡培他滨　850～1000mg/m²　bid　d1～14

每3周重复

（四）复发或转移性结直肠癌化疗

▶ **处方一**：FOLFOX ± 西妥昔单抗

5% GS	250ml	iv gtt（持续2h）
奥沙利铂	85mg/m^2	d1
5% GS	250ml	iv gtt（持续2h，输注）
亚叶酸钙	200mg/m^2	d1 ～ 2
NS	10ml	iv（用亚叶酸钙后）d1
氟尿嘧啶	400mg/m^2	

续

NS	100ml	civ（持续46h）
氟尿嘧啶	2400mg/m^2	
西妥昔单抗	首次剂量400mg/m^2	
	其后每周250mg/m^2	

每2周重复

▶ **处方二**：FOLFOX ± 贝伐组单抗

5% GS	250ml	iv gtt（持续2h）
奥沙利铂	85mg/m^2	d1
5% GS	250ml	iv gtt（持续2h，输注）
亚叶酸钙	200mg/m^2	d1 ～ 2
NS	10ml	iv（用亚叶酸钙后）d1
氟尿嘧啶	400mg/m^2	

续

NS	100ml	civ（持续46h）
氟尿嘧啶	2400mg/m^2	
NS	1ml/1mg	iv gtt[0.5mg/(kg·min)]d1
贝伐组单抗	5mg/kg	

每2周重复

▶ **处方三**：FOLFIRI ± C225

5% GS	250ml	iv gtt（持续30 ～ 90min）
伊立替康	180mg/m^2	d1
5% GS	250ml	iv gtt（持续2h，输注）
亚叶酸钙	200mg/m^2	d1 ～ 2

| NS | 10ml | iv（用亚叶酸钙后）d1 |
| 氟尿嘧啶 | 400mg/m² | |

续

| NS | 100ml | civ（持续46h） |
| 氟尿嘧啶 | 2400mg/m² | |

西妥昔单抗　首次剂量400mg/m²
　　　　　　其后每周250mg/m²

每2周重复

▶ **处方四**：FOLFIRI±贝伐组单抗

| 5% GS | 250ml | iv gtt（持续30～90min） |
| 伊立替康 | 180mg/m² | d1 |

| 5% GS | 250ml | iv gtt（持续2h，输注） |
| 亚叶酸钙 | 200mg/m² | d1～2 |

| NS | 10ml | iv（用亚叶酸钙后）d1 |
| 氟尿嘧啶 | 400mg/m² | |

续

| NS | 100ml | civ（持续46h） |
| 氟尿嘧啶 | 2400mg/m² | |

心电监护　贝伐组单抗期间

| NS | 1ml/1mg | iv gtt（50mg/50ml/h） |
| 贝伐组单抗 | 5mg/kg | |

每2周重复

▶ **处方五**：CapeOX±贝伐组单抗

| 5% GS | 250ml | iv gtt（持续2h） |
| 奥沙利铂 | 130mg/m² | d1 |

| 卡培他滨 | 850～1000mg/m² | bid　d1～14 |

心电监护　贝伐组单抗期间

| NS | 1ml/1mg | iv gtt（50mg/50ml/h） |
| 贝伐组单抗 | 7.5mg/kg | d1 |

每3周重复

▶ **处方六**：先静脉滴注奥沙利铂2h，滴完1h后再静脉滴注伊立替康。

| 5% GS | 250ml | iv gtt（持续2h） |
| 奥沙利铂 | 85mg/m² | d1 |

5% GS	250ml	iv gtt（持续30～90min）
伊立替康	150～180mg/m^2	d1
5% GS	250ml	iv gtt（持续2h，输注）
亚叶酸钙	200mg/m^2	d1～2
NS	10ml	iv（用亚叶酸钙后）d1
氟尿嘧啶	400mg/m^2	

续

| NS | 100ml | civ（持续46h） |
| 氟尿嘧啶 | 2400mg/m^2 | |

每2周重复

▷ **处方七**：5-FU/LV方案±西妥昔单抗

5% GS	250ml	iv gtt（持续2h）
亚叶酸钙	200mg/m^2	d1～2
NS	10ml	iv（用亚叶酸钙后）
氟尿嘧啶	400mg/m^2	d1

续

| NS | 100ml | civ（持续46h） |
| 氟尿嘧啶 | 2400mg/m^2 | |

| 西妥昔单抗 | 首次剂量400mg/m^2 |
| | 其后每周250mg/m^2 |

每2周重复

▷ **处方八**：卡培他滨单药方案

卡培他滨　2500mg/m^2　po　bid　d1～14

每3周重复

▷ **处方九**：伊立替康单药方案±C225

| 5% GS | 250ml | iv gtt（持续30～90min） |
| 伊立替康 | 350mg/m^2 | d1 |

| 西妥昔单抗 | 首次剂量400mg/m^2 |
| | 其后每周250mg/m^2 |

每3周重复

▷ **处方十**：伊立替康+卡培他滨方案

| 5% GS | 250ml | iv gtt（持续30～90min） |
| 伊立替康 | 250mg/m^2 | d1 |

卡培他滨　850～1250mg/m² bid d1～14
每3周重复

（林小燕　江涛）

第四节　胰腺癌

胰腺癌是消化系统常见的恶性肿瘤之一，据2014年最新统计数据显示，发达国家（美国）胰腺癌新发估计病例数，男性列第10位，女性列第9位，占恶性肿瘤死亡率的第4位。据《2013年中国肿瘤登记年报》统计，胰腺癌位列我国男性恶性肿瘤发病率的第8位，人群恶性肿瘤死亡率的第7位，全球范围内均呈快速上升趋势。胰腺癌起病隐袭，较少有特异性症状和体征，仅10%的胰腺癌患者在确诊时有手术切除机会，术后复发率和转移率极高。胰腺癌具有较早侵犯血管与淋巴管，播散至肝、腹膜、肺和局部淋巴结的特征。即使影像学未见异常，多数患者在确诊为胰腺癌时已有亚临床肝转移。由于诊断困难、病变进展迅速以及缺乏有效的根治手段，诊断后仅仅1%～4%胰腺癌的患者能够活到5年（2005UICC）。国外一组100313例胰腺癌的生存统计，5年生存率＜5%，中位生存时间＜20个月；国内报告8省2市14家三甲医院2340例胰腺癌根治术后5年生存率8.5%，中位生存时间17.1月。胰腺癌的临床特点为病程短、进展快、死亡率高，中位生存期6个月左右。胰腺癌发病机制不明，吸烟是最为肯定的因素。高脂肪、高动物蛋白、高胆醇饮食可增加患胰腺癌的危险，多食蔬菜、柑橘类水果、纤维素和维生素C可降低患胰腺癌的危险。

一、诊断要点

（一）临床症状

多数胰腺癌患者缺乏特异性症状，最初仅表现为上腹部不适、隐痛，易与其他消化系统疾病混淆。当患者出现腰背部疼痛为肿瘤侵犯腹膜后神经丛，为晚期表现。80%～90%胰腺癌患者在疾病初期即有消瘦、体重减轻。胰腺癌患者常出现消化不良、呕吐、腹泻等症状。

（二）体征

胰腺癌患者病变初期缺乏特异性体征，出现体征时多为进展期或晚期。黄疸为胰头癌患者常见体征，表现为全身皮肤黏膜黄染，大便颜色变白，小便发黄，皮肤瘙痒。胰腺癌患者触及腹部肿块多为晚期，极少能行根治性手术切除。

（三）检验及检查

（1）常规检查项目　三大常规、生化全套、凝血功能、相关肿瘤标志物（CEA、CA199、CA724、CA50等）、腹部彩超（胰腺及肝胆）、胰腺CT、胰腺增强MRI、头颅MRI、全身骨显像、病理学检查（CT或B超引导下肿瘤定位穿刺活检）。

（2）必要时选择性检查项目　SPECT、PET/CT、MRCP、ERCP、超声内镜引导活检、胰管镜、胰液细胞学及肿瘤定位穿刺活检、腹腔镜、开腹探查。

（四）分期

1. TNM分期（AJCC第八版）

T_x：原发肿瘤无法评估。

T_0：无原发肿瘤证据。

Tis：原位癌。

T_1：肿瘤最大径≤2cm。

T_{1a}：肿瘤最大直径≤0.5cm。

T_{1b}：肿瘤最大直径＞0.5cm且＜1.0cm。

T_{1c}：肿瘤最大直径≥1.0cm且≤2.0cm。

T_2：肿瘤最大径＞2cm，且≤4cm。

T_3：肿瘤最大径＞4cm。

T_4：无论肿瘤大小，侵及腹腔干、肠系膜上动脉和（或）肝总动脉。

N_x：淋巴结转移无法评估。

N_0：无区域淋巴结转移。

N_1：1～3 枚区域淋巴结转移。

N_2：4 枚及以上区域淋巴结转移。

M_0：无远处转移。

M_1：有远处转移。

2.临床分期

Ⅰ A 期：$T_1N_0M_0$。

Ⅰ B 期：$T_2N_0M_0$。

Ⅱ A 期：$T_3N_0M_0$。

Ⅱ B 期：$T_{1～3}N_1M_0$。

Ⅲ期：任何 T,N_2M_0；或 T_4，任何 N，M_0。

Ⅳ期：任何 T、N，M_1。

二、治疗原则

由于胰腺癌较少能早期发现，能获得手术切除者不足 20%，术后复发转移极常见，因此，胰腺癌需要综合治疗。对于Ⅰ期ⅡA期胰腺癌，根治术后应随诊，有高危倾向者可行术后辅助化放疗；对ⅡB期、Ⅲ期患者，术后辅助化放疗，或者手术联合新辅助放化疗；对不能手术切除的Ⅳ期患者，可选择联合化疗。

（1）手术是唯一能根治胰腺癌的治疗手段，尽管只有 15% 的患者能接受手术切除，术后 5 年生存率也只有 20% 左右。胰腺癌的手术切除最重要的是保证 R0 切除，因为有证据表明，R1 切除的患者预后与无法切除的接受同步放化疗的局部晚期胰腺癌患者类似。

（2）同步放化疗是局部晚期胰腺癌的主要治疗手段之一。以吉西他滨或 5-FU 类药物为基础的同步放化疗可以提高局部晚期胰腺癌的中位生存期，缓解疼痛症状从而提高临床获益率，成为局部晚期胰腺癌的标准治疗手段。另外，对于胰腺癌术后 T3 或腹膜后淋巴结转移病例、局部残存或切缘不净者，术后同步放化疗可以弥补手术的不足。

（3）对于术后辅助治疗，由于目前辅助治疗的疗效仍然有限，优先推荐参加临床试验，如果行全身化疗＋同步放化疗或单纯辅助化疗，推荐氟尿嘧啶或吉西他滨为基础的全身化疗方案（基于CONKO-001、ESPAC-3研究结果）。

（4）对于潜在可切除的局部晚期胰腺癌，可以选择立即手术或新辅助治疗。对于局部晚期不可切除胰腺癌，若患者体能状态良好，可以行单纯化疗或同步放化疗。若患者体能状态差，可考虑行吉西他滨单药治疗或最佳支持治疗。

（5）对于转移性胰腺癌患者，若其体能状态良好，首选临床试验。基于PRODIGE4/ACCORD11和AIO-PK0104临床研究结果，FOLFIRINOX（伊立替康＋奥沙利铂＋5-FU/CF）化疗方案作为1类推荐，卡培他滨作为2B类推荐。（对于一线治疗后进展，但体力状态仍良好的患者，仍应进行积极治疗）。

（6）姑息性治疗在晚期胰腺癌的治疗中十分重要，姑息性外科干预在预期生存期较长的患者中有较好的疗效。对于无法接受根治性手术的患者，如果出现黄疸，可考虑放置胆道支架或胆道旁路手术±十二指肠旁路手术±开放性腹腔神经丛酒精阻滞术。

三、处方

（一）晚期胰腺癌化疗（包括局部晚期和转移性胰腺癌的姑息化疗）

1.晚期胰腺癌的一线治疗方案

（1）对体能状况好者

▶ **处方一**：首选临床试验

▶ **处方二**：吉西他滨单药方案（GEM）

NS 100ml	iv gtt（30min） 或［（FDR）10mg/（$m^2 \cdot min$）］
吉西他滨 1000mg/m^2	d1、d8、d15 q4w，或第1个疗程连用7周休息1周，第2个疗程起每3周休息1周，每4周重复。

说明：a.吉西他滨单药是30年来首次被美国FDA批准（1996年）为治疗晚期胰腺癌的药物，已取代5-FU成为标准抗胰腺癌药物。

b.吉西他滨单药方案不良反应轻，高龄患者（65岁以上）、体力状态较差（ECOG 2～3分）患者也能很好耐受。

c.该方案具有骨髓抑制作用，常为轻、中度，主要表现在中性粒细胞减少和血小板的减少，需密切观察，酌情治疗。

d.约1/3的患者出现恶心和呕吐反应，20%的患者需药物治疗。

e.约25%的患者可有皮疹，通常为轻度皮疹，可酌情给予抗组胺药物治疗及局部治疗。

f.滴注药物时间延长和增加用药频率可增大药物的毒性。

g.吉西他滨固定剂量率给药（FDR）：吉西他滨是一种前体药物，必须被磷酸化后才能发挥抗肿瘤活性。临床试验显示，吉西他滨固定剂量率给药［$10mg/(m^2 \cdot min)$］可将磷酸化吉西他滨的细胞内浓度最大化。在一项随机Ⅱ期试验中，与更高剂量吉西他滨（30min）给药比较，吉西他滨FDR可获得更高的缓解率和更好的生存期。因此，专家组将吉西他滨FDR给药［$10mg/(m^2 \cdot min)$］视为标准的吉西他滨30min输注方案的合理替代用法。有关晚期胰腺癌吉西他滨FDR给药的进一步研究还在进行。

▶ **处方三**：吉西他滨＋白蛋白结合型紫杉醇

| NS | 100ml | iv gtt（30min）或［（FDR）10mg/（$m^2 \cdot min$）］ |
| 吉西他滨 | 1000mg/m² | d1、d8、d15 q4w |

| NS | 白蛋白结合性紫杉醇总剂量/5（mg/ml） | iv gtt（30min） |
| 白蛋白结合型紫杉醇 | 125mg/m² | d1, d8, d15 q4w |

说明：白蛋白结合型紫杉醇在分散溶解前是一种无菌冻干块状物或粉末，为避免发生错误，白蛋白结合型紫杉醇分散溶解前，请仔细阅读说明书的药物配制指导。

▶ **处方四**：FOLFIRINOX方案

| NS | 10ml | iv |
| 氟尿嘧啶 | 400mg/m² | d1 |

| 5% GS | 250ml | iv gtt（持续2h） |
| 草酸铂 | 85mg/m² | d1 |

| 5% GS | 250ml | iv gtt（持续30～120min） |
| 伊利替康 | 160mg/m² | d1 |

5% GS	250ml	iv gtt（持续2h，d1和亚叶酸钙400mg/m² 草酸铂同时输注） d1
NS	10ml	civ
氟尿嘧啶	2400mg/m²	（在亚叶酸钙后使用，持续46h，推荐使用化疗泵）q2w

说明：a. FOLFIRINOX方案包括第1天氟尿嘧啶（5-FU）400mg/m²输注后，奥沙利铂85mg/m²，伊立替康180mg/m²和甲酰四氢叶酸400mg/m²，接下来5-FU，400mg/m²46h持续滴注，注意应用奥沙利铂前后最好予葡萄糖水冲管。

b. 使用奥沙利铂期间要密切注意周围神经毒性，如出现Ⅱ度以上周围神经毒性时需要减量，必要时需停药。部分患者于奥沙利铂化疗6～8周期时出现剂量累积性毒性，常表现为急性超敏反应，因此化疗前需预防性应用抗过敏药，并注意观察及时解救。

▶ 处方五：吉西他滨＋替吉奥胶囊

NS	100ml	iv gtt（30min）或 ［（FDR）10mg/（m²·min）］
吉西他滨	1000mg/m²	d1、d8 q3w
替吉奥	60～100mg	po bid q3w

▶ 处方六：替吉奥胶囊单药

替吉奥80～120mg po bid d1～28 q6w

▶ 处方七：吉西他滨＋卡培他滨方案（GEMCAP）

NS	100ml	iv gtt（30min）
吉西他滨	1000mg/m²	d1、d8 q3w
卡培他滨	650mg/m²	po bid d1～14 q3w（2A类）

说明：a.两药联合使用毒性同时存在，3～4度不良事件以中性粒细胞减少最常见。

b. 推荐用于ECOG 0～1分体力状态较好患者。

c. 卡培他滨常见副作用有手足综合征、高胆红素血症、腹泻、血糖升高、碱性磷酸酶升高、黏膜炎、骨髓抑制等。

d. 进食时服用卡培他滨会影响其吸收，故于饭后半小时服用较好。

e. 手足综合征发生率约50%，症状表现为麻木、感觉异常、感觉迟钝、刺痛感、手足干裂等；预防和处理：可同时口服维生素B_6预防，每日剂量可达200mg；若局部出现干裂可以外敷尿素霜治疗。

f. 对于有轻到中度肝、肾功能损害患者应密切监护，必要时降低剂量。

▶ **处方八**：吉西他滨＋顺铂方案（GEM＋DDP）

NS	100ml	iv gtt（30min）
吉西他滨	800 ～ 1000mg/m²	d1、d8、d15 q4w

NS	500mL	iv gtt
顺铂	25mg/m²	d1、d8、d15 q4w

或

NS	100mL	iv gtt（30min）
吉西他滨	1000mg/m²	d1 q2w

NS	500mL	iv gtt
顺铂	50mg/m²	d1 q2w

说明：a.联合用药，吉西他滨、顺铂不良反应同时存在。推荐用于体力状态较好（ECOG 0 ～ 1分）患者。

b. DDP为强致吐化疗药物，可常规预防性应用5-HT3受体拮抗药止吐。

c.顺铂有一定的肾毒性，在用药（每天剂量超过60mg）前后，采用水化疗法，降低血药浓度，增加其肾清除率，并可加用甘露醇和呋塞米加速肾排泄，可防止肾毒性的发生。

d.每天记录24h出入量。

e.定期检查肾功能、电解质、血常规和听力。

f.用药期间，禁用氨基糖苷类抗生素。

其他方案：固定剂量率吉西他滨、多西他赛、卡培他滨（GTX方案）、氟尿嘧啶＋奥沙利铂（例如：5-FU/LV/奥沙利铂或CapeOx）。

▶ **处方九**：吉西他滨＋厄洛替尼

NS	100ml	iv gtt（30min）
吉西他滨	1000mg/m²	d1 qw

第1个疗程连用7周休息1周，第2个疗程起每3周休息1周

厄罗替尼   100mg   po   qd

说明：a.FDA批准厄洛替尼联合吉西他滨作为局部晚期不可切除或远处转移胰腺癌患者的一线治疗方案。

b.厄罗替尼推荐在饭前1h或饭后2h服用。

c.厄罗替尼的主要副作用有皮疹、腹泻，3级或4级发生率分别为9%和6%。皮疹发生中位时间为8d，腹泻发生中位时间为12d。皮疹可用氢化可的松软膏处理。腹泻可用洛哌丁胺处理。

▶ **处方十**：尼妥组单抗＋GEM

NS	100ml	iv gtt（30min） 或 ［（FDR）10mg/（m² · min）］
吉西他滨	1000mg/m²	d1、d8、d15 q3w
NS	500ml	iv gtt
尼妥组单抗	400mg	qw

推荐参加临床研究

（2）对体能状况较差者，一线治疗推荐治疗方案

a.吉西他滨单药：给药方法同上。

b.氟尿嘧啶类单药：替吉奥胶囊（1类）、卡培他滨（2A类）或持续灌注5-FU（2A类），给药方法同上。

2.晚期胰腺癌二线治疗推荐治疗方案

（1）对体能状况良好者

① 首选参加临床研究。

② 既往未接受吉西他滨化疗的患者首选吉西他滨为基础的化疗。

③ 对于一线接受以吉西他滨为基础化疗的患者，二线治疗可选择以氟尿嘧啶类药物为基础的化疗方案，包括替吉奥胶囊单药、卡培他滨单药、5-FU/LV/奥沙利铂、替吉奥胶囊/奥沙利铂或卡培他滨/奥沙利铂；对于术后发生远处转移者，若距离辅助治疗结束时间＞6个月，除选择原方案全身化疗外，也可选择替代性化疗方案。

（2）对体能状况较差、不能耐受及不适合化疗者，二线治疗推荐治疗方案

① 欧美学者开展的随机对照研究表明，二线化疗比最佳支持治疗（BSC）更有效，因此推荐进行二线化疗（2A类）。

② 可选择吉西他滨或氟尿嘧啶类为基础的单药化疗。

③ 最佳支持治疗（BSC）。

（二）胰腺癌术后辅助化疗

▶ **处方一**：首选临床试验
▶ **处方二**：替吉奥胶囊单药

替吉奥 80～120mg　po　bid　d1～28　q6w

说明：每周期d1～28口服，每6周重复，给药至6个月（1类）。

▶ **处方三**：吉西他滨单药

NS	100ml	iv gtt（30min）　或［（FDR）10mg/$(m^2 \cdot min)$］
吉西他滨	1000mg/m²	d1、d8、d15　q4w，给药至6个月（1类）

▶ **处方四**：氟尿嘧啶/亚叶酸钙方案（5-Fu/LV）

NS	250ml	iv gtt（持续2h）
亚叶酸钙	200mg/m²	d1～5　q4w
NS	500ml	iv gtt
氟尿嘧啶	500mg/m²	d1～5　q4w

说明：a.5-FU/CF主要副作用有胃肠道反应和骨髓抑制，经对症处理和调整药物剂量后，多数患者可耐受。

b.氟尿嘧啶局部刺激较大，注射部位可引起静脉炎，建议经深静脉置管输注。（1类）

▶ **处方五**：其他方案

部分体力状态较好的患者，可采用含吉西他滨和（或）替吉奥胶囊的联合化疗方案（2B类）。

（陈强　沈松菲）

> **第五节　原发性肝癌**

原发性肝癌中最常见者为肝细胞肝癌，其全球发病率呈逐年上升趋势，每年新发病例超过60万例。我国是肝细胞肝癌高发国，发病率和死亡率居世界首位。慢性乙型肝炎是亚洲（除日本）和非洲肝细胞肝癌发生的主要危险因素；慢性丙型肝炎以及烟酒是西方国家和日本肝细胞肝癌发生的危险因素。原发性肝癌按病理组织学类型可分为肝细胞癌、胆管细胞癌和混合型肝癌。肝癌起病隐匿，早期多无症状和体征，出现临床表现时，多已处在中、晚期。目前的肝癌治疗模式为以外科为主的多种方法的综合与序贯治疗，局部消融治疗和介入治疗亦为不错的选择。近年来，放射治疗和内科治疗飞速发展，也给肝癌的治疗添加不少助力。

一、诊断要点

（一）症状

早期肝癌多无症状，中、晚期肝癌症状多但多无特异性。右上腹疼痛或不适多为肝癌首发症状，多位于剑突下或右肋部，呈间歇性或持续性钝痛或刺痛，若肿瘤位于肝右叶近膈顶部，疼痛常可放射至右肩或右背部。其他还有食欲缺乏、腹胀、乏力、消瘦、腹部肿块、发热、黄疸、下肢水肿等，但这些多属中、晚期症状；有时还可出现腹泻、出血倾向等，少部分左肝外叶肿瘤压迫贲门引起进食梗阻症状。有时远处转移为首发症状。

（二）体征

最常见的体征为进行性肝、脾大。其他还有上腹肿块、黄疸、腹水、下肢水肿、肝掌、蜘蛛痣、腹壁静脉曲张等常见肝硬化表现。若肝癌破裂，可引起急腹症、失血性休克体征。肝门静脉瘤栓、肝癌浸润可以引起顽固性或癌性腹水。

（三）检验及检查

（1）常规检查项目　三大常规、生化全套、凝血功能、肿瘤标志物（AFP）（2016年指南指出CEA、CA199亦可成为基线检查指标，但不能认为它们可以确诊疾病）、腹部彩超（必要时腹部CT平扫＋增强或腹部MRI平扫＋增强）、胸部CT平扫等（2016年NCCN指南推荐增强的影像学检查）。

（2）必要时选择性检查项目　全身骨显像、病理学检查（腹腔镜检查并活检、影像引导下经皮肝穿刺活检）。

（四）诊断标准

在所有的实体瘤中，唯有HCC可采用临床诊断标准，要求在同时满足以下条件中的1＋2a两项或者1＋2b＋3三项时，可以确立HCC的临床诊断：

（1）具有肝硬化以及HBV和（或）HCV感染［HBV和（或）HCV抗原阳性］的证据。

（2）典型的HCC影像学特征　同期多排CT扫描和（或）动态对比增强MRI检查显示肝占位在动脉期快速不均质血管强化，而静脉期或延迟期快速洗脱。

　　a.如果肝占位直径≥2cm，CT和MRI两项影像学检查中有一项显示肝占位具有上述肝癌的特征，即可诊断HCC。

　　b.如果肝占位直径为1～2cm，则需要CT和MRI两项影像学检查都显示肝占位具有上述肝癌的特征，方可诊断HCC，以加强诊断的特异性。

（3）血清AFP≥400μg/L持续1个月或≥200μg/L持续2个月，并能排除其他原因引起的AFP升高，包括妊娠、生殖系胚胎源性肿瘤、活动性肝病及继发性肝癌等。

（五）分期

1.TNM分期

（1）原发肿瘤（T）

T_x：原发肿瘤无法评估。

T_0：无原发肿瘤证据。

T_1：孤立的肿瘤，没有血管浸润。

T_2：孤立的肿瘤，有血管浸润，或多个肿瘤但≤5cm。

T_3：多个肿瘤＞5cm，或肿瘤侵及门静脉或肝静脉的主要分支。

T_4：肿瘤直接侵犯除胆囊外的邻近器官或有脏层腹膜穿孔。

（2）区域淋巴结（N）

N_x：区域淋巴结无法评估。

N_0：无区域淋巴结转移。

N_1：有区域淋巴结转移。

区域淋巴结指肝门淋巴结，如位于肝十二指肠韧带、肝静脉和门静脉周的淋巴结，也包括沿下腔静脉、肝静脉和门静脉的淋巴结。除此之外，任何淋巴结转移均应视为远处转移，分期为M1。膈下淋巴结转移分期也应为M1。

（3）远处转移（M）

M_x：远处转移无法评估。

M_0：无远处转移。

M_1：有远处转移。

远处转移多见于骨和肺。肿瘤可以穿透肝包膜侵犯邻近器官，如肾上腺、横膈和直肠，或破裂导致急性出血和腹膜癌种植。

（4）AJCC分期（表7-5）

表7-5　AJCC分期

分期	T	N	M
ⅠA期	T_{1a}	N_0	M_0
ⅠB期	T_{1b}	N_0	M_0
Ⅱ	T_2	N_0	M_0
ⅢA期	T_3	N_0	M_0
ⅢB期	T_4	N_0	M_0
ⅢC期	任何T	N_1	M_0
Ⅳ期	任何T	任何N	M_1

2.巴塞罗那分期（表7-6）

表7-6　巴塞罗那分期

BCLC分期	行为状态	肿瘤状态	肝功能状态
0（最早期）	0	单个≤2cm	胆红素正常，无门脉高压
A（早期）			
A1	0	单个≤5cm	胆红素正常，无门脉高压
A2	0	单个≤5cm	胆红素正常，有门脉高压
A3	0	单个≤5cm	胆红素不正常，有门脉高压
A4	0	三个肿瘤都≤3cm	Child-Pugh A-B
B（中期）	0	多个或单个>5cm	Child-Pugh A-B
C（晚期）	1～2	血管侵犯或转移	Child-Pugh A-B
D（终末期）	3～4	任何肿瘤	Child-Pugh C

二、治疗原则

主要目的是根治，延长生存期，减轻痛苦，原则为早期诊断、早期治疗、综合治疗，积极治疗。手术切除仍为肝癌最主要、最有效的治疗方法，目前倡导以外科为主的多种方法的综合与序贯治疗。

（1）外科治疗　适应证为病人全身情况良好，无严重的心、肺、肾等重要脏器功能障碍，肝功 Chlid A 或 B 级以上，影像学上提示肿瘤局限有切除可能或姑息性外科治疗可能（2016年 NCCN 指南指出，一部分门脉轻度高压的患者亦可接受手术治疗；倡导肝移植）。

（2）局部消融治疗　射频消融、无水乙醇瘤内注射、超声聚焦刀、微波固化、冷冻等手段，≤3cm 的肿瘤是射频治疗的理想适应证。治疗小肝癌疗效与手术相当。

（3）介入治疗　选择性阻断供应肿瘤的动脉，并同时经动脉导管灌注化疗药物，即肝动脉栓塞化疗（TACE），从而使肿瘤坏死所需，减少对正常组织的损伤。适用于原发性肝癌不愿接受手术或无法手术的进展期肝癌；肿瘤体积较大，先栓塞缩小肿瘤，便于手术切除；根治性和非根治性肝肿瘤切除术后的辅助治疗预防复发；肝细胞癌破裂出血和肝动静脉瘘的治疗。3 ～ 5cm 者只要位置合适，可以联合应用栓塞和消融（2016年 NCCN 指南指出，一篇 meta 分析对比了粒子疗法和质子消融，提示了质子消融的疗效可期待）。

（4）放射治疗　近年来三维适形或调强放疗飞速发展，放疗对肝癌的作用已逐步转向了根治性放疗。2015年原发性肝癌 NCCN 指南指出，无论何位置的肿瘤都可行外放射治疗。适应证包括：肿瘤局限，但由于邻近或侵及大血管，或肝功能差，或患者有严重并发症，或患者拒绝手术；手术切除不彻底；介入治疗后仍有病变残留和复发；有肝门静脉、肝静脉或下腔静脉瘤栓，腹腔或腹膜后淋巴结转移；远处转移，如肾上腺、骨。

（5）内科治疗　包括系统化疗和靶向治疗。适用于晚期肝癌的患者，无根治手术指征，肝弥漫性病变，门静脉主干或下腔静脉瘤栓，已有肝外转移或肝血管变异等不适合 TACE，多次 TACE 后肝血管阻塞以及或 TACE 后复发，全身一般情况较好（ECOG 0 ～ 2 分）、无明显重要脏器功能异常的患者。姑息化疗的作用是有限的，晚期肝癌姑息化疗仍缺乏大规模的临床试验数据，仅少数几项研究显示，与最佳支持治疗相比，姑息化疗能延长患者的总生存期。

1.靶向治疗

在控制肿瘤增殖、预防和延缓复发转移及提高生活质量等方面分子靶向治疗有独特的优势。索拉非尼是一种口服的多靶点、多激酶抑制药，具有抑制肿瘤细胞增生和抑制肿瘤新生血管形成的双重作用。目前，索拉非尼已经被批准用于晚期HCC治疗。推荐服用索拉非尼的剂量为每次0.4g（2×0.2g）、每日两次，空腹或伴低脂、中脂饮食服用轻度和中度肝损害患者（Child-Pugh A 和 B）无需调整剂量（2016年NCCN指南指出，索拉非尼并不能作为消融治疗的辅助用药）。此外，多项针对晚期HCC治疗的分子靶向药物的Ⅲ期临床试验正在开展，包括索拉非尼辅助治疗、索拉非尼联合局部消融术或TACE治疗、索拉非尼联合厄洛替尼、Brivanib、Linifanib 以及 Apatinib 等。

2.全身化疗

原发性肝癌不推荐传统化疗，但对于有肝外转移者；局部病变不适合手术、射频或微波消融和TACE，或局部治疗失败者；弥漫型肝癌；合并门静脉主干和（或）下腔静脉癌栓不适合手术者，姑息化疗可为晚期HCC患者带来较好的客观疗效、控制病情和生存获益。虽然姑息化疗的作用是有限、仍缺乏大规模的临床试验数据，但近年有研究显示，与最佳支持治疗相比，姑息化疗能延长患者的总生存期。

三、处方

▶ **处方一**：FOLFOX4方案

5% GS	250ml	iv gtt（持续2h）
草酸铂	85mg/m²	d1
5% GS	250ml	iv gtt（持续2h，d1和草酸铂同时输注）d1～2
亚叶酸钙	100mg/m²	
NS	10ml	
5-FU	400mg/m²	iv（用亚叶酸钙后）d1、d2

续

| NS | 500ml | iv gtt d1、d2 |
| 5-FU | 600mg/m² | （持续22h，推荐使用化疗泵） |

说明：a. 该方案14d为1个周期。

b. 该方案不良反应中神经毒性常见，主要表现为冷敏感性的四肢末端感觉异常和麻痹，和总剂量相关，具可逆性，停药后可渐恢复正常。草酸铂剂量调整原则：当疼痛性感觉异常和（或）功能障碍开始出现时，给药量减少25％；如剂量调整后症状仍持续存在或加重，应停止用药；在症状完全或部分消失之后仍可全量或减量使用该药。亚叶酸钙如为左旋结构剂量100mg/m²，如为非左旋结构剂量200mg/m²。

▶ **处方二**：多柔比星单药方案

多柔比星　　60mg/m²　iv　d1

说明：本方案21d为1个周期。

▶ **处方三**：低剂量PF持续注射方案

氟尿嘧啶　　170mg/（m²·d）　civ　d1～7

顺铂　　　　3mg/（m²·d）　　civ　d1～5

说明：本方案连用4周，休息1周。

▶ **处方四**：FI持续注射方案

氟尿嘧啶　　200mg/（m²·d）　civ　d1～21

干扰素 α -2b　4×10⁶U/（m²·d）sc　3次/周

说明：本方案28d为1个周期。

▶ **处方五**：吉西他滨联合铂类方案

NS	100ml	iv gtt
吉西他滨	1000mg/m²	d1、d8
NS	500ml	iv gtt
顺铂	70mg/m²	d1

说明：本方案21d为1个周期。

或

NS	100ml	iv gtt
吉西他滨	1000mg/m²	d1、d8
5% GS	250ml	iv gtt
奥沙利铂	100mg/m²	d1 2h

说明：本方案21d为1个周期。

▷ **处方六**：奥沙利铂联合表柔比星方案

灭菌注射用水	50ml		iv
注射用盐酸表柔比星	$60mg/m^2$		d1
5% GS	250ml		iv gtt 2h
奥沙利铂	$130mg/m^2$		d1

说明：本方案21d为1个周期。

▷ **处方七**：卡培他滨联合铂类方案

XELOX方案

5% GS	250ml		iv gtt 2h
奥沙利铂	$130mg/m^2$		d1
卡培他滨	$1000mg/m^2$	bid d1～14

说明：本方案21d为1个周期。

或

XP方案

NS	500ml		iv gtt
顺铂	$75mg/m^2$		d1
卡培他滨	$1000mg/m^2$	po bid d1～14

说明：本方案21d为1个周期。

（沈松菲　徐倩）

第六节　胆管系统肿瘤——胆道肿瘤（胆囊癌和胆管癌）

　　胆道肿瘤包括胆囊癌、肝内胆管癌和肝外胆管癌，病死率高，有数据显示，2014年在美国约1万人被确诊为胆囊癌或胆管癌，年死亡人数达3000多例。全球范围内，胆囊癌是最常见的胆道恶性肿瘤。胆管癌则相对少见。绝大多数胆囊癌、肝外胆管癌患者的诊断年龄60岁以上，胆囊癌患者女性显著较多、胆管癌男性多见。胆囊癌和胆管癌的主要危险因素大体相似，包括结石、胆道系统慢性炎症。胆道先天性异常也是胆管癌的主要危险因素之一，饮食因素、肥胖、生育因素、环境中特定化学成分的暴露和胆囊癌有关。超过90％的胆囊癌和肝外胆管癌为腺癌。

一、诊断要点

（一）症状及体征

胆囊癌和肝外胆管癌的临床表现取决于肿瘤所在位置，没有特异性。75％～97％的胆囊癌患者出现右上腹疼痛，可以由食用肥肉诱发；部分患者出现右上腹压痛。40％～64％的患者出现恶心、呕吐、厌食。45％的患者出现黄疸。37％～77％的患者体重低于标准的10％以上。肝门部胆管癌患者的常见不适主诉为无痛性黄疸，并经常出现乏力、瘙痒、发热、上腹痛、厌食等不适。此外，中下段胆囊癌患者有时也出现肝大、上腹部包块、腰背疼痛、体重下降等征象。胆囊癌、肝外胆管癌的临床诊断不依赖于患者出现的症状或体征。

（二）检验及检查

（1）常规检查项目　三大常规、生化全套（70％合并黄疸的胆囊癌患者血清胆红素水平超过正常2倍以上，2/3的胆囊癌患者血清ALP水平升高，1/3的患者转氨酶水平上升）、凝血功能、肿瘤标志物（CEA、CA199）（Ⅲ、Ⅳ期胆囊癌患者CEA升高的比例超过80％；超过80％的患者血清CA199水平升高。但CEA、CA199特异性均不高）、腹部彩超（必要时腹部CT平扫＋增强或腹部MRI平扫＋增强）、胸部CT平扫等。

（2）必要时选择性检查项目　全身骨显像、病理学检查（腹腔镜检查并活检、影像引导下经皮肝穿刺活检）。

（三）分期

按照胆管癌解剖学分类，将上1/3和中1/3肝外胆管癌合称为肝门部胆管癌。肝内胆管癌则按原发性肝癌的分期系统进行分期。

1.胆囊癌（见表7-7）

（1）原发肿瘤（T）

Tis：原位癌。

T_{1a}：侵及固有层。

T_{1b}：侵及肌层。

T_{2a}：腹腔侧肿瘤侵及肌周结缔组织，未超出浆膜。

T_{2b}：肝脏侧肿瘤侵及肌周结缔组织，未进入肝脏。

T_3：穿透浆膜和（或）直接侵入肝脏和（或）一个邻近器官或结构。

T_4：侵及门静脉或肝动脉主干，或直接侵入两个或更多肝外器官或结构。

（2）局部淋巴结（N）

N_0：无区域淋巴结转移。

N_1：1～3枚区域淋巴结转移。

N_2：≥4枚区域淋巴结转移。

（3）远处转移（M）

M_0：无远处转移。

M_1：有远处转移。

表7-7 胆囊癌的TNM分期

分期	T	N	M
0	Tis	N_0	M_0
I	T_1	N_0	M_0
ⅡA	T_{2a}	N_0	M_0
ⅡB	T_{2b}	N_0	M_0
ⅢA	T_3	N_0	M_0
ⅢB	$T_{1\sim3}$	N_1	M_0
ⅣA	T_4	$N_{0\sim1}$	M_0
ⅣB	任何T	N_2	M_0
	任何T	任何N	M_1

2.肝内胆管癌（表7-8）

（1）原发肿瘤（T）

Tis：原位癌。

T_{1a}：单个病灶无血管浸润，≤5cm。

T_{1b}：单个病灶无血管浸润，＞5cm。

T_2：病灶浸润血管；或多发病灶，伴或不伴血管浸润，

T_3：穿透腹膜，未侵及局部肝外结构。

T_4：直接侵及局部肝外结构。

（2）局部淋巴结（N）

N_0：无区域淋巴结转移。

N_1：有域淋巴结转移。

（3）远处转移（M）

M_0：无远处转移。

M_1：有远处转移。

表7-8 肝内胆管癌的TNM分期

分期	T	N	M
0	Tis	N_0	M_0
Ⅰ A	T_{1a}	N_0	M_0
Ⅰ B	T_{1b}	N_0	M_0
Ⅱ	T_2	N_0	M_0
Ⅲ A	T_3	N_0	M_0
Ⅲ B	T_4	N_0	M_0
	任何T	N_1	M_0
Ⅳ	任何T	任何N	M_1

3.远端胆管癌（表7-9）

（1）原发肿瘤（T）

Tis：原位癌。

T_1：侵及胆管壁深度＜5cm。

T_2：侵及胆管壁深度5～12cm。

T_3：侵及胆管壁深度＞12cm。

T_4：侵及腹腔动脉干、肠系膜上动脉和（或）肝总动脉。

（2）局部淋巴结（N）

N_0：无区域淋巴结转移。

N_1：1～3枚区域淋巴结转移。

N_2：≥4枚区域淋巴结转移。

（3）远处转移（M）

M_0：无远处转移。

M_1：有远处转移。

表7-9　远端胆管癌的TNM分期

分期	T	N	M
0	Tis	N_0	M_0
I	T_1	N_0	M_0
II A	T_1	N_1	M_0
	T_2	N_0	M_0
II B	T_2	N_1	M_0
	T_3	$N_{0\sim1}$	M_0
III A	$T_{1\sim3}$	N_2	M_0
III B	T_4	任何N	M_0
IV	任何T	任何N	M_1

4.肝门部胆管癌（表7-10）

Tis：原位癌/Billn-3。

T_1：局限于胆管，可达肌层或纤维组织。

T_{2a}：超出胆管壁达周围脂肪组织。

T_{2b}：浸润邻近的肝脏实质。

T_3：侵及门静脉或肝动脉的一侧分支。

T_4：侵及门静脉或其双侧属支或肝总动脉或双侧的二级胆管；或一侧二级胆管的肿瘤侵及对侧的门静脉或肝动脉。

（2）局部淋巴结（N）

N_0：无区域淋巴结转移。

N_1：1～3枚区域淋巴结转移。

N_2：≥4枚区域淋巴结转移。

（3）远处转移（M）

M_0：无远处转移。

M_1：有远处转移。

表7-10　肝门部胆管癌的TNM分期

分期	T	N	M
0	Tis	N_0	M_0
I	T_1	N_0	M_0
II	$T_{2a\sim2b}$	N_0	M_0
III A	T_3	N_0	M_0
III B	T_4	N_0	M_0
III C	任何T	N_1	M_0
IV A	任何T	N_2	M_0
IV B	任何T	任何N	M_1

二、治疗原则

胆囊癌是最常见且最具有侵袭性的胆道肿瘤，它和肝内胆管癌早期诊断困难，就诊时往往属于进展期。肝外胆管癌较肝内胆管癌多见，肝外胆管癌的根治性治疗手段是完全切除病灶且保证切缘阴性。绝大多数胆道肿瘤患者都需要多学科综合治疗。

（一）手术治疗

手术是唯一的治愈性的治疗手段。

1.胆囊癌

决定胆囊癌可切除性的因素是TNM分期标准和肿瘤位置。

（1）对分期为T_{1a}期、手术切缘阴性，建议观察，或在观察基础上考虑行辅助治疗。

（2）对病理学检查报告提示T_{1b}期及以上的胆囊癌，建议结合影像学检查评估手术可能性后进行下一步治疗。

（3）对于可手术患者，可行胆囊切除术、肝段切除术、淋巴结清扫术伴或不伴胆管切除，切除前应排除远处淋巴结转移，对于T_{1b}、T_2或者T_3期胆囊癌患者常在肝脏或胆总管出现残余病灶，为了保证阴性切缘，可以考虑扩大手术范围。

（4）术前考虑胆道引流，以明显改善黄疸等胆道梗阻表现，还能改善患者免疫功能。术后结合辅助治疗并监测。

2.肝内胆管癌

完全手术切除是肝内胆管癌患者唯一的治愈性手段。术前应进行多学科评估，判断手术的可能性。对于可手术患者，术前应评估是否存在肝多发病灶，有无淋巴结转移或远处转移，因为超出肝门部的淋巴结转移和远处转移是手术切除的禁忌证。术式一般施行肝大部分切除术，但是只要可以满足切缘阴性，施行肝楔形切除、段切除及扩大切除也都可以考虑。术中建议尽可能行肝门部淋巴结清扫。

3.肝外胆管癌

决定手术因素包括疾病分期、解剖学因素、并发症等。因此术前应先进行多学科评估，判断是否存在手术的可能性。

（1）以下情况无手术适应证：一直累及到双侧二级肝管的根部；累及接近肝门静脉主干分叉处，或者引起肝门静脉闭塞；肿瘤引起一侧肝叶萎缩，并累及对侧二级肝管根部；肿瘤引起一侧肝段胆管扩张，并累及对侧血管；AJCC Ⅲ～Ⅳ期；肝门静脉高压合并肝硬化；并发症无法手术。

（2）肝外胆管癌行手术治疗的基本原则是实现切缘阴性的完整切除和区域淋巴结清扫术，对于远端胆管癌需行胰十二指肠切除术和局部结构重建，近端胆管癌需行肝大部分切除术。极少数情况下，中段肿瘤可以仅切除胆管和区域淋巴结。

（二）放射治疗

1.胆囊癌和肝内胆管癌

术后最先出现局部复发，超过1/2的患者仅单部位复发。接受局部放射治疗的患者可一定程度上缓解症状和延长生存期。但是，大剂量（超过55Gy）外照射有诱发胆道狭窄的风险。

2.肝外胆管癌

治愈性切除率低，术后主要在瘤床或局部淋巴结复发，在局部复发前，不到15％发生远处转移。但对无法完全切除的胆管癌（包括切缘阳性、切除组织有残余灶和区域淋巴结阳性）患者，建议给予氟尿嘧啶化放疗，继而给予额外的以氟尿嘧啶或吉西他滨为基础的化疗。因胆管的有效照射剂量远超邻近肝、胃、十二指肠等器官的可耐受剂量范围，因此当放射剂量超过55Gy，不仅不能延长生存，反而预后不佳。

（三）化学治疗

1.术后辅助化疗

（1）胆囊癌　根治术后T_2期或更高等级分期，尤其淋巴结阳性患者行术后辅助治疗有益于生存。推荐化疗方案为氟尿嘧啶化放疗、氟尿嘧啶或吉西他滨化疗。术后应坚持每6个月行1次影像学检查，连续2年，如果出现复发则采取姑息化疗。

（2）肝内胆管癌

① 术后如无局部残余病灶，建议观察，或行临床试验和以氟尿嘧啶或吉西他滨为基础的化疗，每半年进行影像学检查，持续2年。

② 镜下切缘阳性或局部淋巴结阳性患者：建议行氟尿嘧啶化放疗或者以氟尿嘧啶或吉西他滨为基础的化疗，每半年进行影像学检查，持续2年。

③ 残余局部病灶患者：建议行吉西他滨和顺铂联合化疗、临床试验、以氟尿嘧啶或吉西他滨为基础的化疗、局部治疗、支持治疗。

④ 临床试验不仅可以考虑动脉内化疗，全身系统化疗也可以考虑。

（3）肝外胆管癌

① 对于切缘阴性、区域淋巴结阴性或有原位癌患者，建议观察、氟尿嘧啶化放疗、以氟尿嘧啶或吉西他滨为基础的化疗和临床试验，每半年行影像学检查，持续2年。

② 对于切缘阳性、切除组织有残余灶和区域淋巴结阳性患者，建议给予氟尿嘧啶化放疗，继而给予额外的以氟尿嘧啶或吉西他滨为基础的化疗，或对区域阳性淋巴结行氟尿嘧啶或吉西他滨为基础的化疗，每半年行影像学检查，持续2年。

2. 姑息化疗

（1）姑息化疗适应证　局部晚期不能切除的患者，或因远处转移而未手术切除原发灶，全身一般情况较好（ECOG 0 ～ 2 分）、无明显重要脏器功能异常的患者。

（2）原则

① 鼓励患者参与设计良好的临床试验。

② 对于体力状态较差的患者（ECOG ＞ 2 分），姑息化疗不受益，应单用最佳支持治疗。

③ 姑息化疗过程中要及时评估化疗疗效，常在化疗后2周期评估，如肿瘤出现明显进展时1周期后也可评估，以免造成无效化疗，加速患者死亡。

（3）胆道癌患者预后较差，而且大多数患者确诊时已至晚期，建议：①所有胆管癌患者均应参加治疗前评估，参加前瞻性临床试验是最好的治疗方法；②所有晚期胆道肿瘤的化疗方案均可选择吉西他滨联用顺铂为一线化疗药物，或以氟尿嘧啶或吉西他滨为基础的化疗和支持治疗；对于镜下切缘阳性或局部淋巴结阳性患者，建议行氟尿嘧啶化放疗。③肝移植可以作为未播散胆管癌的治疗手段，5年存活率在25% ～ 42%。④肝局部治疗如消融、动脉直接治疗等适用于不能切除的或转移的肝内胆管癌。

三、处方

目前，胆道肿瘤化疗方案缺乏高级别的循证医学证据，化疗方案可以选择吉西他滨和顺铂联合化疗、以氟尿嘧啶或吉西他滨为基础的化疗、氟尿嘧啶化放疗，部分患者推荐临床试验和支持治疗。

▷ **处方一：**

NS	100ml	iv gtt
吉西他滨	1000mg/m^2	d1、d8
NS	500ml	iv gtt
顺铂	70mg/m^2	d1

说明：本方案21d为1个周期。顺铂可能对听力和肾功能造成损害，故应用前需检查听力和肾功能，化疗期间予以大剂量水化及碱化，且需监测24h出入量。

▷ **处方二：**

NS	100ml		iv gtt
吉西他滨	1000mg/m^2		d1、d8
卡培他滨	650mg/m^2	bid	po d1 ~ 14

说明：本方案21d为1个周期。

▷ **处方三：**

5% GS	250ml	iv gtt（持续2h）
草酸铂	100mg/m^2	d1
NS	100ml	iv gtt（30min内）d1、d8
吉西他滨	1000mg/m^2	

说明：本方案21d为1个周期。该方案不良反应中神经毒性常见，主要表现为冷敏感性的四肢末端感觉异常和麻痹，和总剂量相关，具可逆性，停药后可渐恢复正常。草酸铂剂量调整原则：当疼痛性感觉异常和（或）功能障碍开始出现时，给药量减少25%；如剂量调整后症状仍持续存在或加重，应停止用药；在症状完全或部分消失之后仍可全量或减量使用该药。

▷ **处方四：**

| NS | 100ml | iv gtt |
| 吉西他滨 | 1000mg/m^2 | d1、d8 |

说明：本方案21d为1个周期。

▶ **处方五** : FOLFOX

5% GS	250ml	iv gtt(持续2h)
奥沙利铂	85mg/m²	d1
5% GS	250ml	iv gtt(持续2h,输注)
亚叶酸钙	200mg/m²	d1~2
NS	10ml	iv(用亚叶酸钙后)d1
氟尿嘧啶	400mg/m²	d1
续		
NS	100ml	civ持续46h
氟尿嘧啶	2400mg/m²	d1

说明:本方案14d为1个周期。注意应用奥沙利铂前后最好予葡萄糖水冲管。使用奥沙利铂期间要密切注意周围神经毒性,如出现Ⅱ度以上周围神经毒性时需要减量,必要时需停药。部分患者于奥沙利铂化疗6~8周期时出现剂量累积性毒性,常表现为急性超敏反应,因此化疗前需预防性应用抗过敏药,并注意观察及时解救。

(沈松菲　徐倩)

第八章

骨软组织肿瘤

第一节　骨肉瘤

骨肉瘤（osteosarcoma）又称成骨肉瘤，是原发骨恶性肿瘤中最常见一种类型，具有高度转移倾向，常发生于儿童及青年人，中位发病年龄约为20岁，10～30岁占75%，男女比例为（1.5～2）：1。肿瘤的好发部位位于长骨的干骺端，特别是股骨远端、肱骨近端及胫骨近端。根据2002年WHO骨肉瘤的分类，典型骨肉瘤约占所有骨肉瘤的70%，软骨母细胞型骨肉瘤和成纤维细胞型骨肉瘤各约占10%，少见的类型包括血管扩张型、富含巨细胞型和小细胞型等，共占约20%。在20世纪70年代以前，以截肢术为主的骨肉瘤治疗，2年肺转移的发生率高达80%，5年生存率仅10%～20%。20世纪70年代以后，随着化疗等辅助治疗的发展和应用，尤其是新辅助化疗的加入，骨肉瘤的5年生存率已达70%，且保肢手术应用率＞80%。

一、诊断要点

（一）症状及体征

（1）肿块　骨肉瘤组织局部生长旺盛，因此常在病变部位出现肿块，质较实，因血供丰富而皮温较高，生长速度较快，常常在短时间内出现肿块的增大。

（2）触痛及压痛　骨肉瘤组织局部生长旺盛，早期出现间歇性的疼痛，活动后加剧，随后逐渐疼痛加剧，出现局部的触痛及压痛，而压痛明显处常常出现骨溶解，易发生病理性骨折。

（3）病理性骨折　骨肉瘤组织由产生骨质的间质细胞生成，常产生较多的肿瘤骨，破坏了正常骨质结构的应力支撑，容易在局部出现病理性骨折。

（4）跛行　由肢体疼痛而引发的避痛性跛行，随着病情的进展而加重，患病时间长者可以出现关节活动受限和肌肉萎缩。

（5）转移体征　部分患者隐匿发病，疼痛症状较不典型，以发现肺部多发占位为主诉就诊。可出现转移灶引起的相应症状体征，如出现顽固性的咳嗽、咯血以及肺部听诊的改变等。

（二）检验与检查

（1）常规检查项目　三大常规、生化全套（含ALP、LDH）、凝血功能、胸部CT平扫、全身骨显像、病变部位X线片（正、侧位片）、CT平扫＋增强或MRI平扫＋增强、病理学检查（肿瘤组织穿刺活检）。

① X线片：是诊断骨肉瘤最方便、最实用和廉价的影像学方法。典型的骨肉瘤的X线表现为骨组织同时具有新骨生成和骨破坏的特点。特征性的X线征象可见：考德曼套袖状三角（Codman三角）、"日射征"（sun-ray）、软组织阴影、病理性骨折。

② MRI检查：是观察软组织侵犯范围的最佳方法，还能很好地显示肿瘤髓腔内浸润的范围。在保肢手术前对肿瘤骨扩大切除长度的确定具有关键的指导意义。

③ 组织活检病理学检查：是明确诊断的金标准，细针抽吸细胞学检查或套管针穿刺活检技术污染正常组织的风险较小，首选这两项技术，只要有可能诊断为肉瘤的病例均应避免施行切除活检。

（2）必要时选择性检查项目　SPECT、PET/CT检查。

（三）分期

1.TNM分期（ATCC 第8版，2017）

T：原发肿瘤

① 除发生于骨盆、脊柱之外的骨肉瘤

T_x：原发肿瘤无法评估。

T_0：无原发肿瘤的证据。

T_1：肿瘤最大直径 ≤ 8cm。

T_2：肿瘤最大直径 > 8cm。

T_3：原发部位肿瘤不连续。

② 发生于脊柱的骨肉瘤

T_x：原发肿瘤无法评估。

T_0：无原发肿瘤的证据。

T_1：肿瘤局限于一个椎体节段或两个相邻的椎体节段。

T_2：肿瘤累及三个椎体节段。

T_3：肿瘤累及四个及以上椎体节段，或累及任何不相邻的椎体节段。

T_4：肿瘤累及椎管或大血管。

    T_{4a} 肿瘤累及椎管。

    T_{4b} 肿瘤累及大血管或大血管瘤栓形成。

③ 发生于骨盆的骨肉瘤

T_x：原发肿瘤无法评估。

T_0：无原发肿瘤的证据。

T_1：肿瘤局限于一个骨盆节段没有向骨盆外侵犯。

    T_{1a} 肿瘤最大直径 ≤ 8cm。

    T_{1b} 肿瘤最大直径 > 8cm。

T_2：肿瘤局限于一个骨盆节段并向骨盆外侵犯或肿瘤侵犯两个骨盆节段但没有向骨盆外侵犯。

    T_{2a} 肿瘤最大直径 ≤ 8cm。

    T_{2b} 肿瘤最大直径 > 8cm。

T_3：肿瘤侵犯两个骨盆节段并向骨盆外侵犯。

    T_{3a} 肿瘤最大直径 ≤ 8cm。

    T_{3b} 肿瘤最大直径 > 8cm。

T_4：肿瘤侵犯三个骨盆节段或越过骶髂关节。

N：区域淋巴结

N_x：区域淋巴结转移无法确定。

N_0：无区域淋巴结转移。

N_1：有区域淋巴结转移。

M：远处转移：

M_0：无远处转移。

M_1：有远处转移。

M_{1a}：肺转移。

M_{1b}：其它远处部位转移。

G：组织学分级

G_x　组织学分级未知。

G_1　低级别，分化较好。

G_2　高级别，中等分化。

G_3　高级别，分化较差。

2.AJCC预后分组（见表8-1）

表8-1　AJCC预后分组（适用于除骨盆及脊柱以外的骨肉瘤）

分期			
Ⅰ A期	T_1	N_0	M_0	G_1 或 G_X
Ⅰ B期	T_2	N_0	M_0	G_1 或 G_X
	T_3	N_0	M_0	G_1 或 G_X
Ⅱ A期	T_1	N_0	M_0	G_2 或 G_3
Ⅱ B期	T_2	N_0	M_0	G_2 或 G_3
Ⅲ期	T_3	N_0	M_0	G_2 或 G_3
Ⅳ A期	任何T	N_0	M_{1a}	任何级别
Ⅳ B期	任何T	N_1	任何M	任何级别
	任何T	任何N	M_{1b}	任何级别

注：脊柱与骨盆原发的骨肉瘤暂无AJCC预后分组。

二、治疗原则

（一）骨肉瘤的综合治疗原则

骨肉瘤治疗强调早期综合治疗，以手术和化疗为主。若诊断明确尚无肺转移，应先行术前化疗，然后手术彻底切除肿瘤加人工关节置换，术后应继续辅助化疗，根据术前化疗反应判断，如术前疗效好（手术标本连续切片90％以上肿瘤坏死）术后继续原方案化疗9周期，如疗效不佳（未达到大于90％肿瘤坏死），术后应更换化疗方案。放射治疗对骨肉瘤不敏感，仅用于通过化疗肿瘤未缩小到可以手术切除者。

（二）骨肉瘤术前诊断原则

（1）对于临床怀疑骨肉瘤准备病灶活检者应请骨肿瘤外科医生会诊，肿瘤活检应在将来负责患者手术的医院进行。

（2）活检前应像制定手术方案一样受到高度重视，周密计划，因为这是肿瘤治疗的开始，是至关重要的第一步，不正确的活检会给患者带来灾难性后果。

（3）细针抽吸细胞学检查或套管针穿刺活检技术污染正常组织的风险较小，因此首选这两项技术，只要有可能诊断为肉瘤的病例均应避免施行切除活检。

（4）确保取材的针道位于手术切口上，以便能在彻底手术时完整切除，并确保不影响以后手术方案的制定。

（5）确保有足够的、有代表性的组织标本供病理医生诊断，如病理医生不能明确诊断，应及时提供详细的临床及影像检查资料。

（三）转移性骨肉瘤治疗原则

10％～20％的患者在诊断时即为转移性骨肉瘤。尽管化疗显著改善了非转移性骨肉瘤的预后，但诊断时即发生转移的骨肉瘤的预后仍然比较差。其独立预后因素包括转移灶的数量和所有临床可发现病灶的完整切除。单纯肺转移和结节数量比较少的患者化疗后预后较好。对于转移灶（肺、内脏或骨）可切除的病例，推荐先行术前化疗，然后进行原发肿瘤的广泛切除，对转移灶的治疗方式包括化疗和手术切除；对于转移灶不可切除的病例，推荐先行化疗或化疗联合对原发灶的放疗，然后对原发灶再进行评估，选取恰当的方式进行局部控制。但因放射治疗对骨肉瘤不敏感，仅用于通过化疗肿瘤未缩小到可以手术切除者。

（四）骨肉瘤化疗应定量、定时、多药联合

化疗方案（初始化疗/新辅助化疗/辅助化疗）应包括：顺铂、多柔比星、大剂量甲氨蝶呤、异环磷酰胺、依托泊苷。

（五）约30％无转移骨肉瘤和80％转移性骨肉瘤治疗后最终会发生进展

这些患者的预后影响因素包括：转移灶是否为单发、进展距诊断的时间、初次进展时病灶能否被完整切除。不能接受手术，反复发生进展者通常预后不好，对于诊断时未发生肺转移的病例，发生肺转移的时间间隔越长，通常预后越好。因此，对于进展的或难治性的骨肉瘤，还没有理想的最佳治疗方案。但如果发生进展，患者应该接受二线治疗。推荐的二线治疗药物包括：多西他赛、吉西他滨、环磷酰胺、依托泊苷、托泊替康、异环磷酰胺、卡铂、^{153}Sm-EDTMP、索拉非尼、依维莫司。对于接受二线治疗仍然进展的病例，应该考虑手术、姑息性放疗或者给予最佳的支持治疗。最新研究提示^{223}镭二氯化合物（^{223}RaCl$_2$）放射性药物对复发性骨肉瘤治疗有效。

三、处方

处方三～七用于复发转移二线及以上治疗。

▷ **处方一：HD-MTX → HD-DDP + HD-ADM → IFO 的序贯化疗方案**

本方案的注意事项：此序贯大剂量MTX、大剂量DDP联合ADM、大剂量IFO方案为我国骨肉瘤专家推荐的骨肉瘤化疗方案，用于骨肉瘤术前、术后化疗，一般术前6周期，第14周手术，如术前疗效好（手术标本连续切片90％以上肿瘤坏死）术后继续原方案化疗9周期，如疗效不佳（病理连续切片显示未达到大于90％肿瘤坏死），术后应更换化疗方案。此方案剂量强度大，应在有经验的医院施行，密切注意化疗毒副作用处理。

1.HD-MTX（大剂量甲氨蝶呤）

NS	500ml	iv gtt	持续6h
MTX	8 ～ 12g/m^2		
CF	150mg	分次漱口	d1 ～ 3
NS	500ml		
CF	15mg/m^2	iv	q6h（MTX结束后8 ～ 12h起至

MTX血药浓度<$1×10^{-7}$）

说明：a.此方案应在有血药浓度监测条件医院才可进行，大剂量MTX化疗主要副作用包括骨髓抑制、黏膜炎，用药过程应水化、碱化尿液、使用CF解救，并根据MTX血药浓度调整解救剂量。

b. 用药前1d、用药当天及用药后2d应持续水化，碱化尿液，补液量3000mg/m^2，其中5% NaHCO$_3$占补液量1/10，水化应持续不可中断。

c. 每天记录尿量，查尿常规，若尿量少，出入量不平衡时使用呋塞米。

d. 每次排尿时查尿pH值，应维持8＞pH＞7，如pH＜7，临时口服小苏打片2片；当pH＞7时再开始HD-MTX。

e. 配合使用CF 150mg＋NS 500ml分次漱口，用药当天开始，共3d，降低口腔溃疡发生率。

f. CF解救剂量：正常情况下CF 15mg/m^2 iv q6h，MTX结束后8～12h开始至MTX血药浓度＜1×10^{-7}，根据MTX血药浓度调整，如表8-2所示。

表8-2　CF解救剂量

MTX血药浓度/（mmol/L)	MTX血药浓度/（μmol/L)	CF
＜1×10^{-6}	1	15mg
2×10^{-6}	2	30mg
3×10^{-6}	3	45mg
4×10^{-6}	4	60mg
＞5×10^{-6}	＞5	5×体重（kg）mg

如24h或之后MTX＞5μmol/L，CF剂量＝MTX血药浓度（μmol/L）×体重（kg），由于CF含Ca^{2+}，当CF＞20mg/kg时应静脉滴注。

g. 应使用干管抽血2ml测MTX血药浓度，最后一次抽血参考48h血药浓度，若最后一次抽血在下午2～3时，病人午餐宜清淡，以免食物影响测定结果。

MTX有效治疗浓度为10^{-5}至10^{-6}，滴注结束时最好10^{-3}，10^{-6}即无治疗作用，但仍有副作用，＜2.5×10^{-7}即安全，但临床上安全浓度应达到＜1×10^{-7}；HD-MTX 6h给药，安全的血药浓度应为（表8-3）：

表8-3　HD-MTX安全的血药浓度

时间		标准值/（mol/L)	标准值/（μmol/L)
MTX开始后	6h	＜1000×10^{-6}	＜1000
	24h	＜5×10^{-6}	＜5
	48h	＜1×10^{-6}	＜1
	72h	＜1×10^{-7}	＜0.1

使用HD-MTX时尽量少用其他药物，以免干扰MTX血药浓度。早期MTX中毒表现为皮疹、口腔黏膜充血、溃疡。用药期间10d内不应合并应用NSAID，合并使用苯唑西林、万古霉素有肾功能衰竭的报道，亦应避免。

2.HD-AMD＋DDP（大剂量多柔比星＋顺铂）

NS	500ml	civ （24h） d1～3（避光）
ADM	20mg/m^2	
NS	200ml	iv gtt（30～40min）d1（避光）
DDP	80～100mg/m^2	

说明： a.多柔比星、顺铂为骨肉瘤敏感的药物。

b.多柔比星主要副作用为心脏毒性，大剂量给药时采用持续24h给药法可提高疗效降低心脏毒性，使用中应注意避光，药液应每日配制。

c.大剂量顺铂指给药剂量80～120mg/m^2，在无水化及利尿措施时肾毒性发生率为100%，水化可缩短DDP血浆浓度半衰期，增加DDP肾清除率，水化不改变DDP血药浓度及尿中DDP排泄量，但可降低尿中DDP浓度，减少与肾小管细胞结合，从而减少DDP肾毒性。

d.大剂量顺铂化疗水化及利尿的程序

ⅰ.在DDP给药前12h静滴加15ml 10%氯化钾的生理盐水1000ml，滴速5～6ml/min。

ⅱ.DDP加生理盐水200ml，30～40min滴完。

ⅲ.DDP滴完后给20%甘露醇250ml，50～60ml/h，同时静脉滴注加30～45ml 10%氯化钾的生理盐水2000～3000ml，200～300ml/h，每日输液总量4000～5000ml（3000ml/m^2）。

ⅳ.水化至少3d。

e.大剂量顺铂化疗注意事项

ⅰ.密切注意出入量平衡，并避免输液过快，增加心脏负担，尽量维持输液速度150ml/h。尿量不足、体重增加提示水潴留，可给予20%甘露醇125ml快速静滴后，呋塞米20mg静推脱水。

ⅱ.治疗中应监测尿常规、血尿素氮及肌酐，了解肾功能情况。

ⅲ.治疗中应检测电解质，维持电解质平衡。

ⅳ.出现难以控制的严重呕吐时应停药。

3.HD-IFO（大剂量异环磷酰胺）

▷ 处方一：

NS	1000ml	iv gtt（4h）
IFO	3000mg/m^2	d1～5
美司钠	600mg/m^2	iv（IFO后0h、4h、8h）d1～5

说明：a.本药代谢产物对尿路有刺激性，与美司钠合用可避免肾毒性，并应予维持足够的水化，每天液体摄入应不少于2L，配制的浓度不超过4%。美司钠解救剂量为IFO 60%，分3次。

b.本药水溶液不稳定，须现配现用。

c.出血性膀胱炎为本药剂量限制性毒性，表现为尿频、尿急、尿痛及血尿，可于给药后几小时至几天内出现，通常停药后几天内消失。

▷ **处方二：ADM＋DDP**

NS	250ml	
多柔比星	25mg/m²	iv d1～3
NS	500ml	
顺铂	100mg/m²	iv gtt d1 q3w

说明：a.此方案为欧洲骨肉瘤组方案，术前2周期，术后4周期；

b.DDP给药注意事项参考大剂量DDP给药方案，注意水化、保护肾功能。

▷ **处方三：E-ADM＋DDP＋IFO**

NS	250ml	
表柔比星	90mg/m²	d1
NS	500ml	
顺铂	100mg/m²	d1
NS	100ml	
异环磷酰胺	2.0g/m²	d2～4
美司钠解救	0.4g/m²	iv（IFO后0h、4h、8h）

21d为1周期，术前3周期，术后3周期

▷ **处方四：Gem＋Docetaxel（gemcitabine＋docetaxel）**

NS	100ml	
吉西他滨	675～700mg/m²	d1、d8
NS	250ml	
多西他赛	75mg/m²	d8

21d为1周期

▷ **处方五：CTX＋topotecan**

NS	100ml	
环磷酰胺	250mg/m²	iv gtt（30min）d1～5
NS	250ml	
托泊替康	0.75mg/m²	iv gtt（30min）d1～5

G-CSF 支持

21d 为 1 周期

▷ **处方六**：索拉非尼 400mg bid

▷ **处方七**：索拉非尼 800mg qd ＋ 依维莫司 5mg qd

（施纯玫　潘璋驰）

第二节　尤因肉瘤

尤因肉瘤（Ewing's sarcoma family of tumor，ESFTs）是起源于神经外胚层的骨或软组织的小圆形细胞低分化恶性肿瘤，包括：尤因肉瘤、原始神经外胚层肿瘤（PNET）、Askin's 肿瘤、骨 PNET、骨外尤因肉瘤。85% 的 ESFTs 中存在 t（11；22）（q24；q12）染色体易位，形成 EWS-FLI1 融合基因。5% ～ 10% EWS 与 FLI 家族其他成员（ERG、ETV1、ETV4、FLI1、TEV）形成融合基因，罕见病例可见 FUC 基因替代 EWS 基因与 ERG 或 TEF 形成融合基因。ESFTs 特征性表达 MIC2（CD99）糖蛋白，可用于与其他小圆细胞肿瘤的鉴别诊断。ESFTs 多发生于年轻人，原发部位最常见于骨盆、股骨和胸壁，典型的 X 线片上可见洋葱样骨膜反应。ESFTs 恶性度高、病程短、转移快，采用单纯的手术、放疗、单药化疗效果均不很理想，近年通过综合治疗，特别是化疗的加入，使局限性尤因肉瘤治疗后 5 年生存率提高到 75% 以上。

一、诊断要点

（一）症状与体征

根据肿瘤原发和转移的部位不同可出现相应症状和体征。包括疼痛、肿块及全身症状。

1.疼痛

疼痛是最常见的临床症状。约有 2/3 的患者可有间歇性疼痛。疼痛程度不一，初发时不严重，但迅速变为持续性疼痛；根据部位的不同，局部疼痛将随肿瘤的扩散蔓延。如发生于脊柱、骨盆部位，疼痛可沿下肢放射，影响髋关节活动；若发生于长骨邻近关节，则出现跛行、关节僵硬，还伴有关节积液。本肿瘤很少合并有病理骨折。

2.肿块

随疼痛的加剧而出现局部肿块，肿块生长迅速，表面可呈红、肿、热、痛的炎症表现，压痛显著，表面可有静脉怒张，有时肿块在软组织内生长极快，2～3个月内即可形成巨大肿块。发生于髂骨的肿瘤，肿块可伸入盆腔内，可在下腹部或肛诊时触及肿块。

3.全身症状

患者往往伴有全身症状，如体温升高达38～40℃，周身不适、乏力、食欲下降及贫血等。

（二）检验及检查

（1）常规检查项目　血常规、尿常规、粪常规、生化全套检查、X线检查、CT检查、MRI检查、病理检查。

① 血清高密度脂蛋白、胆固醇和红细胞沉降率明显升高，常有LDH、白细胞计数增多和贫血。

②X线检查：典型"葱皮样"骨膜增生者诊断较容易，但多数病例并非呈典型表现，而主要表现为骨破坏，扁骨有溶骨、硬化或混合型破坏，无明显特殊表现，其他恶性肿瘤骨破坏常有其特殊征象。

③CT、MRI检查是尤因肉瘤常规检查项目，PET/CT对分期或再分期较传统技术更有优势。

④ 病理学检查：镜下所见典型的瘤细胞大小较一致，小而圆，没有清晰的胞质境界，紧密地聚集在一起的瘤细胞内有时可见典型的或不典型的有丝分裂象，银染色可见网状纤维常围绕大片瘤细胞，形成分叶状的间隔，很少穿插在瘤细胞之间，这是和骨的原发性网织细胞肉瘤（非霍奇金淋巴瘤）的重要鉴别点之一，用组织化学方法，如高碘酸雪夫（PAS）反应，可显示瘤细胞胞质内有大量糖原（在电镜下也已证实），这一点可与网织细胞肉瘤和神经母细胞瘤鉴别。

⑤ 骨髓活检：为应查项目。

⑥ 血清LDH：可作为肿瘤标志物用于预后判断。

（2）必要时选择性检查项目　PET/CT检查、基因检查。

尤因肉瘤具有11号和22号染色体的相互易位t（11，22）或21号和22号染色体相互易位t（21，22）导致EWS基因与FLⅡ基因或ERG基因重排而发病，约86%的尤因肉瘤可检测到有11号和22号染色体的异位；用反转录PCR（RT-PCR），染色体原位杂交（FISH）和DNA分子杂交可检测出大约90%尤因肉瘤有EWS/FLⅡ的融合基因的转录和5%～10%的EWS/ERG的融合基因的转录，这对尤因肉瘤的诊断有重要意义。

① 尤因肉瘤的不良预后因素：发生于身体中轴的，特别是脊柱、骶椎肿瘤体积＞100ml，初诊时有远处转移、LDH升高者预后差。30%～40%患者出现复发，复发者预后差。复发类型与复发时间是重要预后因素，2年后复发、局部复发及仅有肺转移者，预后好于2年内复发和广泛转移者，初治及复发时LDH高者预后差。

② 分期：参见骨肉瘤和软组织肿瘤分期。

二、治疗原则

该疾病恶性程度高，病程短，转移快，采用单纯的手术、放疗、单药化疗，效果均不很理想，绝大多数患者在2年内死亡，5年生存率不超过10%。近年来采用综合疗法。

（一）手术和放疗

尤因肉瘤对放疗极为敏感，因此，放疗是治疗尤因肉瘤的主要措施。一般给小剂量（3000～4000cGy）照射，能使肿瘤迅速缩小，局部疼痛减轻或消失。但单纯放疗远期疗效很差。单纯手术与放疗比较对局限期尤因肉瘤的局部控制在OS、EFS效果无差异，放化疗联合可降低局部复发和远处转移。

（二）化疗

尤因肉瘤化疗方案应包含IFO/CTX、VP-16、ADM类、VCR、放线菌素D等药物，初治患者优先使用VAD（非交替）方案。进行局部治疗前至少化疗12～24周后重新分期，对于治疗有效的患者（包括病情稳定者）可进行：①广泛切除病灶，如切缘阳性，术后予以化疗序贯放疗或放疗和化疗，如切缘阴性术后予以化疗；②放疗后继续化疗；③放疗后广泛切除病灶，术后化疗联合或不联合放疗；④截肢（足部肿瘤），术后化疗，切缘不足者考虑放疗。因本病大多在2年内发生转移，故一般主张化疗需持续2年。目前推荐术后化疗28～49周。对于化疗无效进展者给予局部姑息放疗或手术以控制局部症状，术后化疗或最佳支持治疗。

复发尤因肉瘤的治疗原则如下：大于2年复发可考虑使用初治时方案。局部复发者应考虑再根治手术或放疗控制。

（三）综合治疗模式与适应证

（1）放疗加化疗　主要适用于不能施行手术的患者，包括晚期患者，采用中等量或较大剂量的放疗加药物联合化疗。根据患者的具体情况，放疗和化疗可同时开始或先后应用。

（2）手术切除加中等量放疗加化疗　只要能够将肿瘤切除，则应切除加中等量的放疗加多药联合化疗。目前也有学者主张先进行联合化疗，待肿瘤明显缩小，再施行大块切除，远端再植或用骨移植，以及人工骨、关节修复缺损。术后原肿瘤所在骨放疗3500cGy，再加联合化疗。

（3）手术加放疗或化疗　目前此方法应用比较少，只是对放疗或化疗不能耐受时才采用，且疗效不优于放疗加化疗。

（4）对已播散的治疗　只要全身情况允许，在给予支持疗法的同时，对骨原发灶及转移灶给予放疗加联合化疗。

三、处方

（一）初始治疗、新辅助治疗、辅助治疗方案

▶ **处方一**：长春新碱＋多柔比星/放线菌素D＋环磷酰胺/异环磷酰胺＋依托泊苷交替（VACA/IE）

VACA方案：

| NS | 50ml | | iv d1 |
| 环磷酰胺 | 1200mg/m^2 | | |

| NS | 10ml | | iv（用CTX 0h及4h、8h） |
| 美司钠 | 0.4g/m^2 | | |

| NS | 30ml | | iv d1 |
| 长春新碱 | 1.5mg/m^2（最大2mg） | | |

NS	50ml	iv（避光）d1	
多柔比星	75mg/m²		

或

NS	250ml	iv（避光）d1
放线菌素D	1.25mg/m²	（当ADM总量达375mg/m²时使用放线菌素D替代）

IE方案：

NS	1000ml	iv gtt（3h）d1～5
异环磷酰胺	1800mg/m²	

美司钠　400mg/m²　iv（用IFO 0h、4h、8h）d1～5

NS	500ml	iv gtt（1h）d1～5
依托泊苷	100mg/m²	

说明：本方案21d为1周期，两个方案交替共17周期（49周），第12周时给予局部治疗。有研究表明双周密集给药疗效好于每3周给药。

▶ **处方二**：长春新碱＋多柔比星/放线菌素D＋异环磷酰胺（VAI）

NS	30ml	iv　d1
长春新碱	1.5mg/m²（最大2mg）	

NS	1000ml	iv gtt　d1～3
异环磷酰胺	2000mg/m²	

美司钠　400mg/m²　iv（用IFO 0h、4h、8h）d1～3

NS	500ml	iv gtt（4h，避光）d1～3
多柔比星	30mg/m²	

或

NS	250ml	iv（避光）d1～3
放线菌素D	0.5mg/m²	

说明：本方案21d为1周期。当ADM总量达375mg/m²时使用放线菌素D替代。

▶ **处方三**：长春新碱＋异环磷酰胺＋多柔比星＋依托泊苷（VIDE）

NS	1000ml	iv gtt　d1～3
异环磷酰胺	3000mg/m²	

美司钠　600mg/m²　iv（用IFO 0h、4h、8h）d1～3

NS	500ml	iv gtt（4h，避光）d1～3
多柔比星	20mg/m²	

NS	1000ml	iv gtt（1h）d1～3
依托泊苷	150mg/m²	

NS	30ml	iv d1
长春新碱	1.5mg/m²（最大2mg）	

说明：21d为1周期。

（二）转移性尤因肉瘤一线治疗方案

▷ **处方一**：环磷酰胺＋长春新碱＋多柔比星/放线菌素D（CVA/D）

NS	50ml	iv d1
环磷酰胺	1200mg/m²	

美司钠   0.4g/m² iv（用CTX 0h及4h、8h）

NS	30ml	iv d1
长春新碱	1.5mg/m²（最大2mg）	

NS	100ml	iv gtt（避光）d1
多柔比星	75mg/m²	

或

NS	250ml	iv gtt（避光）d1
放线菌素D	1.25mg/m²	

说明：21d为1周期。

▷ **处方二**：VADRIAC（长春新碱＋多柔比星＋环磷酰胺）

▷ **处方三**：VAI（见初始治疗、新辅助治疗、辅助治疗方案处方二）

▷ **处方四**：VIDE（见初始治疗、新辅助治疗、辅助治疗方案处方三）

（三）二线治疗方案

▷ **处方一**：环磷酰胺＋托泊替康

NS	50ml	iv d1～5
环磷酰胺	250mg/m²	

NS	500ml	iv gtt d1～5
托泊替康	0.75mg/m²	

说明：21d为1周期。

▷ **处方二**：异环磷酰胺＋卡铂＋依托泊苷（ICE）

NS	1000ml	iv gtt（4h）d1～5
异环磷酰胺	1800mg/m²	

美司钠　　400mg　iv（用IFO 0、4、8h）d1 ～ 3

| NS | 500ml | iv gtt　1h　d1 ～ 5 |
| 依托泊苷 | 100mg/m² | |

| 5% GS | 500ml | iv gtt　d1、d2 |
| 卡铂 | 400mg/m² | |

说明：21d 为 1 周期。

▶ **处方三**：替莫唑胺 ± 伊立替康

替莫唑胺　100mg/m²　po　d1 ～ 5

| NS | 100ml | iv gtt　d1 ～ 5、d8 ～ 12 |
| 伊立替康 | 10 ～ 20mg/m² | |

说明：21 ～ 28d 为 1 周期。

伊立替康可与替莫唑胺联合，也可以单用。

▶ **处方四**：异环磷酰胺（大剂量）± 依托泊苷（IE）

| NS | 1000ml | iv gtt　3h　d1 ～ 5 |
| 异环磷酰胺 | 1800mg/m² | |

美司钠　　400mg/m²　iv　用IFO 0h、4h、8h　d1 ～ 5

| NS | 500ml | iv gtt　1h　d1 ～ 5 |
| VP-16 | 100mg/m² | |

说明：21d 为 1 周期。

▶ **处方五**：多西他赛＋吉西他滨

| NS | 500ml | iv gtt　d8 |
| 多西他赛 | 75mg/m² | |

| NS | 100ml | iv gtt（30min）d1、d8 |
| 吉西他滨 | 0.9/m² | |

说明：21d 为 1 周期。

（施纯玫　潘璋驰）

第三节　软组织肉瘤

软组织肉瘤（soft tissue sarcomas，STS）是指起源于除骨和软骨之外的所有中胚层组织一组罕见的异质性大的恶性肿瘤，有超过50种病理学亚型，最常见的类型为多形性未分化肉瘤、胃肠道间质瘤（GIST）、脂肪肉瘤、平滑肌肉瘤、滑膜肉瘤和恶性外周神经鞘瘤等。（GIST见本文相关章节，不在本节讨论）。STS占成人恶性肿瘤1%，但占儿童恶性肿瘤15%，横纹肌肉瘤是儿童最常见软组织恶性肿瘤。STS确切发病原因未明，一些恶性间叶肿瘤发生与基因突变相关，如TP53、APC、RB、NF1/2基因突变，放疗治疗是放射野内软组织肿瘤的高危因素也已被肯定。一般将STS划分为低、中、高级别肿瘤，低级别肿瘤生长较慢，不容易远处转移，而高级别生长较迅速，容易远处转移。近年来，随着对STS研究和认识的不断加深，化学治疗及放射治疗的重要作用日渐受到重视，包括外科、肿瘤内科、放疗科、影像科、病理科专家在内的多学科诊疗越来越受到关注和认可，在STS的诊疗上取得了新的进展。

一、诊断要点

肢体（43%）、躯干（10%）、内脏（19%）、腹膜后（15%）和头颈（9%）是STS最常见的原发部位，常见的转移部位为肺和肝。根据原发部位和转移部位不同可出现相应的症状和体征。

（一）症状及体征

肢体STS早期主要以"无痛性肿块"为最常见的主诉，有时疼痛和压痛可先于肿块的出现。随着肿瘤的增长，症状逐渐加重，这些症状一般由肿瘤侵犯或压迫邻近组织产生。腹膜后STS起源于后腹膜，多数早期没有症状，诊断时往往已形成巨大肿块。临床上较少发生但很重要的肿瘤引起的综合征是低血糖症，常伴发于纤维肉瘤。

根据发生的部位不同可表现为结节、肿块、运动障碍、肢体肿胀等。

（二）检验及检查

（1）常规检查项目 三大常规、生化全套、凝血功能、相关肿瘤标志物（CEA、CYFRA21-1等）、痰脱落细胞学检查、肺功能、腹部彩超（肝及肾上腺）、胸部CT平扫＋增强、头颅MRI、全身骨显像、病理学检查（纤维支气管镜检查并活检、经支气管针吸活检、影像引导下经胸壁粗针活检或细针穿刺活检，需病理组织学、免疫组化、分子生物学检测）。

① X线摄片检查有助于了解软组织肿瘤的范围，透明度以及其与邻近骨质的关系。如边界清晰，常提示为良性肿瘤；如边界清楚并见有钙化，多发生于滑膜肉瘤、横纹肌肉瘤等。

② 超声显像检查具有经济、方便创伤小的优势，可检查肿瘤的体积范围、包膜边界和瘤体内部肿瘤组织的回声，从而区别良性还是恶性。恶性者多体大而边界不清，回声模糊，如横纹肌肉瘤、滑膜肌肉瘤、恶性纤维组织细胞瘤等，还能引导做深部肿瘤的针刺吸取细胞学检查。

③ CT检查对软组织肿瘤的密度和空间分辨力强。

④ MRI检查对于腹膜后软组织肿瘤、盆腔向臀部或大腿根部伸展的肿瘤、腘窝部的肿瘤以及肿瘤对骨质或骨髓侵袭程度的图像更为清晰，是制订治疗计划的很好依据。

⑤ 据统计约10%的初诊病例最终证实并非STS，而约20%初诊病理学亚型分类有误，故所有疑诊为STS的病例都需要具有丰富肉瘤诊断经验的病理学专家的复诊。

⑥ 细胞学检查适用于以下几种情况：a.已破溃的软组织肿瘤，用涂片或刮片的采集方法取得细胞，镜检确诊；b.软组织肉瘤引起的胸腹水，必须用刚取到的新鲜标本，立即离心沉淀浓集，然后涂片；c.穿刺涂片检查适用于瘤体较大、较深而又拟作放疗或化疗的肿瘤，也适用于转移病灶及复发病灶。

⑦ 钳取活检：软组织肿瘤已破溃，细胞学涂片又不能确诊时，可做钳取活检。

⑧ 切取活检：多在手术中采取此法。如较大的肢体肿瘤，需截肢时，在截肢前做切取活检，以便得到确切的病理诊断。肿瘤位于胸、腹或腹膜后时，不能彻底切除，可做切取活检，确诊后采用放疗或化疗。

⑨ 切除活检：适用体积较小的软组织肿瘤，可连同肿瘤周围部分正常组织整块切除做病理学检查。

（2）必要时选择性检查项目　胸水细胞学检查、SPECT、PET/CT、胸腔穿刺、经支气管肺活检术、超声内镜引导活检、导航气管镜、纵隔镜、胸腔镜、开胸肺活检。

（三）分期与分级

软组织肉瘤分期目前主要使用美国癌症联合委员会（AJCC）2017年第8分期系统（表8-4）。

表8-4 软组织肉瘤AJCC分期系统

头颈部软组织肉瘤

原发性肿瘤（T）

T_x　无法评估原发性肿瘤

T_0　无原发性肿瘤迹象

T_1　肿瘤≤2cm

T_2　2cm＜肿瘤≤4cm

T_3　肿瘤＞4cm

T_4　肿瘤侵犯相邻结构

T_{4a}　肿瘤侵犯眼眶、颅底、硬脑膜，中央脏器浸润，面部骨骼受累，或侵犯翼内肌

T_{4b}　肿瘤侵犯脑实质、颈动脉、椎前肌，通过神经分布路径侵犯中枢神经系统

局部淋巴结（N）

N_x　无法评估局部淋巴结

N_0　无局部淋巴结转移

N_1　局部淋巴结转移

远端转移（M）

M_0　无远端转移

M_1　远端转移

病理分级[①]

G_x　不能评估等级

G_1　完全分化，有丝分裂计数和坏死评分2或3分

G_2　完全分化，有丝分裂计数和坏死评分4或5分

G_3　完全分化，有丝分裂计数和坏死评分6分或7分或8分

躯干和四肢软组织肉瘤及腹膜后软组织肉瘤

原发性肿瘤（T）

T_x　无法评估原发性肿瘤

T_0　无原发性肿瘤迹象

T_1　肿瘤最大直径≤5cm

T_2　5cm＜肿瘤最大直径≤10cm

T_3　10cm＜肿瘤最大直径≤15cm

T_4　肿瘤最大直径＞15cm

局部淋巴结（N）

躯干和四肢软组织肉瘤及腹膜后软组织肉瘤

N_0　无局部淋巴结转移或未知

N_1　局部淋巴结转移

M_0　无远端转移

M_1　远端转移

病理分级（FNCLCC）

G_x　不能评估等级

G_1　完全分化，有丝分裂计数和坏死评分2或3分

G_2　完全分化，有丝分裂计数和坏死评分4或5分

G_3　完全分化，有丝分裂计数和坏死评分6或7分或8分

分期

ⅠA	T_1	N_0	M_0	G_1，G_X
ⅠB	$T_{2\sim4}$	N_0	M_0	G_1，G_X
Ⅱ	T_1	N_0	M_0	G_2，G_3
ⅢA	T_2	N_0	M_0	G_2，G_3
ⅢB	$T_{3\sim4}$	N_0	M_0	G_2，G_3
Ⅳ	任何T	N_1	M_0	任何G
Ⅳ	任何T	任何N	M_1	任何G

胸腹腔器官软组织肉瘤

原发性肿瘤（T）

T_x　无法评估原发性肿瘤

T_0　无原发性肿瘤迹象

T_1　肿瘤局限于某一器官

T_2　肿瘤侵犯超出器官

T_{2a}　侵犯浆膜或腹膜脏层

T_{2b}　侵犯超出浆膜层（肠系膜）

T_3　肿瘤侵犯其他器官

T_4　多灶受累

T_{4a}　多灶受累（2个）

T_{4b}　多灶受累（3～5个）

T_{4c}　多灶受累（>5个）

局部淋巴结（N）

N_0　无局部淋巴结转移或未知

胸腹腔器官软组织肉瘤

N₁ 局部淋巴结转移

远端转移（M）

M₀ 无远端转移

M₁ 远端转移

病理分级（FNCLCC）

G$_x$ 不能评估等级

G₁ 完全分化，有丝分裂计数和坏死评分2或3分

G₂ 完全分化，有丝分裂计数和坏死评分4或5分

G₃ 完全分化，有丝分裂计数和坏死评分6或7分或8分

---

① 病理等级积分计算法：FNCLCC等级积分是由三个参数构成——分化程度、有丝分裂相和坏死程度。每个参数得分如下：分化（1～3）、有丝分裂相（1～3）、坏死（0～2）。各项分数相加确定等级积分。

分化积分：

1分 酷似正常成人的肉瘤间质组织（如低级别组织平滑肌肉瘤）

2分 能够确定的肉瘤组织学类型（例如，黏液样/圆细胞肉瘤）

3分 胚胎未分化肉瘤，肉瘤可疑型，软组织滑膜肉瘤、骨肉瘤、尤文肉瘤/原始神经外胚层肿瘤（PNET）

有丝分裂积分：

1分 0～9个分裂相/10个高倍视野

2分 10～19个分裂相/10个高倍视野

3分 ≥20个分裂相/10个高倍视野

坏死程度：

0分 无坏死

1分 <50%坏死

2分 ≥50%坏死。

（四）STS辅助遗传学诊断检测

病理形态学诊断仍是STS诊断的金标准。但几项辅助技术为形态学诊断提供强有力的支持，包括免疫组织化学、传统细胞遗传学、电子显微镜学和分子遗传学检测。分子遗传学检测已成为一项特别有力的辅助测试方式，因为诸多肉瘤类型具有特征性遗传变异，包括单一碱基对置换、缺失、扩大和易位。染色体移位形成的融合基因可作为诊断的特

定指标，有些还可作为预测预后的因素。大多数分子检测采用荧光原位杂交（FISH）方法或聚合酶链反应（PCR）的方式，许多肉瘤都具有特征性的遗传变异。

（五）软组织肿瘤活检原则

可以完整切除的软组织肿瘤，不必进行常规术前活检，而对于无法手术切除或需要术前辅助治疗的病例，应在接受化疗或放疗前通过粗针穿刺、腔镜下穿刺、切取活检等手段明确病理诊断。虽然目前认为活检不会促进肿瘤播散、转移，但不正确的活检途径及操作可能会造成肿瘤的播散。所以活检必须由经验丰富的外科医师或放射科医师来操作。病理诊断应包括组织分级及肿瘤类型。粗针穿刺优于切取活检，有时活检时提供组织较少，有时无法准确分级，应再次穿刺活检。细针穿刺由于取得组织量较少不能提供足够的诊断信息，只能在有经验的医院开展。通过内镜或CT引导下穿刺活检可适用于胸部、腹腔或盆腔部位的活检。

二、治疗原则

软组织肉瘤由于其特殊的生物学特性，近代治疗观点对治疗肉瘤提出更高的要求，应通过各科专家会诊、讨论，发挥各自及整体优势，为患者提供系统、全面合理的治疗方案，尽量减少治疗上的失误。

（一）外科治疗原则

外科手术是大多数软组织肉瘤主要的治疗方法。随着放、化疗等辅助治疗手段的发展，手术切除范围呈现逐渐缩小的趋势。如果外科手术无法完整切除，应先考虑术前放疗或化疗等辅助治疗方法。由于单纯外科切除术后局部复发率较高，可选用术前或术后辅助放化疗来提高局部控制率。在根治性手术时活检部位需连同大体标本一并切除。手术分离必须在肉眼未受肿瘤侵及的层次内进行。恶性程度低的肢体肉瘤或补充广泛切除的手术，不应盲目扩大手术切除范围，减少对肢体功能的影响。重要血管、神经主干只要未受侵犯包绕，都应该尽量保留，术中无水乙醇灭活，术后辅助放化疗等等都可以提高切缘不满意或高分级肉瘤的局部控制率，无须常规进行根治性切除或整个解剖间室的切除。若无法完整切除或可能切缘阳性，需在术中用银夹标记瘤床或易复发部位来指导术后放疗，尤其是腹膜后或腹腔内肉瘤。术后引流管的皮肤开口位置也应选择在靠近手术切口的部位以便于复发后的再次手术或放疗。

随着修复重建技术的进步，术前辅助治疗可让截肢的患者获得最小的功能缺失，保肢手术目前受到广泛推崇。对大多数肉瘤患者，手术应在保证足够局部控制率的同时减少对肢体功能的影响。所有肢体肉瘤患者术后均推荐进行功能恢复评估，条件允许需坚持功能锻炼直到最大限度恢复功能。

肢体肉瘤患者若切缘较近（＜1cm），只要切缘阴性，建议行术后放疗；而切缘阳性的患者，只要重要的神经、血管、骨等结构未受影响，强烈建议行常规补充广泛切除手术，对于多形性未分化肉瘤（恶性纤维组织细胞瘤）、隆凸性皮纤维肉瘤、滑膜肉瘤等恶性程度较高、较易复发的肿瘤，应该常规做补充广泛切除手术，手术应该在原来范围外扩大3cm左右。而一些低度恶性，外缘切缘阴性可观察随访。若残旧肢体对功能有影响建议行截肢手术。

（二）STS放疗原则

放疗可用于STS诊断时的初始治疗，或术前、术后治疗，放疗总剂量取决于周围组织耐受剂量，新的放疗技术，如近距离放疗、术中放疗、调强放疗等已显著改善了STS的疗效。

（1）术前放疗　术前放疗可减少术中肿瘤的播散；术前放疗肿瘤虽然不会退缩变小，但可使肿瘤周围形成假包膜，易于切除，减少术后复发；但术前放疗可能影响伤口愈合，并且术前放疗后需等待3～6周放疗所造成的急性反应消退后才能手术。

（2）术后放疗　可用于低度恶性的STS切缘阳性或怀疑切缘阳性；虽然病灶已切除但随访困难；局部一旦复发需要截肢的情况。但对于中-高度STS切缘阳性或低度恶性的STS术后复发的病例应选择手术治疗。

（三）软组织肉瘤化疗适应证

（1）肢体/躯干Ⅱ、Ⅲ期可切除肿瘤术后化疗。

（2）肢体/躯干Ⅱ、Ⅲ期潜在可切除肿瘤术前、术后化疗。

（3）肢体/躯干Ⅱ、Ⅲ、Ⅳ期不可切除肿瘤放疗前或姑息化疗。

（4）肢体/躯干可切除肿瘤治疗后复发、转移姑息化疗，腹膜后/腹腔内R2切除或无法切除者。

（四）靶向治疗

通过干扰肿瘤生长所必需的特定蛋白而阻滞肿瘤细胞增殖，虽然这些蛋白也可能存在于正常组织，但在肿瘤中多已发生变异或呈过度表达状态。靶向药物既可单药使用也可与化疗联合，除针对个别病种的个别药物外，有时短期疗效并不高，但可维持疾病稳定，临床受益率高，副作用也较化疗轻，耐受性好。

三、处方

（一）STS非特殊病理类型

1.联合方案

▷ **处方一**：多柔比星＋达卡巴嗪（AD）

NS	250ml	
多柔比星	60mg/m²	iv gtt d1
NS	500ml	
达卡巴嗪	750mg/m²	iv gtt d1
q3w		

▷ **处方二**：多柔比星＋异环磷酰胺＋美司钠（AIM）

灭菌注射用水	50ml	
多柔比星	20mg/（m²·d）	iv（持续）d1～3
NS	100ml	
异环磷酰胺	1500mg/m²	iv（2h）d1～4
NS	20ml	
美司钠	300mg/（m²·d）	iv（用IFO同时，4h、8h）d1～4
q3w		

▷ **处方三**：美司钠＋多柔比星＋异环磷酰胺＋达卡巴嗪（MAID）

①灭菌注射用水	50ml	
多柔比星	15mg/（m²·d）	iv（持续）d1～4
NS	100ml	
异环磷酰胺	2000～2500mg/（m²·d）	iv（持续）d1～3

NS	500ml	
达卡巴嗪	250mg/（m² • d）	iv（持续）d1～4
q3w		

②灭菌注射用水	50ml	
多柔比星	20mg/（m² • d）	iv（5～20min）d1～3

NS	100ml	
异环磷酰胺	2500mg/（m² • d）	iv（3h）d1～3

NS	500ml	
达卡巴嗪	300mg/（m² • d）	iv 1h d1～3
q3w		

▶ **处方四**：表柔比星＋异环磷酰胺＋美司钠

①NS	20ml	
表柔比星	60mg/（m² • d）	iv（短时间）d1～2

NS	100ml	
异环磷酰胺	1800mg/m²	iv（1h）d1～5（曾放疗过）

NS	20ml	
美司钠	360mg/（m² • d）	iv（用IFO同时，4h、8h）d1～5
q3w		

②NS	20ml	
表柔比星	60mg/（m² • d）	iv（短时间）d1～2

NS	100ml	
异环磷酰胺	3000mg/m²	iv d1～3（未曾放疗过）

NS	20ml	
美司钠	600mg/(m² • d)	iv（用IFO同时，4h、8h）d1～5
q3w		

▶ **处方五**：吉西他滨＋多西他赛（GT）

①NS	100ml	
吉西他滨	675mg/m²	iv（90min）d1、d8

NS	250ml	
多西他赛	75mg/m²	iv（1h）d8 （曾放疗过）
q3w		

②NS	100ml	
吉西他滨	900mg/m²	iv（90min）d1、d8

NS	250ml	
多西他赛	100mg/m²	iv（1h）d8 （未曾放疗过）
q3w		

▷ **处方六**：吉西他滨＋长春瑞滨（GN）

NS	100ml	iv gtt
吉西他滨	800mg/m²	d1、d8
NS	100ml	iv gtt
长春瑞滨	25mg/m²	d1
q3w		

▷ **处方七**：吉西他滨＋达卡巴嗪

NS	100ml	
吉西他滨	1800mg/m²	iv gtt　d1
NS	500ml	
达卡巴嗪	500mg/m²	d1
q2w		

2.单药方案

▷ **处方一**：多柔比星

灭菌注射用水	50ml	iv gtt
多柔比星	75mg/m²	iv　d1　q3w

▷ **处方二**：异环磷酰胺

NS	100ml	
异环磷酰胺	5000mg/m²	iv gtt（24h）d1　q3w
美司钠	1.0g	iv（用IFO 0h、4h、8h）
或　NS　100ml		
异环磷酰胺	3000mg/m²	iv gtt（4h）d1～3　q3w
美司钠	600mg	iv（用IFO 0h、4h、8h）

▷ **处方三**：表柔比星

NS	250ml	
表柔比星	90mg/m²	iv gtt　d1　q3w

▷ **处方四**：吉西他滨

NS	100ml	
吉西他滨	800～1200mg/m²	iv gtt　d1、d8　q3w

▷ **处方五**：达卡巴嗪

```
NS                      100ml
达卡巴嗪                 200mg/m²        iv gtt   d1 ~ 5   q3 ~ 4w
```

▷ **处方六**：脂质体多柔比星
```
NS                      250ml
脂质体多柔比星           20mg/m²          iv gtt（1h）d1   q2 ~ 4w
```

▷ **处方七**：替莫唑胺
```
替莫唑胺   150mg/m²   po   d1 ~ 7   q2w
```

▷ **处方八**：长春瑞滨
```
NS             100ml       iv gtt   d1、d8、d15、d22、d29、
长春瑞滨       30mg/m²     d36   q8w
```

▷ **处方九**：帕唑帕尼
```
帕唑帕尼   800mg/d   po
```

▷ **处方十**：艾日布林
```
NS             10ml
艾日布林       1.4mg/m²      iv（2 ~ 5min 内）d1、d8   q3w
```

▷ **处方十一**：曲贝替定
```
NS             500ml
曲贝替定       1.2mg/m²      iv gtt（24h）d1   q21d
```

（二）非多形性横纹肌肉瘤

1.联合方案

▷ **处方一**：长春新碱＋更生霉素＋环磷酰胺
```
NS             20ml
长春新碱       1.5mg/m²（最大2mg）    iv   d1、d8、d15,
放线菌素D   1.35mg/m²   iv   d1
NS             100ml
环磷酰胺       2200mg/m²              iv   d1
q3w
```
说明：此方案用于儿童中危患者。

▷ **处方二**：长春新碱＋多柔比星＋环磷酰胺（VDC）
```
NS             250ml
多柔比星       25mg/m²               iv gtt   d1 ~ 3
```

NS	100ml	
环磷酰胺	0.75g/m^2	iv gtt d1

NS	20ml	
长春新碱	1.4mg/m^2（最大2mg）	iv gtt d1

q3w

▶ **处方三**：长春新碱＋多柔比星＋环磷酰胺与异环磷酰胺＋依托泊苷交替（VDC/IE）

VDC：

NS	100ml	
环磷酰胺	500mg/m^2	iv gtt d1～2

NS	20ml	
长春新碱	1.5mg/m^2（最大2mg）	iv d1、d8、d15

NS	250ml	
多柔比星	50mg/m^2	iv gtt d1

IE：

NS	100ml	
异环磷酰胺	1.5mg/m^2	iv gtt d1～5

NS	1000ml	
依托泊苷	100mg/m^2	iv gtt d1～5

说明：此方案用于儿童患者，两个方案交替，每3周重复，4个疗程后手术/放疗，术后再10个疗程，生存率可达70%～85%。

▶ **处方四**：ADM＋IFO＋VCR/CTX＋ADM＋VCR/IFO＋VP-16

A：

NS	250ml	
多柔比星	25mg/m^2	iv gtt d1～3

NS	100ml	
异环磷酰胺	2.5mg/m^2	iv gtt d1～4
美司钠	500mg/m^2	iv（用IFO 0h、4h、8h）

NS	20ml	
长春新碱	1.4mg/m^2（最大2mg）	iv d1

B：

NS	100ml	
环磷酰胺	1200mg/m^2	iv gtt d1

NS	250ml	
多柔比星	75mg/m^2	iv gtt d1
NS	20ml	iv d1
长春新碱	1.4mg/m^2（最大2mg）	
美司钠	300mg/m^2	（用IFO 0h、4h、8h）

C：

NS	100ml	
异环磷酰胺	1.8g/m^2	iv gtt d22～26
NS	1000ml	
依托泊苷	100mg/m^2	iv gtt d22～26

说明：此方案用于成人患者新辅助治疗或辅助化疗，42d为1个疗程，方案A、B均可与C交替。注意毒性反应。

▷ **处方五**：环磷酰胺＋托泊替康

NS	100ml	
环磷酰胺	250mg/m^2	iv gtt d1
NS	250ml	
托泊替康	0.75mg/m^2	iv gtt d1
q3w		

▷ **处方六**：多柔比星＋异环磷酰胺

NS	100ml	
异环磷酰胺	1.8g/m^2	iv gtt d1～5
美司钠	400mg	iv（用IFO 0h、4h、8h）
NS	250ml	
多柔比星	30mg/m^2	iv gtt d1、d2
q3w		

▷ **处方七**：异环磷酰胺＋依托泊苷（IE）

NS	100ml	
异环磷酰胺	1.8g/m^2	iv gtt d1～5
美司钠	400mg	iv（用IFO 0h、4h、8h）
NS	500ml	
依托泊苷	30mg/m^2	iv gtt d1～2
q3w		

▷ **处方八**：伊立替康＋长春新碱

NS	250ml	
伊立替康	20mg/m²	iv gtt d1～5
NS	20ml	
长春新碱	1.5mg/m²	iv gtt
q3w		

▷ **处方九**：卡铂＋依托泊苷

5% GS	500ml	
卡铂	AUC＝5	iv gtt d1
NS	1000ml	
依托泊苷	150mg/m²	iv gtt d1～4
q3w		

▷ **处方十**：长春瑞滨＋低剂量环磷酰胺

环磷酰胺　25mg/m²　po　per　d1～28

NS	100ml	
长春瑞滨	25mg/m²	iv gtt d1、d8、d15

▷ **处方十一**：长春新碱＋伊立替康＋替莫唑胺（用于儿童复发转移患者）

NS	20ml	
长春新碱	1.5mg/m²（最大2mg）	iv d1、d8

替莫唑胺　100mg/m²　po　d1～5

NS	250ml	
伊立替康	15mg/m²	d1～5、d8～12
q3w		

2. 单药方案

▷ **处方一**：多柔比星

NS	250ml	
ADM	30mg/m²	iv gtt d1、d2 q3w

▷ **处方二**：伊立替康

NS	250ml	
伊立替康	15mg/m²	d1～5、d8～12 q3w

▷ **处方三**：托泊替康

NS	250ml	
托泊替康	$2.0 \sim 2.4mg/m^2$	d1 $\sim$ 5 q3w

▷ **处方四**：长春瑞滨

NS	100ml	
NVB	$25mg/m^2$	iv gtt d1、d8 q3w

▷ **处方五**：大剂量甲氨蝶呤（参见骨肉瘤大剂量甲氨蝶呤用法）

▷ **处方六**：曲贝替定

NS	500ml	
曲贝替定	$1.2mg/m^2$	iv gtt（24h）d1 q21d

（三）色素绒毛结节性滑膜炎/腱鞘滑膜巨细胞瘤

▷ **处方**：伊马替尼 v   0.4g   po   qd

（四）血管肉瘤

▷ **处方一**：紫杉醇

NS	250ml	iv gtt
紫杉醇	$80mg/m^2$	d1、d8、d15 q4w

▷ **处方二**：多西紫杉醇

NS	250ml	iv gtt
多西紫杉醇	$70mg/m^2$	d1 q3w

▷ **处方三**：长春瑞滨

NS	100ml	iv gtt
长春瑞滨	$25mg/m^2$	d1、d8 q3w

▷ **处方四**：索拉非尼

索拉非尼   0.4g   po   bid

▷ **处方五**：舒尼替尼

舒尼替尼   37.5mg   po   qd

▷ **处方六**：贝伐组单抗

NS	250ml	
贝伐组单抗	15mg/kg	iv gtt d1 q21d

其余方案同STS非特殊病理类型。

（五）孤立的纤维肉瘤/血管外皮细胞瘤

▶ **处方一**：贝伐组单抗＋替莫唑胺

替莫唑胺　　150mg/m² po d1～7、d15～21

NS	250ml	
贝伐组单抗	5mg/kg	iv gtt d8、d22 q4w

▶ **处方二**：舒尼替尼

舒尼替尼　37.5mg　pov　qd

（六）腺泡型软组织肉瘤

▶ **处方**：舒尼替尼　37.5mg　po　qd

（七）血管周围上皮样肿瘤、复发的血管肌脂瘤、淋巴管平滑肌瘤病（LAM）

▶ **处方一**：西罗莫司

西罗莫司　2mg　po　qd

▶ **处方二**：依维莫司

依维莫司　2.5～7.5mg　po　qd

▶ **处方三**：替西罗莫司（Temsirolimus）

NS	250ml	iv gtt
替西罗莫司	25mg	qw

（八）炎性纤维母细胞肿瘤伴ALK突变

▶ **处方一**：克唑替尼

克唑替尼　200～250mg　po　bid

▶ **处方二**：色瑞替尼

色瑞替尼　50～750mg　po　qd

（九）腹膜后高分化/去分化型脂肪肉瘤

▶ **处方一**：帕布昔利布

帕布昔利布　200mg　po　qd　d1～14　q21d

▶ **处方二**：艾日布林

NS	10ml	
艾日布林	1.4mg/m^2	iv（2～5min内）d1、d8　q3w

（施纯玫　潘璋驰）

▶ 第四节　胃肠道间质瘤

胃肠道间质瘤（gastrointestinal stromal tumors，GIST）是一类起源于胃肠道间叶组织的恶性肿瘤，是最常见的消化道间叶恶性肿瘤。自从 Mazur 等于 1983 年首次提出胃肠道间质瘤（GIST）的概念，对于 GIST 的研究、认识与治疗也不断地深入。GIST 可发生于几乎所有年龄的患者，中位年龄约为 60 岁。男性和女性的发病率大致相同。GIST 最常见的部位依次为胃（60％）、小肠（30％）。GIST 约 95％有CD117（KIT）阳性，仅约 5％患者 PDFGRA 基因突变，很少表达或无表达 CD117。

一、诊断要点

（一）症状及体征

GIST 的主要症状依赖于肿瘤的大小和位置，通常无特异性。常见的症状有胃肠道出血、吞咽不适、吞咽困难、腹痛、包块及胃肠道梗阻等。腹腔播散可出现腹水，恶性 GIST 可有体重减轻、发热等症状。可有腹部包块、腹部膨隆、腹膜刺激征，表现为腹部剧烈疼痛，压痛、反跳痛和肌紧张，严重时拒按，板状腹，移动性浊音。

（二）检验及检查

（1）常规检查项目　三大常规、生化全套、凝血功能、胸部 CT 平扫、消化内镜及超声消化内镜检查、X 线钡餐检查、CT 检查、病理学检查。

① 消化内镜及超声消化内镜检查：对于胃及结肠GIST，消化内镜可帮助明确肿瘤部位及大小。超声内镜对于胃外生性肿瘤可协助诊断，协诊GIST位置、大小、起源、局部浸润状况、转移等。部分患者可获得病理学诊断。超声内镜对于GIST的诊治起着十分重要的作用，必要时还能行超声内镜引导下穿刺活检术，对于超声内镜检查具有高风险者需考虑外科手术治疗，而对于无高风险者，需6～12个月复查一次。超声内镜高危因素包括：边界不规则、囊性空间、溃疡、高回声与异质性。

② CT检查：CT平扫发现肿瘤多呈圆形或类圆形，少数呈不规则形。良性肿瘤多小于5cm，密度均匀，边缘锐利，极少侵犯邻近器官，可以有钙化表现。恶性肿瘤多大于6cm，边界不清，与邻近器官粘连，可呈分叶状，密度不均匀，中央极易出现坏死、囊变和出血，肿瘤可出现高、低密度混杂，钙化很少见。增强CT可见均匀等密度者多呈均匀中度或明显强化，螺旋CT尤以静脉期显示明显。这种强化方式多见于低度恶性胃肠道间质瘤，坏死、囊变者常表现肿瘤周边强化明显。CT消化道三维重建对于肿瘤可协助诊断，协诊GIST位置、大小、局部浸润状况、转移等。

③ X线钡餐检查：X线钡餐示边缘整齐、圆形充盈缺损，中央可有"脐样"溃疡龛影，或表现为受压、移位。肠系膜上动脉DSA对于小肠GIST诊断、肿瘤定位具有重要意义。

④ 病理学检查：病理为诊断GIST的金标准，在大体标本中，胃肠道间质瘤直径从1～2cm到大于20cm不等，呈局限性生长，大多数肿瘤没有完整的包膜，偶尔可以看到假包膜，体积大的肿瘤可以伴随囊性变、坏死和局灶性出血，穿刺后肿瘤破裂，也可以穿透黏膜形成溃疡。肿瘤多位于胃肠黏膜下层（60%）、浆膜下层（30%）和肌壁层（10%）。境界清楚，向腔内生长者多呈息肉样肿块常伴发溃疡形成，向浆膜外生长形成浆膜下肿块。临床上消化道出血与触及肿块是常见病征。位于腹腔内的间质瘤，肿块体积常较大。肿瘤大体形态呈结节状或分叶状，切面呈灰白色、红色，均匀一致，质地硬韧，黏膜面溃疡形成，可见出血、坏死、黏液变及囊性变。

显微镜下特点，70%的胃肠道间质肿瘤呈现梭形细胞，20%为上皮样细胞，包括梭形/上皮样细胞混合型和类癌瘤/副神经节型，目前学术界公认非梭形/上皮样细胞的细胞学形态可基本排除胃肠道间质肿瘤的诊断。胃肠道间质肿瘤的免疫组织化学的诊断特征是细胞表面抗原CD117（KIT蛋白）阳性，CD117在胃肠道间质肿瘤的细胞表面和细胞浆内广泛表达，而在所有非胃肠道间质肿瘤的肿瘤细胞内均不表达，CD117的高灵敏性和特异性使得它一直是胃肠道间质肿瘤的确诊指标。CD34是一种跨膜糖蛋白，存在于内皮细胞和骨髓造血干细胞上，它在间叶性肿瘤的表达有一定意义，CD34在60%～70%的胃肠道间质肿瘤中阳性，但由于它可在多种肿瘤中表达，仅对胃肠道间质肿瘤有轻度的特异性，平滑肌肌动蛋白（SMA）、结蛋白（典型肌肉的中间丝蛋白）及S-100（神经标志物）一般阳性率分别是30%～40%、1%～2%（仅见于局部细胞）及5%，均没有诊断的特异性。

GIST活检原则：GIST瘤体质地较软，不适当的术前活检可致肿瘤种植播散和出血。手术前活检应遵循以下原则：①大多数原发性GIST能完整切除，不推荐手术前常规活检；②需要联合多脏器切除者可行术前活检；③计划甲磺酸伊马替尼治疗之前推荐活检；④经皮穿刺可适用于肿瘤播散、复发患者活检；⑤初发疑似GIST，术前如需明确性质（如排除淋巴瘤），首选内镜超声穿刺活检；⑥直肠和盆腔肿物如需术前活检，推荐经直肠前壁穿刺活检。

（2）必要时选择性检查项目　MRI检查、PET/CT检查、基因检查。

① PET/CT检查：CT、MRI等影像学方法只是评估肿瘤的大小、肿瘤的密度以及肿瘤内的血管分布，不能反映肿瘤的代谢情况，用18氟脱氧葡萄糖的PET检查可以弥补以上物理学检查的不足，它的原理是胃肠道间质肿瘤是一种高代谢的肿瘤，利用肿瘤内强烈的糖酵解反应摄取高密度的18氟脱氧葡萄糖跟踪显影，对早期转移或者复发比CT敏感，并且在评估肿瘤对化疗药物的反应时明显优于其他物理学检查方法，PET与CT联合扫描方能同时评估肿瘤的解剖和代谢情况，对肿瘤的分期以及治疗效果的评估优于CT，也为其他实体肿瘤分子靶向治疗的疗效判断提供了一个参考。PET/CT扫描是目前评估药物疗效

最敏感的方法，在药物治疗的1个月甚至24h内，即可观察到药物的疗效，同时对于影像学发现的"不确定"病灶，PET/CT扫描有助于进行定性。

② 基因检查：5%～7%的胃肠道间质肿瘤中CD117表达是阴性的，此时胃肠道间质肿瘤的诊断要依靠基因突变类型检测，80%以上的胃肠道间质肿瘤的基因突变类型是KIT或者PDGFRA的突变，这些突变在肿瘤形成的早期就能检测到，已经发现的KIT的突变类型有4种：外显子9（10.3%）、外显子11（87.2%）、外显子13（2.1%）、外显子17（0.4%）；PDGFR的突变发生在没有KIT突变的肿瘤中，有三种突变类型：外显子12（3%）、外显子14（<1%）、外显子18（97%）。基因突变的检测可以进一步地明确诊断CD117阴性的患者，如诊断家族性胃肠道间质肿瘤、评价小儿胃肠道间质肿瘤、指导化疗、预测化疗的效果等，基因突变的监测在胃肠道间质肿瘤的诊治过程中都是势在必行。

（三）TNM分期（AJCC第八版2016年）

见表8-5。

表8-5　TNM分期

T：原发肿瘤
T_x：原发肿瘤无法评估
T_0：无原发肿瘤的证据
T_1：肿瘤最大直径≤2cm
T_2：肿瘤最大直径>2cm，但≤5cm
T_3：肿瘤最大直径>5cm，但≤10cm
T_4：肿瘤最大直径>10cm
N：区域淋巴结
1.
N_x：区域淋巴结转移无法确定
N_0：无区域淋巴结转移
N_1：有区域淋巴结转移
M：远处转移
M_0：无远处转移

M：远处转移

　M₁：有远处转移

G：组织学分级

GIST分期取决于有丝分裂率

低有丝分裂率：$\leq 5/5mm^2$ 或 $\leq 5/50hpf$

高有丝分裂率：$> 5/5mm^2$ 或 $> 5/50hpf$

解剖分期与危险性分组				
胃 GIST（也适用于网膜 GIST）				
Ⅰ A 期	T_1 或 T_2	N_0	M_0	低危
Ⅰ B 期	T_3	N_0	M_0	低危
Ⅱ期	T_1	N_0	M_0	高危
	T_2	N_0	M_0	高危
	T_4	N_0	M_0	低危
ⅢA 期	T_3	N_0	M_0	高危
ⅢB 期	T_4	N_0	M_0	高危
Ⅳ期	任何 T	N_1	M_0	任何危险级别
	任何 T	任何 N	M_1	任何危险级别
小肠 GIST（适用于食管、结直肠、肠系膜和腹膜 GIST）				
Ⅰ期	T_1 或 T_2	N_0	M_0	低危
Ⅱ期	T_3	N_0	M_0	低危
ⅢA 期	T_1	N_0	M_0	高危
	T_4	N_0	M_0	低危
ⅢB 期	T_2	N_0	M_0	高危
	T_3	N_0	M_0	高危
	T_4	N_0	M_0	高危
Ⅳ期	任何 T	N_1	M_0	任何危险级别
	任何 T	任何 N	M_1	任何危险级别

注：N_x 在 GIST 中区域淋巴结受累较少见，所以当临床诊断与病理诊断都未发现淋巴结受累时应用 N_0 代替 N_x 或 pN_x。

二、治疗原则

（一）手术治疗

GIST 的体积大小不同，手术方式也不同，但应遵循如下原则：①手术探查时注意肝和腹腔等部位是否存在转移；②GIST 很少出现淋巴结转移，故手术时无需进行区域淋巴结清扫；③手术时应避免肿瘤的破溃，一旦肿瘤破溃，基本上将散落种植于术区，成为日后复发的根源。较小的胃部病灶可行局部切除或行楔形切除，切缘距肿瘤边缘应超过2cm以上。若肿瘤侵犯了大部分胃，则需行正规的胃大部切除术或全胃切除术。小肠间质瘤的恶性程度比胃间质瘤高，切除范围要根据肿瘤的大小、有无坏死决定，肿瘤＞3cm时就应该按照"癌"来进行根治，仅仅当肿瘤＜3cm时，才考虑进行局部或楔形切除。

（二）药物治疗

经过不断的研究，GIST已被证实对常规的化疗药物耐药，但因大多数GIST患者的KIT激活，酪氨酸激酶抑制剂联合外科治疗已经成为GIST的初始治疗模式。目前批准有效的药物有甲磺酸伊马替尼、苹果酸舒尼替尼、瑞格菲尼等。

三、处方

▶ **处方一**：伊马替尼　400mg　po　qd

说明：a.伊马替尼（Imatinib，格列卫，Glivec）可用于潜在可切除GIST术前治疗（术前治疗）、术后辅助治疗，GIST R0切除后复发风险为中、高危患者或R1、R2切除术后治疗及无法切除或转移性GIST应行伊马替尼治疗。

b.伊马替尼起始剂量一般为400mg，每日一次，宜进食时服用，且服药时应多饮水。服药期间还应注意低脂饮食以及使用时以大量温水送服。对于KIT外显子9突变者如可耐受，剂量可提高至800mg/d，国内患者往往无法耐受如此剂量，推荐600mg/d。疾病进展者，优先考虑伊马替尼改为600mg/d，或换用舒尼替尼治疗。

c.中国专家共识推荐中危患者辅助治疗用药时间为1年，高危患者至少3年。

d.甲磺酸伊马替尼治疗的耐受性良好，常见不良反应包括：水肿、恶心、腹痛、肌肉或骨骼疼痛、血小板减少、乏力、皮疹等，多为轻到中度，经对症处理大多可以缓解。

e.需要暂停伊马替尼的情况为：ⅰ胆红素高于3倍正常上限或转氨酶高于5倍正常上限；ⅱ中性粒细胞计数小于1.0×10^9/L和（或）血小

板小于$50×10^9$/L。出现以上暂停用药情况后需待胆红素降低至1.5倍正常上限以内、转氨酶降低至2.5倍正常上限以内，中性粒细胞计数大于$1.5×10^9$/L、血小板大于$75×10^9$/L后方可继续使用伊马替尼治疗。

f.本药3～4级不良反应发生率约为5%。因不良反应而中断甲磺酸伊马替尼治疗的发生率小于4%。如需要减量，每日推荐剂量不低于300mg/d。

g.患者在正确的剂量下坚持甲磺酸伊马替尼是确保疗效的关键。因此应积极地处理不良反应，缓解后应尽早恢复常规剂量甲磺酸伊马替尼治疗，因为中断治疗会导致疾病进展。

▶ **处方二**：舒尼替尼　50mg　po　qd

说明：a.舒尼替尼（Sunitinib，索坦，Sutent）用于GIST复发进展后的二线治疗，或伊马替尼不能耐受的GIST治疗，起始剂量为50mg，每日一次，服药4周，停药2周，或37.5mg，每日一次，与食物同服或不同服均可。

b.由于舒尼替尼受CYP3A4影响，因此同时服用CYP3A4抑制剂药物时舒尼替尼应减量为37.5mg/d，而使用CYP3A4诱导剂类药，初始使用50mg/d治疗者舒尼替尼应增量至87.5mg/d，以12.5mg/次的幅度增量或减量；初始37.5mg/d治疗者，舒尼替尼应增量至87.5mg/d。

c.苹果酸舒尼替尼治疗过程中可能会出现一些特殊的不良反应，如手足综合征、甲状腺功能减退、乏力、高血压、粒细胞减少、血小板减少，在服药中应注意监测。特别是那些有心脏病史和存在心血管高危因素的患者，应该密切监测血压情况以及左心室射血分数，及时处理不良反应。

▶ **处方三**：瑞格菲尼　160mg　po　qd

说明：a.瑞格菲尼与舒尼替尼类似受CYP3A4影响，使用瑞格菲尼时应尽量避免或减少CYP3A4诱导剂或抑制剂的使用。

b.瑞格菲尼的使用剂量为160mg，每日一次，服药3周，停药1周。

c.以下情况出现时应注意暂停瑞格菲尼的使用：复发的2度手足综合征或经减量治疗7d无好转的3度手足综合征，中断最小量治疗至少7d无好转的3度手足综合征。

d.以下情况出现时应减量至120mg/d：ⅰ.首次发生的2度手足综合征；ⅱ.任何3～4度不良反应的恢复期；ⅲ.3度ALT、AST升高（除非此时用药带来的获益大于肝功能毒副作用的风险）。

e.以下情况应减量至80mg：ⅰ.使用120mg治疗时发生2度手足综合征；ⅱ.使用120mg治疗发生的3～4度毒副作用回复后（肝脏毒性反应除外）。

f.以下情况应停用瑞格菲尼：ⅰ使用80mg治疗仍不能耐受；ⅱ发生ALT或AST升高超过20倍正常上限；ⅲ发生ALT或AST升高超过3倍正常上限并且胆红素超过2倍正常上限；ⅳ减量至120mg后仍发生ALT或AST升高超过5倍正常上限；ⅴ发生任何4度不良反应（除非评估带来的获益大于风险）。

g.瑞格菲尼应于餐中口服，要求低脂饮食。

（施纯玫　潘璋驰）

CHAPTER **9**

第九章

皮肤恶性肿瘤

皮肤肿瘤是人类常见的肿瘤类型之一。从来源上包括上皮细胞来源的肿瘤、黑色素细胞来源的肿瘤、皮肤附属器官来源的肿瘤、皮肤淋巴造血组织来源的肿瘤、皮肤软组织来源的肿瘤和皮肤神经系统来源的肿瘤等；从性质上包括良性肿瘤、交界性肿瘤和恶性肿瘤。一般把原发于皮肤的上皮来源的恶性肿瘤称为皮肤癌，主要包括基底细胞癌（BCC）和鳞状细胞癌（SCC），属于最常见的皮肤肿瘤类型。另一类最常见的恶性皮肤肿瘤为黑色素瘤，皮肤黑色素瘤预后明显差于基底细胞癌和鳞状细胞癌，一般更容易出现淋巴和血行转移。

第一节 基底细胞癌

一、诊断要点

（一）症状与体征

（1）好发部位 好发于暴露于日光照射的部位，如头颈部、颜面部、头皮、四肢等，其中头颈部是最常发生的部位，约占所有基底细胞癌的80%。

（2）临床表现 常为丘疹或结节，伴有毛细血管扩张，可伴有糜烂或溃疡，有时可呈现为白色或与皮肤同色的瘢痕样病变。

（二）辅助检查

（1）一般检查　原发病变、受累部位和区域淋巴结的视诊和触诊是初步诊断和分期的常用方法。

（2）影像学检查　对于固定于筋膜、肌肉和骨骼的病变，必要时可针对相邻骨结构行MR检查。针对复发转移患者，也需行影像学检查。

（3）病理学检查　病灶活检行病理学检查是最直接的诊断方法，配合免疫组织化学染色更有助于基底细胞癌的鉴别诊断。

（三）分期

1.原发肿瘤（T）分期

T_x：原发肿瘤无法评估。

T_0：无原发肿瘤的证据。

Tis：原位癌。

T_1：肿瘤最大径≤2cm，并存在的高危因素＜2个。

T_2：肿瘤最大径＞2cm，或存在的高危因素≥2个。

T_3：肿瘤侵犯上颌骨、下颌骨、眼眶、颞骨。

T_4：肿瘤侵犯骨骼或颅底神经。

注：原发肿瘤T分期中定义的高危因素包括以下方面。

浸润深度：深度＞2mm；Clark侵犯深度≥Ⅳ（穿透真皮网状层）；周围神经浸润。

解剖部位：原发于耳部；原发于嘴唇。

分化程度：低分化或未分化。

2.淋巴结转移（N）分期

N_x：区域淋巴结无法评估。

N_0：无区域淋巴结转移。

N_1：同侧单个淋巴结转移，并且最大径≤3cm。

N_2：同侧单个淋巴结转移，但最大径＞3cm且≤6cm（N_{2a}）；或者同侧多发淋巴结转移，且最大径≤6cm（N_{2b}）；或者对侧或双侧淋巴结转移，且最大径≤6cm（N_{2c}）。

N_3：转移淋巴结最大径＞6cm。

3.远处转移（M）分期

M_x：远处转移无法评估。

M_0：无远处转移。

M_1：远处转移。

4.病理分化程度（G）

Gx：分化无法评估。

G_1：高分化。

G_2：中分化。

G_3：低分化。

G_4：未分化。

5.TNM分期（表9-1）

表9-1　基底细胞癌TNM分期

分期	T	N	M
0期	T_{is}	N_0	M_0
I期	T_1	N_0	M_0
II期	T_2	N_0	M_0
III期	T_3	N_0	M_0
	$T_{1\sim3}$	N_1	M_0
IV期	T_4	任何N	M_0
	任何T	N_2、N_3	M_0
	任何T	任何N	M_1

二、治疗原则

基底细胞癌的治疗原则是根治肿瘤，并尽可能保留功能。大部分基底细胞癌采取局部毁损或者手术切除，这些治疗多数在门诊就可以实施。对于没有手术指征的肿瘤，可以采取局部放射治疗或者光动力治疗。

1.局部药物治疗

部分基底细胞癌经局部治疗就可以达到完全缓解，可以使患者避免手术切除。目前常用的局部治疗药物有氟尿嘧啶和咪喹莫特,主要用于浅表型基底细胞癌。5%的氟尿嘧啶溶液或霜剂型局部治疗,每日2次;或咪喹莫特乳剂局部使用,每日1次,每周连用5天,共治疗6周。局部治疗手段的深度有限,所以不推荐用于其他亚型的肿瘤。

2.外科治疗

对于较小的肿瘤,手术安全切除边缘4mm以上即可,但对于较大的肿瘤或者侵袭性更高的亚型,手术切缘需要超过10mm。一旦发现切缘不净,建议再次行手术切除,如果难以再次手术,可行术后放疗。

3.毁损性治疗

液氮冷冻疗法是针对表浅型和结节型基底细胞癌的一种局部毁损性治疗,对于不愿或不能接受手术者可作为替代选择。

4.其他治疗手段

放射治疗适用于不愿或不能手术治疗的患者,对于切缘不净或者神经受侵的患者也建议行术后放疗。光动力治疗亦可用于基底细胞癌的治疗。局部使用的光敏剂被高度增殖的肿瘤组织吸收后,在特殊波长的光动力下被激活,从而达到杀灭肿瘤细胞的目的。

5.转移性基底细胞癌

基底细胞癌的转移发生率极低,最常见的转移部位是区域淋巴结,其次是骨、肺和肝等。对于转移性基底细胞癌,需接受全身化疗。有效的化疗药物包括顺铂、多柔比星、环磷酰胺等。化疗方案主要为含铂的联合化疗方案,可联合顺铂的药物有环磷酰胺、长春碱、多柔比星和紫杉醇等。

▷ 第二节　鳞状细胞癌

一、诊断要点

1.症状与体征

(1) 好发部位　多数发生于日光直接照射部位,其中81%位于头颈部，主要累及前额、面部、耳朵、头皮、颈部、手背，下唇朱红色区域是另一常见部位。也可发生于任何皮肤和黏膜或者皮肤黏膜连接处。

（2）临床表现　原位鳞状细胞癌多表现为边界清楚的鳞状红斑。浸润性鳞状细胞癌通常表现为质韧、隆起的角化型丘疹，往往皮肤有日光晒伤史，有时中央存在过度角化或存在溃疡、硬痂。随着疾病进展，病灶可以变软、麻木或疼痛，提示可能存在神经侵犯。

2.辅助检查

（1）诊断依据　视诊和触诊是初诊的主要手段，确诊需依据穿刺活检或刮取活检的病理学检查。

（2）影像学检查　鳞状细胞癌转移的风险高于基底细胞癌，因此患者需行区域淋巴结的超声检查、CT扫描、MRI或PET成像等，必要时甚至需行前哨淋巴结活检。

3.分期

分期同样基于AJCC的TNM分期系统。具体分期方法和原则参照皮肤基底细胞癌。

二、治疗原则

鳞状细胞癌的治疗取决于疾病分期和转移风险。对于低危病灶，可采用局部毁损性治疗。局部药物治疗存在较高的复发或转移的风险，目前很少使用。而对于高危病灶，通常需要外科手术切除，必要时高危肿瘤的治疗还包括前哨淋巴结活检和放射治疗。转移性病变治疗较为困难，并且预后较差，甚至可能危及生命，因此，首次治疗应该达到根治性的目的。

1.毁损性治疗

冷冻治疗适用于原位鳞状细胞癌，也可用于不能接受手术治疗的浸润性鳞状细胞癌。电灼和刮除术常用于原位鳞状细胞癌和部分位于躯体部位的低危浸润性鳞状细胞癌。但这两种治疗并不适合一些特殊部位的肿瘤，如眼睑、外阴、嘴唇、耳朵等部位。

2.手术治疗

手术切除是鳞状细胞癌首选治疗方法。对于低危患者，推荐4mm

的手术安全切缘；对于高危患者，则需保证6mm的安全手术切缘，同时还需要进行前哨淋巴结活检。首次治疗力求根治性切除，若术后发现切缘不净，建议再次手术切除争取根治或者局部加用放射治疗。

3.其他治疗手段

当怀疑手术切除的切缘不净或者存在周期神经、周围血管浸润时，需要术后采取放射治疗。对于伴随淋巴结转移的皮肤鳞状细胞癌，放疗也可作为术后辅助治疗手段。

4.转移性癌

主要依靠全身化疗。但单纯化疗很难获得根治，全身化疗仅仅作为一种综合治疗手段，通常需要联合放疗等其他治疗。目前常用的化疗药物包括顺铂、卡铂、紫杉醇、多西他赛、氟尿嘧啶、甲氨蝶呤。另外α-干扰素和视黄素在转移性鳞状细胞癌的综合治疗中也有一定作用。

第三节　黑色素瘤

一、诊断要点

（一）症状与体征

（1）好发部位　90%发生于皮肤，多发生于足底、小腿、指（趾）间、手掌、指甲下、甲沟、头皮、颈部和外阴部等，少数发生于皮肤以外的部位，如直肠、肛门、食管和眼内。

（2）临床表现　早期为棕色或黑色小点，颜色逐渐加深和瘤体逐渐增大，表面隆起不规则，周边呈锯齿状，瘤体边界不清，易破溃、出血。此后在瘤体周围可出现卫星结节、局部淋巴结转移和血行播散。

（二）辅助检查

（1）病理学检查　病灶活检行病理学检查是最直接的诊断方法，配合免疫组织化学染色，若HMB-45阳性，可以诊断。

（2）影像学检查 包括胸腹部CT，必要时行骨骼ECT检查，以了解其他器官有无转移。原发病变在皮肤以外者还应根据其部位做相应检查。

（三）分期

1. 原发肿瘤（T）分期

pT_x：原发肿瘤无法评估。

pT_0：无原发肿瘤的证据。

$pTis$：原位黑色素瘤（Clark Ⅰ级）、肿瘤侵犯表皮。

pT_1：肿瘤厚度≤0.75cm，侵犯真皮乳头层（Clark Ⅱ级）。

pT_2：肿瘤厚度在0.75～1.5cm和（或）侵犯乳头层和网状层的交界处（Clark Ⅲ级）。

pT_3：肿瘤厚度在1.5～4cm和（或）侵犯网状层（Clark Ⅳ级）。

pT_{3a}：肿瘤厚度在1.5～3cm。

pT_{3b}：肿瘤厚度在3～4cm。

pT_4：肿瘤厚度＞4cm和（或）侵犯皮下组织（Clark Ⅴ级）和（或）在原发肿瘤周围2cm内有卫星病灶。

pT_{4a}：肿瘤厚度＞4cm和（或）侵犯皮下组织。

pT_{4b}：在原发肿瘤周围2cm内有卫星病灶。

2. 淋巴结转移（N）分期

N_x：区域淋巴结无法评估。

N_0：无区域淋巴转移。

N_1：有区域淋巴结转移，直径≤3cm。

N_2：有区域淋巴结转移，直径＞3cm和（或）原发肿瘤与区域淋巴结间有转移结节。

N_{2a}：区域淋巴结转移，直径＞3cm。

N_{2b}：原发肿瘤与区域淋巴间有转移结节。

注：原发肿瘤与区域淋巴间有转移是指在原发肿瘤周围2cm以外，但未超越区域淋巴结的皮肤或皮下组织的转移。

3. 远处转移（M）分期

M_x：远处转移无法评估。

M_0：无远处转移。

M_1：远处转移。

M_{1a}：有皮肤或皮下组织转移，或区域淋巴结以外的其他淋巴结转移。

M_{1b}：内脏转移。

4.TNM分期（表9-2）

表9-2　黑色素瘤TNM分期

分期	T	N	M
I期	$pT_{1\sim 2}$	N_0	M_0
II期	pT_3	N_0	M_0
III期	pT_4	N_0	M_0
	任何pT	$N_{1,2}$	M_0
IV期	任何T	任何N	M_1

二、治疗原则

黑色素瘤恶性程度高，易于转移，任何刺激均可促进肿瘤播散。因此，当疑为恶性时，一般不要直接在肿瘤部位切取活检和肿瘤局部刮除术，需要活检时应做规范性活检手术，将病灶连同周围0.5～1cm的正常皮肤和皮下脂肪整块切除，做病理学检查。如确诊为黑色素瘤，根据病理学检查肿瘤侵犯深度，再决定是否需要再补做广泛切除，此手术应尽快进行。

原位癌：切除范围应距离肿瘤边缘0.5～1cm，不做淋巴结清扫，不做化疗。

I期：T_1切除距肿瘤边缘1cm，T_2距肿瘤1.5～2cm，不做淋巴结清扫，化疗和生物治疗。

II期：T_3距肿瘤3cm，不做或预防性淋巴结清扫，做化疗和生物治疗。

III期：距肿瘤3～5cm以上，做根治性淋巴结清扫和化疗，N_1、N_2切除距肿瘤5cm以上，做根治性淋巴结清扫，做化疗和生物治疗。

IV期：以生物化疗为主的综合治疗，对单发转移灶可做姑息性切除，或做减症手术。

三、处方

▷ **处方一**："干扰素"方案 适用于术后辅助化疗。

干扰素 α-2b　　300 万 UHd1
干扰素 α-2b　　600 万 UHd2
干扰素 α-2b　　900 万 UHd3

| NS | 250ml | iv gtt（从 d4 起 qd） |
| 干扰素 α-2b | 1500 万 U/m^2 | 5d/ 周×4 周 |

干扰素 α-2b　900 万 U H　tiw×48 周

　　说明：a. 干扰素治疗可能出现寒战、发热等副作用，可于用药前 30～60min 服用吲哚美辛 25mg。

　　b. 完成 4 周的静脉使用干扰素后开始行干扰素每周 3 次的皮下注射，共 11 个月。

▷ **处方二**：达卡巴嗪方案适用于姑息化疗。

| GS | 250ml | iv gtt（避光） |
| 达卡巴嗪 | 1000mg/m^2 | d1 |

每 3 周重复

▷ **处方三**：紫杉醇＋卡铂（TC）方案适用于姑息化疗。

| NS 或 5% GS | 500ml | iv gtt　d1 |
| 紫杉醇 | 175mg/m^2 | |

| 5% GS | 500ml | iv gtt　d1 |
| 卡铂 | AUC = 7.5 | |

每 3 周重复

　　说明：a. 紫杉醇常出现过敏反应，用药之前应予地塞米松、异丙嗪、西咪替丁等预处理，滴注时间至少 3～4h，先慢后快，滴注过程中予以心电监护。

　　b. 紫杉醇的过敏反应一般发生在最初的几分钟内，如果发生严重过敏反应，如血压下降超过 20mmHg，支气管痉挛或全身皮疹/红斑，则需立即停止滴注并进行对症治疗。

　　c. 紫杉醇类单用或与铂类联合化疗可作为替莫唑胺或达卡巴嗪失败后的二线治疗。

▷ **处方四**：达卡巴嗪＋重组人血管内皮抑制素（恩度）方案适用于姑

息化疗。

GS	250ml		iv gtt	d1～5
达卡巴嗪	250mg/m²			

NS		250ml	iv gtt	d1～14
重组人血管内皮抑制素（恩度）		7.5mg/m²		

每3周重复

说明：达卡巴嗪对光和热极不稳定，遇光、遇热易变红，在水中不稳定，放置后溶液变浅红色，应在配制后2h内输完。重组人血管内皮抑制素只能用NS稀释，应滴注3～4h。

（林梦心　钟东塔）

CHAPTER **10**

第十章 >>>

泌尿系统肿瘤

> **第一节** **肾癌**

肾癌是起源于肾实质泌尿小管上皮系统的恶性肿瘤，学术名词全称为肾细胞癌，又称肾腺癌，简称为肾癌，是最常见的肾实质恶性肿瘤，占原发性肾恶性肿瘤的85％左右。肾癌的组织病理类型多种多样，包括起源于泌尿小管不同部位的各种肾细胞癌亚型，但不包括来源于肾间质的肿瘤和肾盂肿瘤，其中肾透明细胞癌是主要的病例类型。由于早期肾癌缺乏特异性临床表现，确诊时许多患者已属晚期。随着平均寿命延长和医学影像学的进步，肾癌的发病率比前增加，临床上并无明显症状而在体检时偶然发现的肾癌日渐增多，可达50％～70％。

一、诊断要点

（一）症状与体征

肾癌患者的主诉和临床表现多变，容易误诊为其他疾病。肾位置隐蔽，与外界主要的联系是尿，因此血尿是发现肾癌最常见的病状，但血尿的出现必须在肿瘤侵入肾盂后方才有可能，因此已不是早期病状。多年来，把血尿、疼痛和肿块称为肾癌的"三联征"，大多数患者就诊时已具有1～2个病状，三联征俱全者占不到10％，很少有可能治愈。

（1）血尿　血尿常为无痛性间歇发作，肉眼可见全程血尿，间歇期随病变发展而缩短。肾癌出血多时可能伴肾绞痛，常因血块通过输尿管引起。肾癌血尿的血块可能因通过输尿管形成条状。血尿的程度与肾癌体积大小无关。肾癌有时可表现为持久的镜下血尿。

（2）腰痛　腰痛为肾癌另一相对常见症状，多数为钝痛，局限在腰部，疼痛常因肿块增长充胀肾包膜引起，血块通过输尿管亦可引起腰痛已如前述。肿瘤侵犯周围脏器和腰肌时疼痛较重且为持续性。

（3）肿块　肿块亦为相对常见症状，肾癌患者就诊时可发现肿大的肾。肾位置较隐蔽，肾癌在达到相当大体积以前，肿块很难发现。一般腹部摸到肿块已是晚期症状。

（4）疼痛　疼痛约见于为数不多的病例，亦是晚期症状，系肾包膜或肾盂为逐渐长大的肿瘤所牵扯，或由于肿瘤侵犯压迫腹后壁结缔组织、肌肉、腰椎或腰神经所致的患侧腰部持久性疼痛。

（5）其他症状　不明原因的发热，或刚发觉时已转移，有乏力、体重减轻、食欲缺乏、贫血、咳嗽和咯血等肺部症状。另外，肾腺癌的作用是由肿瘤内分泌活动而引起的，包括红细胞增多症、高血压、低血压、高钙血症、发热综合征。虽然这些全身性、中毒性和内分泌的作用是非特殊性的，但约30%的患者首先有许多混合的表现。因而是有价值的线索，这种发现考虑为肿瘤的系统作用。

（二）辅助检查

三大常规、生化全套、凝血功能、相关肿瘤标志物（CEA等）、尿找瘤细胞、肺功能、腹部彩超、肺部CT平扫、腹部CT/MRI平扫＋增强、全身骨显像等。

1.常规检查项目

（1）一般检查　血尿是重要的症状，红细胞增多症多发生于3%～4%；亦可发生进行性贫血。双侧肾肿瘤，总肾功能通常没有变化，血沉增高。某些肾癌患者并无骨骼转移，却可有高血钙的症状以及血清钙水平的增高，肾癌切除后症状迅速解除，血钙亦回复正常。有时可发展到肝功能不全，如将肿瘤肾切除，可恢复正常。

（2）X线检查

① X线平片：可以见到肾外形增大，轮廓改变，偶有肿瘤钙化，在肿瘤内局限的或广泛的絮状影，亦可在肿瘤周围成为钙化线、壳状，尤其年轻人肾癌多见。

② 静脉尿路造影：是常规检查方法，由于不能显示尚未引起肾盂、肾盏变形的肿瘤，以及不易区别肿瘤是否肾癌、肾血管平滑肌脂肪瘤、肾囊肿，所以其重要性下降，必须同时进行超声或CT检查进一步鉴别。但静脉尿路造影可以了解双侧肾脏的功能以及肾盂肾盏输尿管和膀胱的情况，对诊断有重要的参考价值。

③ 肾动脉造影：可发现泌尿系统造影未变形的肿瘤，肾癌表现有新生血管、动静脉瘘、造影剂池样聚集（pooling）、包膜血管增多。血管造影变异大，有时肾癌可不显影，如肿瘤坏死、囊性变、动脉栓塞等。肾动脉造影必要时可向肾动脉内注入肾上腺素，正常血管收缩而肿瘤血管无反应。

（3）超声检查　是最简便无创伤的检查方法，可作为常规体检的一部分。肾内超过1cm肿块即可被超声扫描所发现，重要的是鉴别肿块是否是肾癌。肾癌为实性肿块，由于其内部可能有出血、坏死、囊性变，因此回声不均匀，一般为低回声，肾癌的境界不甚清晰，这一点和肾囊肿不同。肾内占位性病变都可能引起肾盂、肾盏、肾窦脂肪变形或断裂。肾乳头状囊腺癌超声检查酷似囊肿，并可能有钙化。肾癌和囊肿难以鉴别时可以穿刺，在超声引导下穿刺是比较安全的。穿刺液可做细胞学检查并行囊肿造影。囊肿液常为清澈、无肿瘤细胞、低脂肪，造影时囊壁光滑可肯定为良性病变。如穿刺液为血性应想到肿瘤，可能在抽出液中找到肿瘤细胞，造影时囊壁不光滑即可诊断为恶性肿瘤。肾血管平滑肌脂肪瘤为肾内实性肿瘤，其超声表现为脂肪组织的强回声，容易和肾癌相鉴别。在超声检查发现肾癌时，亦应注意肿瘤是否穿透包膜、肾周脂肪组织，有无肿大淋巴结，肾静脉、下腔静脉内有无癌栓，肝脏有无转移等。

（4）CT检查　CT对肾癌的诊断有重要作用，可以发现未引起肾盂、肾盏改变和无病状的肾癌，可准确地测定肿瘤密度，并可在门诊进行，CT可准确分期。有人统计其诊断准确性：侵犯肾静脉91%，肾周围扩散78%，淋巴结转移87%，附近脏器受累96%。肾癌CT检查表现为肾实质内肿块，亦可突出于肾实质，肿块为圆形、类圆形或分叶状，边界清楚或模糊，平扫时为密度不均匀的软组织块，CT值＞20Hu，常在30～50Hu，略高于正常肾实质，也可相近或略低，其内部不均匀系出血坏死或钙化所致。有时可表现为囊性CT值但囊壁有软组织结节。经静脉注入造影剂后，正常肾实质CT值达120Hu左右，肿瘤CT值亦有增高，但明显低于正常肾实质，使肿瘤境界更为清晰。如肿块CT值在增强后无改变，可能为囊肿，结合造影剂注入前后的CT值为液体密度即可确定诊断。肾癌内坏死灶、肾囊腺癌以及肾动脉栓塞后，注入造影剂以后CT值并不增高。肾血管平滑肌脂肪瘤由于其内含大量脂肪，CT值常为负值，内部不均匀，增强后CT值升高，但仍表现为脂肪密度。嗜酸细胞瘤在CT检查时边缘清晰，内部密度均匀一致，增强后CT值明显升高。

2.必要时检查项目

MRI检查：磁共振成像检查肾是比较理想的。肾门和肾周间隙脂肪产生高信号强度。肾外层皮质为高信号强度，其中髓质为低信号强度，可能由于肾组织内渗透压不同，两部分对比度差50%，这种差别可随恢复时间延长和水化而缩小，肾动脉和静脉无腔内信号，所以为低强度。集合系统有尿为低强度。肾癌的MRI变异大，由肿瘤血管、大小、有无坏死决定。MRI不能很好地发现钙化灶，因其质子低密度。MRI对肾癌侵犯范围、周围组织包膜、肝、肠系膜、腰肌的改变容易发现查明，尤其是肾癌出现肾静脉、下腔静脉内癌栓和淋巴结转移。

（三）分期

1.TNM分期法

（1）肿瘤（T）

T_0 无原发性肿瘤的证据。

T_1 肿瘤局限于肾脏，最大径≤7cm。

T_{1a} 肿瘤最大径≤4cm。

T_{1b} 4cm＜肿瘤最大径≤7cm。

T_2 肿瘤局限于肾脏，最大径＞7cm。

T_{2a} 7cm＜肿瘤最大径≤10cm。

T_{2b}　肿瘤最大径＞10cm。

T_3　肿瘤侵犯肾静脉或除同侧肾上腺外的肾周围组织，但未超过肾周筋膜。

T_{3a}　肺癌侵犯肾静脉或侵犯肾静脉分支的肾段静脉或侵犯肾周脂肪或肾窦脂肪，但未超过肾周筋膜。

T_{3b}　肿瘤侵犯横膈下的下腔静脉。

T_{3c}　肿瘤侵犯横膈上的下腔静脉或侵及下腔静脉壁。

T_4　肿瘤侵透肾周筋膜，包括侵及邻近肿瘤的同侧肾上腺。

（2）淋巴结（N）

N_x　淋巴结有无转移不肯定。

N_0　无区域淋巴结转移。

N_1　单个区域淋巴结转移。

N_2　一个以上区域淋巴结转移。

（3）转移（M）

M_x　转移范围不肯定。

M_0　无远处转移的证据。

M_1　有远处转移。

2.Robson分期

Ⅰ期：肿瘤位于肾包膜内。

Ⅱ期：肿瘤侵入肾周围脂肪，但仍局限于肾周围筋膜内。

Ⅲ期：分为Ⅲa、Ⅲb和Ⅲc期。

Ⅲa期：肿瘤侵犯肾静脉或下腔静脉。

Ⅲb期：区域性淋巴结受累。

Ⅲc期：同时累及肾静脉、下腔静脉、淋巴结。

Ⅳ期：分为Ⅳa和Ⅳb期。

Ⅳa期：肿瘤侵犯除肾上腺外的邻近器官。

Ⅳb期：肿瘤远处转移。

二、治疗原则

肾癌的治疗主要是手术切除，放射治疗、化学治疗等效果不理想，靶向药物疗效确切。免疫治疗正在不断地探索与发展之中。

对于局限性肾癌，手术治疗是其首选的最佳治疗方法，包括肾癌根治性肾切除和保留肾单位的肾切除术，其他的局部治疗疗法包括冷冻治疗、射频消融、高强度聚焦超声等，可用于无法耐受手术的局限性肾癌。介入治疗也常用于无法手术的较大肿瘤或术前缩小肿瘤体积、减少出血。转移性肾癌的治疗在条件允许时首先应考虑姑息性肾切除和转移灶的切除。此外，转移性肾癌维持的治疗方法包括免疫治疗或联合化疗、分子靶向治疗。单纯化疗和放疗对肾癌疗效甚差，不作为首选。

三、处方

（一）术后辅助治疗

目前，术后辅助治疗在肿瘤完整切除患者中的治疗地位尚未得到确认，还没有一种全身治疗能降低转移或复发的可能性。在肿瘤完整切除的局部进展性RCC患者中比较IFN-a或大剂量IL-2与单独观察疗效的随机试验并未显示辅助治疗在延缓至转移或复发时间和延长生存期上具有优势。因此，NCCN指南指出对于Ⅰ～Ⅲ期肾癌患者手术后推荐进行临床密切随访观察或参加临床试验。仍有很多学者采用IL-2和（或）IFN-a用于肾癌术后辅助治疗，但目前尚无统一的治疗方案，治疗剂量、频率及持续时间仍存在争议。参照晚期肾癌治疗方案推荐，一般建议3个月为1个疗程。

1.辅助治疗常用细胞因子治疗方案

详见姑息治疗部分。

2.随访与监测

对于病灶完全切除后患者的随访内容包括：术后4～6个月行腹部和胸部CT作为基线资料，术后按需进行检查。胸部X线和腹部超声检查也可用于患者评价，尤其对于复发风险较低的小肾肿瘤患者。没有哪个随访计划适用于所有患者，因此应当根据原发肿瘤大小、肾外受累程度、组织学类型以及相对复发风险为患者制订个体化的随访计划。术后2年内每4～6个月对患者进行1次随访，之后每年1次。每次随访内容包括病史采集、体格检查以及全套代谢指标检查（如血尿素氮、血清肌酐、钙水平、LDH、肝功能检查）。

（二）免疫治疗

对于已转移、复发或无法切除的透明细胞型肾癌患者，已经进行了大量关于各种白介素和干扰素剂量及组合的随机临床试验，结果显示，大剂量白介素-2相比低剂量白介素-2治疗有更高的缓解率。大剂量白介素-2治疗已显示有更高的缓解率且能使一些患者达到完全缓解。大剂量白介素-2治疗是目前文献报道的唯一可以使肿瘤达到持续消退的药物，然而由于副反应较大，并不是所有的肾癌患者都能耐受。对于KPS评分较高（＞80分），特别是那些肿瘤体积较小或以肺转移为主的患者，可尝试大剂量白介素-2治疗。

▷ **处方一**：IL-2 单药

IL-2 （6.0～7.2）×10^5IU/（kg•8h） iv gtt（15min）

说明：a.治疗前检查血常规，评估骨髓功能。治疗期间每2周复查血常规。如出现Ⅱ度以上骨髓抑制，应予G-CSF治疗。

b.治疗前推荐行胸部CT（平扫）和全腹CT（平扫＋增强）作为基线资料。肺部首检不建议使用胸部平片，因其对肺部小病灶敏感性较差，易漏诊。

c.患者如有骨痛或碱性磷酸酶升高，可行全身骨ECT检查，排除并发骨转移癌。

d.患者如经济条件许可，可在多学科会诊前行全身PET/CT检查以明确分期，更好的制定综合治疗方案。

▷ **处方二**：IFN-α 单药

IFN-α （3～10）×10^5IU/（m^2•d） im或SC 3次/周×12周
对乙酰氨基酚（扑热息痛）0.5g po（于治疗前的30min）qod

或 IFN-α 阶梯式递增方案：

$3×10^5$IU/（m^2•d）im或SC 3次/周×1周 ⎫
$6×10^5$IU/（m^2•d）im或SC 3次/周×1周 ⎬ ×8～10周
$9×10^5$IU/（m^2•d）im或SC 3次/周×1周 ⎭

对乙酰氨基酚 0.5g po（于治疗前的30min）qod

说明：a.IFN-α属于一种细胞因子，是一组具有多种功能的活性蛋白质。干扰素可以通过参与免疫调节、抗肿瘤细胞增殖、抗新生血管形成、调节细胞分化、抑制肿瘤基因表达，以及与细胞因子相互作用而发挥抗肿瘤作用。国外大量临床随机对照研究报道显示单用IFN-α治疗转移性肾癌有效率为10%～20%，平均15%，部分缓解的缓解期平均4～6个月。

b.IFN-α可皮下或肌内注射、静脉滴注、瘤体内注射或口服给药。多数研究中心认为给药途径似乎对疗效有影响，皮下或肌内注射的应答率高于静脉滴注和口服给药。故目前以皮下或肌内注射为主要给药途径。目前IFN-α治疗肾癌的疗程尚无统一结论。一般认为术后1周开始用IFN-α治疗，至少半年，可用至1年或更长时间，将可能提高应答率，并降低复发率。剂量一般为3～10MIU，隔日用药。2009年NCCN指南推荐采用上述阶梯式递增方案给药。

c.干扰素的副作用：干扰素的不良反应发生率60%～90%。包括以下几项。ⅰ血清病样反应：发热、乏力、肌肉痛、关节痛等（60%～90%）。ⅱ白细胞减少（40%）。ⅲ血小板减少（25%～55%）。ⅳ转氨酶增高（15%～25%）。ⅴ其他少见反应：呕吐、低血压、高血压、心律失常、知觉障碍、神经错乱、眩晕、运动失调、焦虑、抑郁、嗜睡、瘙痒、脱发等。流感样症状主要发生在应用干扰素初期，其他反应一般发生于干扰素用量在10MIU/d时。以上副作用停药后均可恢复。注射前1h左右应用阿司匹林、吲哚美辛（口服或肛栓剂）均可减轻发热反应，但仍有20%～40%的患者需中止治疗。注射过程中应定期复查血常规及肝功能。另外，还可诱发抗胰岛素自身抗体，有引起慢性乙型肝炎致死性恶化的可能。

▷ 处方三：

低剂量IL-2：

| NS | 500ml | iv gtt q8h d1～5 q2w |
| IL-2 | 7.2×10⁵IU/kg | |

对乙酰氨基酚　0.5g　po　　　　（于IL-2前的30min）d1～5

恩丹西酮　8mg　iv（治疗前30min）d1～5（根据消化道反应的程度而定，可不预防性使用）

地塞米松　5mg　iv（治疗前30min）d1～5（在生物制剂治疗过程中特别是在大剂量应用时，主要是为预防相关的毒副作用，如毛细血管渗漏综合征、发热、流感样症状，骨关节及肌肉疼痛等症状）。亦有观点认为地塞米松可抑制免疫反应，因此不建议免疫治疗患者使用地塞米松。

NS	500ml	iv gtt d1～5
西咪替丁	0.6g	

5% GS	500ml	iv gtt d1～5
维生素C	3.0g	
维生素B$_6$	0.2g	

注：该方案的总有效率在10%～13%。

大剂量IL-2：

IL-2　(6.0～7.2)×10^{5}IU/（kg·8h）　iv gtt（15min）　d1～5　q2w

对乙酰氨基酚　0.5g　po（于IL-2前的30min）d1～5

恩丹西酮　8mg　iv（治疗前30min）d1～5（根据消化道反应的程度而定，可不预防性使用）

地塞米松　5mg　iv（治疗前30min）d1～5

NS	500ml	iv gtt d1～5
西咪替丁	0.6g	

5% GS	500ml	iv gtt d1～5
维生素C	3.0g	
维生素B$_6$	0.2g	

说明：①IL-2常见的不良反应及对症处理

a.发热伴流感样症状：常在用药1周内出现，常伴有畏寒、头痛、肌肉痛、四肢关节痛、全身倦怠感等症。应卧床休息，多饮水，及时更换衣物，注意保暖，定时监测体温，给予解热镇痛药对症处理，清淡、易消化的饮食。

b.消化道症状：常出现食欲缺乏，味觉异常，应鼓励进清淡、易消化、富有营养的饮食。

c.骨髓抑制：主要为白细胞，血小板减少。常见症状为疲乏无力、牙龈出血。应给予卧床休息，严密观察出血的情况，严格无菌操作规程，做好消毒隔离工作，预防交叉感染的发生。并定期观察血常规的指标。

d.神经系统异常：个别患者出现明显的易激动、忧虑、抑郁，应密切观察和预防，及时给予心理安慰，防护患者的安全。

e.皮肤反应：主要表现为暂时性的斑丘疹、荨麻疹。避免指甲抓破皮肤造成感染。停药后自行消退。

②该方案的总反应率为15%～25%，CR率为3%～10%，达到

CR的患者80%总生存10年以上。大剂量IL-2与低剂量组比较，无论在有效率及生存期方面均有明显优势，但该方案毒性反应大，一般患者较难接受。大剂量IL-2静脉给药的有效剂量接近药物的致死剂量，接受治疗的患者需要住监护病房，部分患者需辅助呼吸或用升压药维持血压，病死率为4%左右，限制了其使用。由于大剂量IL-2严重的毒副作用，人们想到了通过改变给药途径（如皮下给药）和减少剂量来减轻毒副作用。但是相关临床试验证明大剂量静脉给药治疗反应率明显优于低剂量静脉给药、低剂量皮下注射、低剂量IFN-α仅皮下注射、低剂量IFN-α和IL-2联合应用。所以目前IL-2大剂量静脉给药仍被认为是晚期肾癌的一线治疗。

▶ **处方四**：IL-2联合IFN-α

IL-2（100～200）×10^5IU　im或SC　qod　┃
IFN-α（300～600）×10^5IU　im或SC　qod　┃ ×12周
对乙酰氨基酚　0.5g　po（于治疗前的30min）qod

说明：国外文献报道联合使用IL-2和IFN-α治疗晚期肾癌，总缓解率约20%，其中CR为3%～5%。但治疗过程应注意生物制剂的不良反应，及时给予对症处理或方案调整。

▶ **处方五**：IFN-α联合贝伐组单抗

IFN-α　9×10^5IU/（$m^2 \cdot d$）im或SC　3次/周　　　≤1年
贝伐组单抗　10mg/kg　iv gtt　1次/2周
对乙酰氨基酚　0.5g　po（于干扰素前的30min）
恩丹西酮　8mg　iv（治疗前30min）（根据消化道反应的程度而定，可不预防性使用）
地塞米松　5mg　iv（贝伐组单抗治疗前30min）

说明：a.贝伐组单抗，每2周用药1次，首次静滴90min以上。如耐受良好，第二次静滴60min以上。如60min仍耐受良好，以后仅需静滴30min以上。术后28d内不使用贝伐组单抗，以免影响切口愈合。贝伐组单抗治疗前15～30min给予预防过敏反应的药物。

b.贝伐组单抗的不良反应：高血压，肾病综合征，腹泻，白细胞减少，动静脉血栓，出血，胃肠道穿孔，充血性心力衰竭等。

c.贝伐组单抗是一种重组的人缘化IgG1单克隆抗体。其可与VEGF结合，阻碍VEGF与VEGFR在内皮细胞表面相互或用，从而抑制内皮细胞有丝分裂、减少新生血管形成、破坏已存在新生血管网结构。适应于晚期肾癌一线或二线用药。

d.2009年ASCO大会报道了AVOREN研究的最终结果，贝伐组单抗联合干扰素治疗组与单药干扰素治疗的客观有效率分别为31%与12%，中位无进展生存时间分别为10.4个月与5.5个月（HR：0.57），而两组总生存分别为22.9个月与20.6个月。

e.2009年NCCN《肾癌临床实践指南》推荐将贝伐组单抗联合IFN2α方案用于复发或无法手术切除的以透明细胞为主的Ⅳ期肾癌患者的一线治疗方案。

（三）靶向治疗

▷ **处方一**：索拉非尼（Sorafenib，多吉美）
　　甲苯磺酸索拉非尼片　400mg　po　bid
　　说明：宜在进食前1h服用。若遗漏服药一次，下次用药也无需加大剂量。持续用药至出现不可耐受毒性或病情进展。治疗期间每2周复查血常规、血生化，每1个月复查CEA、尿常规、粪常规、心电图，每2个月评估目标病灶；如病情明显进展，应及时予以评估，以免延误治疗。

▷ **处方二**：舒尼替尼（Sunitinib，Sutent，索坦）
　　苹果酸舒尼替尼胶囊　50mg　po　qd
　　说明：苹果酸舒尼替尼治疗方案，连用4周，休息2周，6周为一个周期。治疗期间每2周复查血常规、血生化，每周期复查CEA、尿常规、粪常规、心电图、心脏彩超，每2周期评估目标病灶；如病情明显进展，可在治疗1周期后即予评估，以免延误治疗。

▷ **处方三**：替西罗莫司（Temsirolimus）
　　替西罗莫司　25mg　po　qd

▷ **处方四**：依维莫司（Everolimus）
　　依维莫司　10mg　po　qd

▷ **处方五**：帕唑帕尼（Pazopanib）
　　帕唑帕尼　800mg　po　qd

（四）化疗

肾透明细胞癌对化疗并不敏感，但含有肉瘤分化的肾细胞癌以及非透明细胞癌的治疗仍是一项挑战。肉瘤样成分的肾癌更具有侵袭性，这种情况可以发生于所有类型的肾癌，其预后差。化疗在肉瘤的治疗中具有重要价值，因此已经将化疗应用于肉瘤样肾癌的治疗。吉西他滨联合多柔比星或吉西他滨联合卡培他滨用于肉瘤样分化的透明细胞癌或非透明细胞癌的治疗具有一定疗效。非透明细胞肾癌中，髓样癌是相当少见，约占年轻患者所有原发肾脏肿瘤的2%，95%的患者都为转移性疾病，虽然预后很差，但化疗仍然是髓样癌的主要治疗。肾集合管也是类型非常少见的非透明细胞癌，疾病恶性程度高。将近40%的患者最初诊断时即出现远处转移，大部分患者确诊后1～3年内发生死亡。肾集合管癌的生物学行为与尿路上皮癌有相似之处，一项多中心前瞻性研究显示23例既往未接受过治疗的患者接受吉西他滨联合顺铂或卡铂治疗，结果显示有效率达26%，总生存达10.5个月。NCCN肾癌委员会也将化疗作为3级证据推荐用于肉瘤分化的透明细胞与非透明细胞癌的治疗选择，已经显示一定疗效的化疗方案包括：吉西他滨联合多柔比星或卡培他滨。另外，已经观察到吉西他滨联合卡铂，或紫杉醇联合卡铂治疗其他类型的非透明细胞癌，如集合管癌或髓样癌等。

第二节　膀胱癌

膀胱癌是泌尿系统最常见的恶性肿瘤，发病率居泌尿系统恶性肿瘤的首位。组成膀胱的各种组织都可以发生肿瘤，上皮细胞发生的尿路上皮癌、鳞状上皮癌、腺癌，占全部肿瘤的95%以上，其中尿路上皮癌约占90%。临床上膀胱癌主要分为2种类型，一种是乳头状的表浅肿瘤，另一种是在诊断之初就表现为浸润性生长的恶性肿瘤，约20%，预后不佳。

一、诊断要点

（一）症状与体征

（1）间歇性、无痛性肉眼血尿或显微镜下血尿。

（2）尿频、尿急、尿痛等膀胱刺激症状，肿瘤较大或发生在膀胱颈部，可造成尿流阻塞，排尿困难，甚至出现尿潴留。

（3）引起肾积水，出现腰酸、腰痛、发热等。

（二）检验及检查

（1）常规检查项目　三大常规、生化全套、凝血功能、相关肿瘤标志物（CEA等）、尿找瘤细胞、腹部彩超、肺部CT平扫、腹部CT平扫＋增强、膀胱镜活检＋病理学检查等。

（2）必要时检查项目　肺功能、腹部MRI平扫＋增强、全身骨显像等。

（三）分期

膀胱癌的分期是指膀胱癌浸润深度，根据分期可估计肿瘤的预后。目前有两种主要分期方法，一种是经Marshall改良的Jewer-Strong法（JSM），另一种为国际抗癌协会（UICC）/美国癌症联合会（AJCC）的TNM法（T指肿瘤本身，N代表淋巴结，M代表转移）（表10-1）。

表10-1　UICC的TNM分期

分期	TNM组合
0期	$T_aN_0M_0$
I期	$T_1N_0M_0$
II期	$T_2N_0M_0$，$T_{3a}N_0M_0$
III期	$T_{3a}N_0M_0$，$T_{3b}N_0M_0$
IV期	$T_{4b}N_0M_0$，TN_1M_0，TN_2M_0，TN_3M_0，任何T任何NM_1

TNM分期（AJCC第八版）：

T_a：非浸润性乳头状癌。

T_{is}：原位癌。

T_1：肿瘤侵及上皮下结缔组织。

T_2：肿瘤侵犯肌层。

T_{2a}　肿瘤侵犯浅肌层。

T_{2b}　肿瘤侵犯深肌层。

T_3：肿瘤侵犯膀胱周围组织。

T_{3a}　显微镜下发现肿瘤侵犯膀胱周围组织。

T_{3b}　肉眼可见肿瘤侵犯膀胱周围组织（膀胱外肿块）。

T_4：肿瘤侵犯以下任一器官或组织，如前列腺、精囊、子宫、阴道、腹壁、盆壁。

T_{4a}　肿瘤侵犯前列腺、精囊、子宫或阴道。

T_{4b}　肿瘤侵犯腹壁或盆壁。

N_0：无区域淋巴结转移。

N_1：膀胱周围淋巴结或真骨盆区（箱内、朝外、闭孔、骶酶）单个淋巴结转移。

N_2：真骨盆区多个淋巴结转移。

N_3：髂总淋巴结转移。

M_0：无远处转移。

M_1：非区域淋巴结转移或远处转移。

M_{1a}　非区域淋巴结转移。

M_{1b}　远处转移。

二、治疗原则

膀胱癌的自然病程由恶化进展和是否复发决定。首先应对患者进行分期，根据肿瘤分期、分级、大小、数量、复发性等决定治疗方法。

三、处方

（一）辅助化疗处方

▷ **处方一：GC（吉西他滨＋顺铂）**

5% GS	100ml	iv gtt（30min）
吉西他滨	$1000mg/m^2$	d1、d8、d15（13）
NS	250ml	iv gtt　d2
顺铂	$70mg/m^2$	

说明：a.本方案28d为1个疗程，常用4～6个疗程。和MVAC方案比较，GC方案的生存期延长和MVAC相近，但安全性和耐受性显著优于MVAC方案。该方案不良反应中最常见的是骨髓抑制，对中性粒细胞的抑制和血小板均较常见，少数患者出现过敏反应，表现为皮疹、皮

肤瘙痒等；此外，吉西他滨还可引起发热和流感样症状，在症状完全或部分消失之后仍可全量或减量使用该药。对于吉西他滨与顺铂的用药顺序，建议先用吉西他滨。

b.患者化疗期间食欲较差且消化道黏膜不同程度受损，故推荐予以半流质饮食。半流质饮食种类可以根据患者基础疾病情况选择予以低脂、低盐、低嘌呤等饮食。

c.化疗前需检查血常规，评估骨髓功能。化疗后每周复查2～3次血常规。如出现Ⅱ度以上骨髓抑制，应予以相应治疗。

d.化疗前需检查尿常规，评估患者血尿、脓尿情况。化疗后每周复查1次尿常规。

e.如乙肝病毒DNA测定呈高拷贝，提示病毒高复制，化疗可能会导致急性乙肝发作，严重者可并发急性重型肝炎，危及生命，故化疗前后可予以预防性拉米呋啶抗病毒。如化疗前同时转氨酶升高，提示并发乙肝，则需予以治疗性拉米呋啶抗病毒及适当保肝治疗。

f.如术前未行全面检查者，辅助化疗前推荐行胸部CT平扫、上腹CT平扫、盆腔CT平扫＋增强、超声检查作为基线资料。

g.患者如有骨痛或碱性磷酸酶升高，可行全身骨ECT检查，排除是否并发骨转移癌。

h.顺铂可能对听力造成损害，故应用前需检查听力。

i.反复多次浅静脉输注化疗药物易导致外周静脉破坏，给后续静脉给药造成困难；故推荐化疗前予以深静脉置管，可以采用PICC、锁骨下静脉置管或输液港。

j.参见大剂量顺铂化疗的实施。

k.辅助化疗适应证：T2以上病变；T2伴淋巴结转移、分化差、有脉管瘤栓等不良预后因素；不建议常规对肌层受侵的膀胱癌患者使用术后的辅助化疗。

l.原则：目前术后辅助化疗方案可根据具体情况选择M-VAC方案或CM方案做辅助化疗；GP方案虽然已奠定了其在晚期患者中标准姑息化疗方案的地位，但在辅助治疗中的地位尚需进一步探索。

▶ **处方二**：M-VAC（详见姑息化疗部分）

▶ **处方三**：CM

0.9％NaCl	500ml	iv gtt　d8、d15
甲氨蝶呤	40mg/m²	
0.9％NaCl	250ml	iv gtt　d1
顺铂	70mg/m²	
盐酸雷莫司琼	0.3mg	iv　d1、d8（13）

大剂量水化3d（d1～2）（首次于化疗前1d）

呋塞米　20mg　iv（d1～2）（输液结束前）

说明：CM方案代替M-VAC方案进行术后辅助化疗，5年PFS、OS两组间无明显差别，但骨髓抑制及脱发反应明显下降。

（二）膀胱灌注处方

▶ **处方一：多柔比星（ADM）**

| 0.9％NaCl | 60ml | 膀胱灌注　qw×6次 |
| 多柔比星 | 40mg | |

定期复查血常规。

说明：a.膀胱内的灌注治疗目的主要是消除已经存在的肿瘤，预防肿瘤复发，防止肿瘤进展浸润或者转移。因此主要包括两部分内容：直接通过灌注治疗膀胱癌和术后膀胱内灌注预防肿瘤复发。

b.一般认为，术后低、中危膀胱癌预防复发采用膀胱内灌注化疗，高危膀胱癌采用BCG膀胱灌注，而膀胱原位癌的治疗则应采用BCG膀胱灌注治疗。

c.对于膀胱癌的膀胱灌注治疗预防复发，应在进行前仔细评估患者的危险程度，根据危险程度的高低决定膀胱灌注药物及疗程。

d.关于膀胱癌何时开始灌注及灌注的次数目前尚不统一。对于低危的浅表性膀胱移行细胞癌，术后6h内行膀胱灌注治疗一次即可有效的降低复发率。膀胱内BCG灌注时，至少在腔内治疗、膀胱镜检查2周后或手术伤口完全愈合后开始，尿道损伤时应停止BCG灌注，以减少BCG灌注的严重并发症的发生。

e.膀胱灌注注意事项：膀胱灌注治疗前，详细告诉患者在治疗过程中应注意的事项，解释治疗中或治疗后可能出现的一些不良反应，使患者心理有所准备，主动配合治疗和护理工作。膀胱灌注前禁饮4h并排空膀胱，灌注后嘱患者依次以平、俯、左、右侧卧位各15min轮换共

2h，再将液体通过尿管引流，避免对尿道造成损伤。

f.常见的不良反应有局部化学性炎症及引起膀胱短暂痉挛。

g.其他膀胱灌注方案。

▶ **处方二**：卡介苗（BCG）

0.9% NaCl	50ml	膀胱灌注
卡介苗	120mg	

说明：a.BCG灌注一般在TUR-BT术后2周开始，至少维持灌注1年。

b.一般采用6周灌注诱导免疫应答，再加3周强化以维持良好的免疫反应。

c.主要的副反应为膀胱刺激症状和全身流感样症状，少见的副反应包括结核、败血症、前列腺炎、附睾炎、肝炎等。

▶ **处方三**：羟基喜树碱（HCPT）

0.9% NaCl	40ml	膀胱灌注
羟基喜树碱	10mg	

说明：a.该方案常推荐用于肾功能减退者和老年等耐受性较差的患者。

b.不良反应包括膀胱刺激征、胃肠道反应等，必要时可口服抗生素预防感染。

▶ **处方四**：塞替哌（TSPA）

0.9% NaCl	60ml	膀胱灌注
塞替哌	30～60mg	

说明：塞替哌的分子量较小（低于200），容易被膀胱吸收，骨髓抑制发生率为18%～40%，全血细胞减少不常见。

▶ **处方五**：丝裂霉素（MMC）

0.9% NaCl	60ml	膀胱灌注
丝裂霉素	40mg	

说明：a.本方案每周1次，连用6周，休息6周后评价病变情况；在12周评价时如果发现有残存病变，可以再给予膀胱灌注6周。

b.丝裂霉素的优点是分子量大（334），不能被膀胱黏膜吸收，极少发生骨髓抑制。

▶ **处方六**：干扰素（IFN）

干扰素　600～1000×10^5U（最适剂量有待进一步确定）膀胱腔内

注入

　　说明：a.每周1次×12次，后每月1次×12次。

　　b.IFN的毒性很低，经膀胱吸收很少，没有全身给药引起的流感样症状。

　　c.个别患者膀胱内给药后出现轻微膀胱刺激症状，未发现血尿及膀胱痉挛或纤维化等其他腔内化疗药物常见的副反应。

▶ **处方七**：吉西他滨（GEM）

| 0.9% NaCl | 50ml | 膀胱灌注 |
| 吉西他滨 | 2000mg | |

　　说明：a.每周1次×6次，评价有效后每月1次×10次。

　　b.吉西他滨膀胱灌注的化学性膀胱炎发生率较丝裂霉素明显降低。

　　c.随访与监测

　　i.每周期化疗后需密切随访观察血常规，肝、肾功能，听力，神经系统和心脏功能变化情况。建议化疗后每周复查血常规2次，连查2周；肝、肾功能每2周复查1次；每周期复查1次心肌酶谱、心电图、心脏彩超、血肿瘤标志物；每2周期对目标病灶评估1次，如病情出现明显进展，可在化疗1周期后即予以评估，以免延误治疗。

　　ii.所有患者应以膀胱镜为主要随访手段，前2年每3个月1次，第三年开始每6个月1次，第五年开始每年1次直至终身。

（三）姑息化疗处方

▶ **处方一**：GC（参见辅助化疗）

　　说明：a.姑息化疗适应证：晚期扩散或转移、全身一般情况较好（ECOG 0～2分）、无明显重要脏器功能异常的膀胱癌患者。姑息化疗的作用是有限的，目的是缓解症状，延长生命。初始采用的方案称一线化疗方案，进展后需换用其他的二线、三线化疗方案化疗，称为解救化疗。

　　b.原则

　　i.鼓励进展期患者参与设计良好的临床试验。

　　ii.姑息治疗包括最佳支持治疗、化疗和临床试验。在患者全身情况许可的条件下，姑息化疗加最佳支持治疗在提高肿瘤进展时间、总生存期、1年生存率和提高患者生存质量上明显优于最佳支持治疗。

ⅲ.一线化疗方案目前没有金标准，1类推荐方案有MVAC方案和GC方案或其改良方案。晚期膀胱癌二线化疗疗效将明显下降，二线治疗方案尚未确定，临床肿瘤学医生可根据实际病情变化选择具体方案。

ⅳ.对于体力状态较差的膀胱癌患者，姑息化疗不受益，建议单用最佳支持治疗，包括内镜放置支架、膀胱造瘘术、局部姑息放疗等。

ⅴ.姑息化疗过程中要及时评估化疗疗效，常在化疗后2周期评估，如肿瘤出现明显进展时1周期后也可评估，以免造成无效化疗，加速患者死亡。

ⅵ.在没有合适化疗方案备选或患者一般情况稍差无法耐受联合化疗方案时，建议先用单药（如吉西他滨）化疗，这样不仅可以观察单药疗效，也可在患者情况改善后在此基础上联合其他药物化疗。当然，这必须在有良好经验的临床医生指导下进行，并密切观察病情变化，适时调整。

ⅶ.对于肾功能正常患者不建议用卡铂替代顺铂。

c.其他姑息化疗方案。

▷ 处方二：紫杉醇＋卡铂

5% GS	500ml	iv gtt d1（4h）
紫杉醇	$135 \sim 200mg/m^2$	
5% GS	500ml	iv gtt d1
卡铂	$300mg/m^2$ 或AUC＝5	

说明：a.骨髓抑制是紫杉醇主要的剂量限制性毒性，中性粒细胞减少最低值一般在用药后第11d出现。

b.该药较易发生过敏反应，一旦发生严重过敏反应，如不及时处理将危及生命。几乎所有的反应发生在用药后最初的10min，故建议用该药时前10min必须有医护人员在床边观察。为预防可能发生的过敏反应，所有患者在用药前12h口服地塞米松10mg，治疗前6h再口服地塞米松10mg，治疗前30～60min给予苯海拉明肌注50mg，静注西咪替丁300mg或雷尼替丁50mg。

c.多项Ⅱ期临床研究结果表明，铂类无论是卡铂还是顺铂联合紫杉醇一线治疗晚期泌尿系统上皮癌可取得超过50%的客观有效率。老年及肾功能轻度受损的患者更适合选择TC方案。

▷ 处方三：M-VAC

| 0.9% NaCl | 500ml | iv gtt |
| 甲氨蝶呤 | $30mg/m^2$ | d1、d15、d22 |

0.9% NaCl	100ml	iv gtt
长春碱	3mg/m²	d2、d15、d22
5% GS	50ml	iv gtt
多柔比星	30mg/m²	d2
0.9% NaCl	500ml	iv gtt
顺铂	70mg/m²	d2

说明：a.本方案21d为1个疗程，2疗程评价疗效，常用4～6疗程。

b.顺铂可能对听力和肾功能造成损害，故应用前需检查听力和肾功能，化疗期间予以大剂量水化，且需监测24h出入量。

c.多柔比星具心脏毒性，其发生率和严重程度与本药累积量成正比，迟发的心力衰竭大多在用药半年后或总剂量＞450～500mg/m²，故应用多柔比星前和期间需检查心电图和心肌酶谱，有条件时可进一步检查心脏彩超并测算射血分数。

d.多柔比星为发泡性化疗药物，渗出血管外易导致周围组织坏死且不易愈合；反复多次浅静脉输注化疗药物易导致外周静脉破坏，给后续静脉给药造成困难；故推荐化疗前予以深静脉置管，可以采用PICC、锁骨下静脉置管或输液港。

e.多柔比星外渗后可致局部疼痛、严重组织损害和坏死。国外资料提示处理方法：于外渗区域使用氢化可的松局部皮下浸润，然后局部外用倍他米松/庆大霉素软膏，并使用弹性绷带（开始2d每12h更换1次，然后每24h更换1次，直至愈合）。

f.该方案可出现较明显的恶心和呕吐，化疗前后可常规应用5-HT3受体拮抗药（如盐酸雷莫司琼）预防和减轻化疗相关性胃肠道不适反应，并且糖皮质激素的合并使用可以增强制止吐效果。

▶ **处方四：CAP**

0.9% NaCl	100ml	iv gtt d1
环磷酰胺	600mg/m²	
5% GS	50ml	iv gtt d1
多柔比星	50mg/ml	
0.9% NaCl	500ml	iv gtt d2
顺铂	75mg/m²	

说明：a.本方案21～28d为1个疗程，2个疗程后评价疗效，常用

$4\sim6$ 疗程。

b.多柔比星的心脏毒性可表现为窦性心动过速、房室传导阻滞、充血性心力衰竭等,因此,建议患者常规监测心电图,对已有心功能损害的患者,应格外小心,尤其累及剂量达 $450\sim500mg/m^2$ 时,应对患者以往或同时使用其他有明显心脏毒性的药物使用情况进行综合评估。

c.大剂量顺铂使用需要水化,保护肾功能。

d.本方案中等程度致吐,可用 5-HT3 受体拮抗药对症处理。

e.常见不良反应有食欲下降、恶心呕吐、腹泻、黏膜炎、脱发、药物外渗、骨髓抑制等。

▶ **处方五:GEM + OXA**

| 0.9% NaCl | 250ml | iv gtt (30min) d1、d8 |
| 吉西他滨 | 1000mg/m² | |

| 5% GS | 500ml | iv gtt (30min) d2~3 |
| 奥沙利铂 | 50mg/m² | |

说明:a.本方案21d为1个周期。

b.配制奥沙利铂用葡萄糖或注射用水,不能用生理盐水;末梢神经炎为其特征性的剂量限制性毒性,发生严重上呼吸道痉挛时可危及生命,故用药单日需禁食冷食、注意保暖,避免接触冷物品;奥沙利铂超敏反应发生率不高,常在用药 $5\sim6$ 周期后发生,程度较轻者在之后治疗中预防性应用地塞米松和抗组胺药能使其完成足量治疗。

▶ **处方六:CMV**

MTX + VLB + DDP

| 0.9% NaCl | 500ml | iv gtt d1、d8 |
| 甲氨蝶呤 | 30mg/m² | |

| 0.9% NaCl | 100ml | iv gtt d1、d8 |
| 长春碱 | 6mg/m² | |

| 0.9% NaCl | 500ml | iv gtt d2 |
| 顺铂 | 75mg/m² | |

说明:a.本方案21d为1个周期。

b.对于有心脏问题的晚期移行细胞癌患者,可以用CMV方案来代替MVAC方案。

(杨升 潘璋驰)

CHAPTER **11**

第十一章 >>>
男性生殖系统肿瘤

第一节 睾丸肿瘤

睾丸肿瘤占泌尿生殖系统肿瘤的3％～9％，其中生殖细胞肿瘤（GCTs）占95％以上。GCTs是15～34岁男性最常见的恶性肿瘤。GCTs也可原发于性腺外部位（腹膜后、纵隔等），治疗仍按睾丸原发GCTs处理。睾丸非精原细胞瘤多发生于35岁以前，精原细胞瘤发病高峰为30～50岁。睾丸GCTs的病因尚不清楚，已知的危险因素有隐睾、睾丸发育障碍、有GCTs家族史、Klinefelter's综合征、既往有睾丸GCTs病史等。睾丸GCTs中混合型超过50％，单一细胞类型中约50％为精原细胞瘤。肿瘤成分对评估转移风险、对化疗的反应非常重要。无论哪一种类型都应先行经腹股沟睾丸切除术。90％以上的GCTs可治愈。

一、诊断要点

1.症状

睾丸逐渐增大的无痛性肿块伴或不伴有疼痛；急性睾丸炎；男乳女化；不育；极少数表现为肿瘤转移所致相关症状，如腹腔转移淋巴结肿大引起的压迫症状：疼痛或胃肠梗阻症状等，又如肺转移引起咳嗽、气促、胸痛、咯血等。

2.体征

阴囊肿物；浅表淋巴结肿大（尤其锁骨上及同侧腹股沟区域）；腹膜后肿块；男性乳房肿大。

3.检验及检查

（1）常规检查项目　血常规、尿常规、粪常规、生化全套、凝血功能、相关肿瘤标志物（LDH、AFP、β-HCG等）、心电图、HBV DNA、睾丸超声、胸部X线片或胸部CT、腹盆腔CT/MRI平扫＋增强、头颅MRI、全身骨显像、听力检查。

（2）必要时选择性检查项目　PET/CT等。

4.分期

见AJCC睾丸肿瘤TNM分期第8版。

二、治疗原则

详见各节。

三、处方

详见非精原细胞瘤部分。

▶ 第二节　精原细胞瘤

睾丸GCTs中单一细胞类型的不足50%，其中约50%为精原细胞瘤。精原细胞瘤发病高峰为30～50岁。精原细胞瘤AFP不升高，5%～10%的精原细胞瘤可有β-HCG升高，相当多的晚期精原细胞瘤可有LDH升高。根据国际生殖细胞肿瘤预后分类，精原细胞瘤分为预后好和预后中等两组，除了有肺以外内脏转移的患者为预后中等外，其他均为预后好的分组。90%的晚期精原细胞瘤可通过含铂方案的化疗治愈。

一、诊断要点

见总论。

二、治疗原则

（1）ⅠA、ⅠB期，$pT_1 \sim T_3$的首先推荐定期随访；或考虑单药卡铂（AUC＝7）化疗1～2周期；或膈下区域（包括腹主动脉旁±同侧髂腹股沟淋巴结）放疗（20Gy）。

（2）ⅠS期，应行膈下区域（包括腹主动脉旁±同侧髂腹股沟淋巴结）放疗（20Gy）。

（3）ⅡA期，首先推荐膈下区域（包括腹主动脉旁＋同侧髂腹股沟淋巴结）放疗（30Gy）。也可考虑一线化疗（EP方案4周期或BEP方案3周期）。

（4）ⅡB期，首先推荐一线化疗（EP方案4周期或BEP方案3周期）。没有大肿块的也可考虑膈下区域（包括腹主动脉旁＋同侧髂淋巴结）放疗（36Gy）。

（5）ⅡC、Ⅲ期，无肺以外内脏器官转移者属于预后好的，建议一线化疗EP方案4周期或BEP方案3周期；存在肺以外内脏器官转移者属于预后中等的，建议一线化疗BEP方案4周期或VIP方案4周期。

（6）Ⅱ、Ⅲ期经一线化疗后根据复查影像学结果及血清学标志物水平，分为3类：无残留病灶或残留病灶≤3cm且血清学标志物阴性者，推荐定期随访；残留病灶＞3cm且血清学标志物阴性者，推荐PET扫描（应在一线化疗完成后6周以上再做），如PET阴性，则定期随访，如PET阳性，可考虑腹膜后淋巴结清扫术（安全可行的前提下）或二线化疗；肿瘤进展或血清学标志物升高者，推荐解救治疗（同非精原细胞瘤的解救治疗）。

三、处方

详见非精原细胞瘤部分。

第三节　非精原细胞瘤

非精原细胞瘤包括胚胎癌、畸胎瘤、绒毛膜上皮癌、卵黄囊肿瘤及混合型生殖细胞肿瘤。睾丸非精原细胞瘤多发生于35岁以前。全部卵黄囊瘤、50%～70%的胚胎癌、畸胎癌 AFP 升高，纯绒癌不升高。全部绒癌和 40%～60% 的胚胎癌 β-HCG 升高，60% 的非精原细胞瘤 LDH 升高。根据国际生殖细胞肿瘤预后分类，精原细胞瘤分为预后好、预后中等和预后差 3 组，根据不同分期及预后分组给予相应治疗。部分转移患者不能通过含顺铂方案治愈。4 周期 BEP 方案化疗，中等预后组治愈率 70%，预后差组持续完全缓解率不足 50%。

一、诊断要点

见总论。

二、治疗原则

（1）ⅠA 期，首先推荐定期随访，其次可考虑保留神经的腹膜后淋巴结清扫术（应在 CT 检查后 4 周内、血清标志物检查后 7～9d 内进行手术，以保证准确的术前分期，下同）。

（2）ⅠB 期，首先推荐保留神经的腹膜后淋巴结清扫术，其次可考虑 BEP 方案化疗 1 周期。ⅠB 期中 T_2 者也可考虑定期随访（2B 类推荐），但有血管受侵的 T_2 者除外。

（3）ⅠS 期，推荐 EP 方案化疗 4 周期或 BEP 方案化疗 3 周期。ⅡA、ⅡB 期中 S_1 者、ⅡC 期、ⅢA 期同此推荐。

（4）ⅡA 期中 S_0 者，推荐保留神经的腹膜后淋巴结清扫术，或考虑 EP 方案化疗 4 周期或 BEP 方案化疗 3 周期。

（5）ⅡB 期中 S_0 者，推荐 EP 方案化疗 4 周期或 BEP 方案化疗 3 周期。转移局限于腹膜后淋巴引流范围的患者中部分经过严格筛选后可考虑行保留神经的腹膜后淋巴结清扫术。

（6）ⅢB 期，推荐 BEP 方案化疗 4 周期或 VIP 方案 4 周期。

（7）ⅢC 期，推荐 BEP 方案化疗 4 周期。LDH 值介于 1.5～3XULE 的中危患者也可考虑行 BEP 方案化疗 3 周期。无法耐受博来霉素者推荐 VIP 方案化疗 4 周期。

（8）ⅠA、ⅠB、ⅡA、ⅡB 期行保留神经的腹膜后淋巴结清扫术者，根据术后病理决定下一步治疗。pN_0 推荐定期随访。pN_1 首先推荐定期随访或 EP 方案化疗 2 周期，或 BEP 方案化疗 2 周期。pN_2 首先推荐 EP 方案化疗 2 周期或 BEP 方案化疗 2 周期，或定期随访。pN_3 推荐 EP 方案化疗 4 周期或 BEP 方案化疗 3 周期。

（9）所有经过一线化疗的患者根据化疗反应决定下一步治疗。原 Ⅰ S 期化疗后 CR 且血清标志物阴性，推荐定期随访；Ⅱ A、Ⅱ B 期中 S_1 者、Ⅱ C 期、Ⅲ A 期化疗后 CR 且血清标志物阴性，推荐定期随访，部分经过筛选的患者可行根治性的腹膜后淋巴结清扫术（保留或不保留神经）。化疗后 PR，有病灶残留而 AFP、β-HCG 正常者，手术切除所有残留病灶，术后病理证实为成熟畸胎瘤或坏死物者推荐定期随访；术后病理证实有胚芽、卵黄囊或绒癌、精原细胞瘤成分者推荐 EP 或 TIP 或 VIP 或 VeIP 方案化疗 2 周期。化疗后疗效欠佳者推荐二线治疗（常规剂量化疗或高剂量化疗或参加临床试验或挽救性手术）。二线治疗后 CR 者定期随访；二线治疗失败者或二线治疗后 CR 后复发者更改方案化疗或参加临床试验或挽救行手术或姑息化疗。

（10）初诊时已有脑转移者，推荐一线化疗同时可考虑放疗。如有适应证也可考虑手术治疗。

三、处方

▶ **处方一**：依托泊苷＋顺铂（EP）方案一线化疗方案。

NS	400～1000ml	iv gtt	d1～5
依托泊苷	100mg/m²		
NS	250～500ml	iv gtt	d1～5
顺铂	20mg/m²		

每 21d 重复

说明：a. 依托泊苷易引起低血压、喉痉挛，注射速度尽可能要慢，至少 30min，使用过程中应嘱患者卧床。

b. 依托泊苷配制浓度不宜超过 0.25mg/ml。

▶ **处方二**：依托泊苷＋顺铂＋博来霉素（BEP）方案一线化疗方案。

NS	400～1000ml	iv gtt	d1～5
依托泊苷	100mg/m²		
NS	250～500ml	iv gtt	d1～5
顺铂	20mg/m²		
NS	30ml	iv gtt	d1、d8、d15 或 d2、d9、d16
博来霉素	30U		

每 21d 重复

说明：博来霉素可导致肺炎样症状及肺纤维化症状，表现为呼吸困难、咳嗽、啰音、间质水肿等。老年患者、肺部经过放射治疗者及肺功能不良者慎用。博来霉素用药后3～5h可出现发热，甚至高热，体温可自行下降，以后用药前可予吲哚美辛25mg。

▶ 处方三：依托泊苷＋顺铂＋异环磷酰胺（VIP）方案一线化疗方案。

NS	300～1000ml	iv gtt	d1～5
依托泊苷	75mg/m^2		
NS	500～1000ml	iv gtt	d1～5
异环磷酰胺	1.2g/m^2		
NS	30ml	iv（缓慢，第1d异环磷酰胺前）	
美司钠	120mg/m^2		
NS	240ml	iv gtt（持续，2ml/h，第1d起持续5d）	
美司钠	1.2g/m^2		
NS	250～500ml	iv gtt	d1～5
顺铂	20mg/m^2		

每21d重复

说明：应用此方案应确保无泌尿道阻塞，并应给予充分的水化。

▶ 处方四：长春花碱＋顺铂＋异环磷酰胺（VeIP）方案针对转移性GCTs的二线常规剂量解救化疗。

NS	20ml	iv	d1、d2
长春花碱	0.11mg/kg		
NS	500～1000ml	iv gtt	d1～5
异环磷酰胺	1.2g/m^2		
NS	100ml	iv gtt q8h	d1～5
美司钠	240mg/m^2		
NS	250～500ml	iv gtt	d1～5
顺铂	20mg/m^2		

每21d重复

说明：a.解救化疗的适应证为经一线治疗后无法持续完全缓解的患者，包括常规剂量化疗和高剂量化疗。

b.标准的常规剂量化疗包括标准剂量的VIP、VeIP或TIP（见下文）。预后因素是选择常规剂量化疗或高剂量化疗的重要因素。良好预后因素包括肿瘤原发于睾丸、术后化疗完全缓解、睾丸切除术后肿瘤标志物低水平、肿瘤低负荷，适合使用常规剂量化疗。不良预后因素包括肿瘤原发于睾丸外、术后化疗未完全缓解、睾丸切除术后肿瘤标志物高水平、肿瘤高负荷，适合使用包括临床试验、常规剂量化疗、自体干细胞支持下的高剂量化疗。如果常规剂量解救化疗无效或未完全缓解，推荐在自体干细胞支持下的高剂量化疗。此外，解救治疗还包括最佳支持治疗或外科解救治疗。

c.无证据支持自体干细胞支持下的高剂量化疗（见下文）作为解救治疗优于常规剂量化疗。但高剂量化疗仍无法完全缓解的患者，通常是不可治愈的。这些患者可以进入临床研究或最佳支持治疗。少数仅有孤立病灶的患者，进行手术切除有可能达到治愈的目标。

d.铂类是解救化疗方案的一部分，它通常和术后化疗方案中未使用过的药物组成解救化疗方案。在3个月后复发的患者中，若术后化疗是有效的，通常铂类仍是有效的。

e.长春花碱的血液学毒性为其主要剂量限制性毒性，但停药后迅速恢复。该药也可出现指（趾）尖麻木、四肢疼痛、肌肉震颤、腱反射消失等周围神经毒性，局部刺激性强，注射血管可出现血栓性静脉炎，漏于血管外可引起局部组织坏死。建议行深静脉置管。

▶ **处方五**：紫杉醇＋顺铂＋异环磷酰胺（TIP）方案针对转移性GCTs的二线常规剂量解救化疗

NS或5% GS	250～500ml	iv gtt d1
紫杉醇	250mg/m²	
NS	500～1000ml	iv gtt d2～5
异环磷酰胺	1.5g/m²	
NS	100ml	iv gtt d2～5天（异环磷酰胺开始前及用后4h、8h）
美司钠	300mg/m²	
NS	250～500ml	iv gtt d2～5
顺铂	25mg/m²	

每21d重复

说明：a.紫杉醇使用中可能出现过敏反应，发生率为39%，其中严重过敏反应发生率为2%。多数为Ⅰ型变态反应，表现为支气管痉挛性呼吸困难、荨麻疹和低血压。为了预防发生过敏反应，在紫杉醇治疗前12h口服地塞米松10mg，治疗前6h再口服地塞米松10mg，治疗前30～60min给予苯海拉明肌注20mg，静注西咪替丁300mg或雷尼替丁50mg。几乎所有的反应发生在用药后最初的10min，故用药的前10min应有医护人员在床边密切观察。如果发生过敏反应的症状轻微，如脸红或局部皮肤反应则不需要终止治疗；但如果发生严重过敏反应，如血压下降超过30mmHg，支气管痉挛或全身皮疹或红斑，则需立即停止滴注并按过敏性休克反应抢救。

b.对聚氧乙基代蓖麻油过敏者禁止使用紫杉醇。

c.药动学资料证明顺铂后给予紫杉醇，紫杉醇清除率大约降低30%，骨髓毒性较为严重，故紫杉醇应在顺铂前使用，同时应用酮康唑影响紫杉醇的代谢。

▷ **处方六**：卡铂＋依托泊苷（CE）方案针对转移性GCTs的二线高剂量解救化疗。

5% GS	300～500ml	iv gtt
卡铂	700mg/m²	d1～3
NS	300～1000ml	iv gtt
依托泊苷	750mg/m²	d1～3

说明：a.此方案为造血干细胞移植前的预处理方案，应在有条件和经验的医院进行。

b.在开始高剂量化疗前，应按技术要求收集和纯化外周血干细胞，并保证至少有1×10⁶的CD34＋细胞。

c.进行高剂量化疗前，患者应在接受最后一次常规剂量化疗4周内未出现进展。

d.此方案在输注外周血干细胞前5d、4d、3d给药。此方案连续给予2周期。第2周期在中性粒细胞和血小板完全恢复后开始。但若第1周期出现4度非血液学毒性，或第1周期化疗无效，则不进行第2周期化疗。

e.在治疗中常规预防性使用抗生素包括：阿昔洛韦、氟康唑和头孢哌酮/舒巴坦。

f.两周期高剂量化疗后肿瘤完全缓解和部分缓解，血HCG和AFP正常的的患者，接受口服依托泊苷50mg/（m²·d），连续21d，停7d后重复，共3周期。但在高剂量化疗前接受过以异环磷酰胺为基础的方案解救化疗的患者，无需接受维持治疗。

g.该方案医嘱中的常规处理和辅助检查说明和药物的使用注意事项详见前述。

▶ **处方七**：紫杉醇＋异环磷酰胺→卡铂＋依托泊苷（TICE）方案　针对转移性GCTs的二线高剂量解救化疗。

NS 或 5% GS	250～500ml	iv gtt（持续24h）
紫杉醇	200mg/m²	d1
NS	500～1000ml	iv gtt（持续24h）
异环磷酰胺	2000mg/m²	d2～4
5% GS	250～500ml	iv gtt（持续60min）
卡铂	AUC＝7～8	d1～3
NS	500ml	iv gtt
依托泊苷	400mg/m²	d1～3

说明：a.此为高剂量化疗方案，应在有条件和经验的医院开展。

b.此方案先予紫杉醇＋异环磷酰胺化疗2周期，每周期间隔14天。在第11～13d进行干细胞采集，第1周期若采集了足够的干细胞，则第2周期可以不用再采集。然后给予3周期的卡铂＋异环磷酰胺高剂量化疗，第5d输注干细胞，14～21d为1周期。

c.异环磷酰胺须用美司钠解救，具体用法参见前述。

▶ **处方八**：吉西他滨＋奥沙利铂（Gemox）方案　姑息化疗，适用于之前经强烈治疗或对顺铂耐药或难治性睾丸癌者

NS	100ml	iv gtt（持续30min）
吉西他滨	1000～1250mg/m²	d1、d8
5% GS	250ml	iv gtt
奥沙利铂	130mg/m²	d1

每21d重复

说明：a.该方案主要毒性是血液学毒性，但通常容易控制。62%患者有3度/4度的中性粒细胞下降，10%患者有中性粒细胞下降性发热，41%患者有3度/4度的血小板下降，10%患者有3度周围神经毒性。

b.吉西他滨可观察到肝转氨酶的升高，多为轻度、一过性损害，仅有极少数需要终止化疗。尽管如此，肝功能受损的患者使用吉西他滨应

特别谨慎。

c.吉西他滨在用药后数小时内患者可能会发生呼吸困难。这种呼吸困难常常持续短暂、症状轻、几乎很少需要减少用药剂量，大多无需特殊治疗即可消失，其发病机制不清，与吉西他滨的关系也不清楚。在使用吉西他滨治疗期间，有发生肺水肿、间质性肺炎和不明原因的成人呼吸窘迫综合征的病例报告。一旦发生，应停止使用吉西他滨治疗。

d.近一半的患者使用吉西他滨药后可出现轻度蛋白尿和血尿，但极少伴有临床症状。通常不伴有血清肌酐与尿素氮的变化。然而，报告有部分病例出现不明原因的肾功能衰竭。未观察到累积性的肾毒性。在使用吉西他滨的患者中可见有类似溶血性尿毒症综合征的临床表现。若有微血管病性贫血的表现，如人血红蛋白及血小板迅速下降，血清胆红素、肌酐、尿素氮、乳酸脱氢酶上升，应立即停药。有时停药后，肾功能仍不能好转，则应给予透析治疗。

e.滴注吉西他滨过程中患者有时可发生支气管痉挛。痉挛一般为轻度且持续短暂，但可能需要胃肠道外的给药治疗。已知对本药高度敏感的患者应严禁使用。严重过敏的患者应严禁使用。严重过敏反应罕见。

f.奥沙利铂可以出现末梢神经炎为特征的周围性感觉神经病变，有时可伴有口腔周围、上呼吸道和上消化道的痉挛及感觉障碍，甚至类似于喉痉挛的临床表现而无解剖学依据，可自行恢复而无后遗症。这些症状常因感冒而激发或加重。感觉异常可在治疗休息期减轻，但在累积剂量大于 $800mg/m^2$ 时，有可能导致永久性感觉异常和功能障碍。在治疗终止后数月之内，3/4 以上患者的神经毒性可减轻或消失。当出现可逆性的感觉异常时，并不需要调整下一次本品的给药剂量。给药剂量的调整应以所观察到的神经症状的持续时间和严重性为依据。当感觉异常在两个疗程中间持续存在，疼痛性感觉异常和（或）功能障碍开始出现时，本品给药量应减少25%，如果在调整剂量之后症状仍持续存在或加重，应停止治疗。在症状完全或部分消失之后，仍有可能全量或减量使用，应根据医师的判断做出决定。

▶ **处方九**：紫杉醇＋吉西他滨方案　适用范围同Gemox方案。

NS 或 5% GS	250 ～ 500ml	iv gtt（持续 1h）
紫杉醇	100mg/m²	d1、d8、d15
NS	100ml	iv gtt（持续 30min）
吉西他滨	1000mg/m²	d1、d8、d15

每28d重复

说明：此方案在高剂量化疗后进展的患者中仍有31%的客观有效率，甚至还有长期无病生存的可能。其主要的治疗相关毒性包括骨髓抑制和外周神经病变等。

◐ **处方十**：吉西他滨＋紫杉醇＋奥沙利铂方案　适用范围同吉西他滨方案。

NS	100ml	iv gtt（持续 30min）
吉西他滨	800mg/m²	d1、d8
NS 或 5% GS	250 ～ 500ml	iv gtt（持续 1h）
紫杉醇	80mg/m²	d1、d8
5% GS	250ml	iv gtt
奥沙利铂	130mg/m²	d1

每21d重复

◐ **处方十一**：依托泊苷口服方案　姑息化疗

（赖金火　翁小娇）

第四节　前列腺癌

前列腺癌是男性泌尿生殖系统最常见的肿瘤之一。其发病率是我国男性泌尿生殖系统恶性肿瘤第3位，近年还在迅速上升。发病率随年龄增长而迅速增加。前列腺癌的确切病因尚不完全清楚。它的发生、发展与多种因素有关，包括内因，如遗传因素等，也包括外因，如肥胖、吸烟、大量脂肪摄入等。几乎所有前列腺癌均为腺癌，移行细胞癌、小细胞癌、鳞癌、肉瘤罕见。前列腺癌常见多中心发病，70%累及外周区（外科囊）。肿瘤病理分级不同的前列腺癌生物学行为差异大，分级低者可长期局限于局部。

一、诊断要点

1. 症状

早期肿瘤一般无症状。

进展期肿瘤侵犯尿道、膀胱颈时可出现下尿路梗阻或尿路刺激症状；局部浸润侵犯包膜及附近神经时，可出现会阴部疼痛及坐骨神经痛；肿瘤侵犯压迫输精管时可出现腰痛及患侧睾丸疼痛；侵犯压迫输尿管膀胱开口处可导致单侧或双侧肾积水、肾功能衰竭。侵犯血管神经束可出现勃起功能障碍；侵犯直肠可出现排便困难或结肠梗阻；侵犯尿道膜部可出现尿失禁。

转移最常见于骨、盆腔淋巴结等。骨转移可出现骨痛、病理性骨折、贫血、脊髓压迫导致下肢瘫痪；盆腔淋巴结转移可出现下肢水肿；肺转移可出现咯血、咳嗽。

晚期全身症状：消瘦、乏力、低热、进行性贫血、恶病质或肾功能衰竭。

2. 体征

直肠指诊可发现前列腺结节，质地如石样硬，弹性差。发现的多为中晚期患者。

腹股沟淋巴结转移可扪及淋巴结肿大；远处转移可出现相应体征。

3. 检验及检查

（1）常规检查项目　三大常规、生化全套、凝血功能、乙肝及丙肝肝炎标志物、心电图、血前列腺特异性抗原（tPSA、fPSA、PSAD、PSAV）、腹部彩超、胸部CT平扫＋增强、全腹CT/MRI平扫＋增强、全身骨显像、经直肠超声检查、病理学检查（超声引导下前列腺穿刺活检）。

（2）必要时选择性检查项目　同位素肾图。

4. 分期

见AJCC前列腺癌TNM分期第8版。

二、治疗原则

非转移性前列腺癌根据临床分期、PSA、Gleason分级等因素分为极低危组、低危组、中危组、高危组、极高危组5组。预期寿命在5年以内且无症状的前列腺癌患者可观察等待，但高危组、极高危组除外。预期寿命在5年以上或有症状的患者根据不同分组选择不同的治疗。极低危组、低危组、中危组预期寿命较短者可观察等待或主动观察，极低危组、低危组预期寿命长者建议行根治性前列腺切除术或根治性放疗，中危组预期寿命长者、高危组、极高危组根据具体情况选择根治性前列腺切除术±放疗/内分泌治疗或放疗±内分泌治疗或单纯内分泌治疗。转移性前列腺癌患者建议内分泌治疗或放疗联合内分泌治疗。

对肿瘤负荷高、雄激素阻断治疗不敏感的转移性前列腺癌可考虑雄激素阻断治疗联合多西他赛化疗。对于转移性去势抵抗性前列腺癌，首先推荐参加临床试验。也可考虑全身化疗，尤其是有症状的患者。无症状或症状轻微的患者可考虑免疫治疗。

三、处方

▶ **处方一**：多西紫杉醇单药方案　适用于转移性去势抵抗性前列腺癌一线化疗。

| NS | 250ml | iv gtt | d1 |
| 多西他赛 | 75mg/m² | | |

每3周重复

说明：a.本方案可造成严重的骨髓抑制及肝功能损害，应监测血常规及肝功能。

b.多西他赛使用前一天开始口服地塞米松8mg bid，连续服用至少3d，以防过敏及水钠潴留。多西他赛使用中可能发生较严重的过敏反应，故使用时应具备相应的急救设施，常规心电监护2h。过敏反应的发生常在该药开始滴注的最初几分钟，故用药前10min应有医护人员在床边密切观察。如果发生过敏反应的症状轻微，如脸红或局部皮肤反应则不需终止治疗；但如果发生严重过敏反应，如血压下降超过30mmHg，支气管痉挛或全身皮疹或红斑，则需立即停止滴注并进行抗过敏反应治疗。

c.含多西他赛化疗方案已证实可有效延长患者生存期。

▶ **处方二**：多西他赛＋泼尼松（DP）方案　适用于转移性去势抵抗性前列腺癌（mCRPC）一线化疗。

```
NS                250ml              iv gtt   d1
多西他赛          75mg/m²
```

泼尼松 5mg po bid d1～21

每21d重复

▷ **处方三**：多西他赛＋雌莫司汀（DE）方案

```
NS                250ml              iv gtt   d1
多西他赛          60mg/m²
```

雌莫司汀 280mg po tid d1～21

每21d重复

说明：本方案不良反应明显，尤其是中性粒细胞减少性发热和心血管系统不良事件。实际应用中可适当减量。

▷ **处方四**：多西他赛＋沙利度胺方案

```
NS                250ml              iv gtt   d1
多西他赛          75mg/m²
```

沙利度胺 200mg po qn d1～21（由100mg qn慢慢加到200mg qn）

每21d重复

▷ **处方五**：卡巴他赛（cabazitaxel）＋泼尼松方案 适用于多西他赛治疗失败的mCRPC患者。

卡巴他赛 25mg/m² iv gtt

泼尼松 5mg po bid d1～21

说明：a.卡巴他赛是一种新的紫杉类药物。主要不良反应：骨髓抑制、腹泻、疲劳、恶心、呕吐、便秘、肾功能衰竭、神经病变等。使用本品要求患者无严重神经病变，且肝、肾功能及骨髓造血功能良好。

b.FDA推荐本方案作为多西他赛治疗失败后的二线治疗。

▷ **处方六**：米托蒽醌＋泼尼松（MP）方案 适用于姑息治疗，尤其是不适合卡巴他赛和镭223治疗的患者。

```
NS                100ml              iv gtt   d1
米托蒽醌          12mg/m²
```

泼尼松 5mg po bid d1～21

每21d重复

说明：a.骨髓抑制是本药剂量限制性毒性反应，应注意监测血常规。

b.本方案可改善患者症状,但并不延长生存期。

▶ **处方七**:紫杉醇+沙利度胺 适用于姑息治疗。

NS 或 5% GS	500ml	iv gtt（3h）d1
紫杉醇	175mg/m²	

沙利度胺 200mg po qn d1～21（由100mg qn慢加到200mg qn）

说明:a.本药引起的过敏反应多为Ⅰ型,几乎均在最初用药后10min发生,表现为皮肤潮红、皮疹、瘙痒、支气管痉挛性呼吸困难等,必须在住院时给药,使用时必须具备抗过敏药及相应的抢救器械,心电监护。

b.为预防过敏反应,用药前应给予预处理:地塞米松20mg于紫杉醇前12h及6h口服,苯海拉明50mg po或异丙嗪(非那根)25mg im及西咪替丁0.3g于紫杉醇前30min使用。

▶ **处方八**:长春花碱+雌莫司汀方案 适用于mCRPC患者姑息治疗。

NS	30ml	iv gtt d1 qw×6
长春花碱	4mg/m²	

雌莫司汀 10mg/(kg×d) po tid d1～42

每56d重复

▶ **处方九**:依托泊苷+雌莫司汀方案 适用于mCRPC患者姑息治疗。

依托泊苷 50mg/(m²×d) po d1～21

雌莫司汀 15mg/(kg×d) po d1～21

每28d重复

说明:本方案非常方便,可连续多周期治疗直至疾病进展。但是缺乏足够的研究资料支持。

▶ **处方十**:长春瑞滨

NS	100ml	iv gtt d1、d8
长春瑞滨	25mg/m²	

21d为1个周期

▶ **处方十一**:吉西他滨

NS	100ml	iv gtt（持续30min）
吉西他滨	800mg/m²	d1、d8

21d为1个周期

▷ **处方十二**：贝伐组单抗

| NS | 100ml | iv gtt |
| 贝伐组单抗 | 7.5mg或15mg/kg | d1 |

21d为1个周期

▷ **处方十三**：阿比特龙　适用于多西他赛治疗失败的mCRPC患者。

阿比特龙　1000mg　po　qd

▷ **处方十四**：恩扎鲁胺（Enzalutamide，Xtandi）　用于多西他赛治疗失败的mCRPC患者。

恩扎鲁胺　160mg　po　qd

说明：a.接受Xtandi患者0.9%发生癫痫发作。没有曾有癫痫发作患者，在有癫痫发作诱发因素患者，或同时使用药物可能降低癫痫发作阈患者中使用Xtandi的临床试验经验.

b.最常见不良反应（≥5%）是虚弱/疲劳、背痛、腹泻、关节痛、潮热、外周血水肿、肌肉骨骼痛、头痛、上呼吸道感染、肌肉无力、眩晕、失眠、下呼吸道感染、脊髓压迫症和马尾神经综合征、血尿、感觉异常、焦虑和高血压。

c.避免强CYP2C8抑制剂，因为它们可能增加对Xtandi血浆暴露。如需共同给药，减低Xtandi剂量。避免强或中度CYP3A4或CYP2C8诱导剂因它们可能改变对Xtandi血浆暴露。避免CYP3A4、CYP2C9和CYP2C19底物有狭窄治疗指数，因Xtandi可能减低这些药物的血浆暴露。如Xtandi是与华法林（CYP2C9底物）共同给药，进行附加的INR监测。

▷ **处方十五**：sipuleucel-T（Provenge）

sipuleucel-T

说明：a.在第0、第2、第4周分别接受3次白细胞分离，每次分离后3天进行静脉回输sipuleucel-T。

b.sipuleucel-T是一种针对前列腺酸性磷酸酶的肿瘤疫苗。适用于：ECOG 0～1分、预计生存期大于6个月、无肝转移、无症状或症状轻微的mCRPC。它的主要不良反应有发热、乏力、疼痛等。

▷ **处方十六**：雌激素　内分泌治疗。

己烯雌酚　1mg/d　po

说明：因有潜在心脏毒性和血栓性静脉炎的危险，现较少应用。使用时应同时应用低剂量华法林（1mg/d）或低剂量阿司匹林（75～100mg/d）。

▶ **处方十七**：抗雄激素类药物　内分泌治疗。

（1）甲孕酮　500mg　bid　po（3个月后改为500mg　qd　po）

（2）甲地孕酮　160mg　qd　po（3个月后改为40mg　qd　po）

（3）比卡鲁胺（康士得）　50mg　pov　qd

（4）氟他胺（福至尔）　250mg　pov　tid

▶ **处方十八**：促黄体释放激素（LHRH）类似物　内分泌治疗。

（1）亮丙瑞林（Leuprolide）缓释剂　7.5mg　im　qm（每月一次）

（2）戈舍瑞林（Goserrelin）缓释剂　3.6mg　im　qm（每月一次）

说明：a.优点为无须睾丸切除，无雌激素副作用。缺点：在最初几个月，由于睾酮短暂的反常增多，导致病情恶化的危险，这种情况可以通过同时给予抗雄激素制剂得到避免；价格高。

b.手术去势与药物去势等效。

c.放射后或手术后内分泌治疗多长时间有争论。

（赖金火　翁小娇）

第十二章 >>>

妇科恶性肿瘤化疗

第一节 卵巢上皮细胞肿瘤

约90%的卵巢恶性肿瘤来源于上皮-间质。卵巢上皮癌是妇科恶性肿瘤的首要死因。卵巢癌的发病原因，目前普遍认为是反复排卵的过程导致卵巢上皮细胞基因损伤，最终导致易感个体发生卵巢癌。月经初潮早以及绝经晚似乎能增加卵巢癌的患病风险。有卵巢癌家族史的女性为高危人群，与某些遗传综合征（如BRCA1/2突变）有关。卵巢癌的发病率随着年龄增长而上升。

一、诊断要点

1.症状

卵巢上皮癌早期症状常不明显，较常见的症状为腹部包块、腹胀，部分患者可有低热乏力、消瘦等。有时可伴有气短或大小便次数增多等肿块压迫症状。

2.体征

腹盆腔包块、腹部增大和腹水是卵巢癌较为常见的体征。胸腔积液亦偶尔可见。

3.检验及检查

（1）常规检查项目　三大常规、生化全套、凝血功能、相关肿瘤标志物（CEA、CA125等），胸部CT平扫、全腹部CT平扫＋增强或全腹部MRI平扫＋增强、全身骨显像、病理学检查（粗针活检或细针穿刺活检）。

（2）必要时选择性检查项目　如有胸腹水，可行胸腹水找瘤细胞检查。剖腹探查或腹腔镜探查和肿瘤的组织学检查是最后的诊断及分期依据。

4.分期

卵巢癌分期应根据开腹探查所见并采用国际妇产科联盟（FIGO）分期系统进行分期（表12-1）。

表12-1　FIGO卵巢癌分期

分期	定义
I	病变局限于卵巢
I a期	病变局限于一侧卵巢，包膜完整，表面无肿瘤，无腹水
I b期	病变局限于双侧卵巢，包膜完整，表面无肿瘤，无腹水
I c期	I a或 I b病变已穿出卵巢表面，或包膜破裂，或在腹水中或腹腔洗液中找到恶性细胞
II	病变累及一侧或双侧卵巢，伴盆腔转移
II a期	病变扩展或转移至子宫或输卵管
II b期	病变扩展至其他盆腔组织
II c期	II a或 II b病变，肿瘤穿出卵巢表面，或包膜破裂，或在腹水或腹腔洗液中找到恶性细胞
III	病变累及一侧或双侧卵巢，伴盆腔以外种植或腹膜后淋巴结转移
III a期	病变大体所见局限于盆腔，淋巴结阴性，但镜下腹腔腹膜面有种植瘤，组织病理学证实扩散至小肠或网膜
III b期	腹腔腹膜种植瘤直径＜2cm，淋巴结阴性
III c期	腹腔腹膜种植瘤直径＞2cm，和（或）伴有区域淋巴结转移
IV	肿瘤累及一侧或双侧卵巢伴有远处转移。胸水存在时需找到瘤细胞；肝实质转移属于IV期

二、治疗原则及处方

卵巢癌的首要治疗方法是手术，外科手术治疗与化疗相辅相成，成为目前治疗卵巢癌的两个常用而有效的治疗手段。手术方式及术后化疗方案取决于肿瘤分期及其临床病理学类型。放射治疗对于卵巢癌也是有效的，特别是对术后小的残存肿瘤有效，也是主要辅助治疗手段。卵巢癌放疗的局限性在于放疗野过大，需要遮挡肝和肾，在某种程度上也减少了这部分区域中腹膜肿瘤的受量。由于放疗的局限性和副作用，使得放疗的临床应用减少了，多被化疗替代。

（一）卵巢上皮癌

1. 治疗原则

常见的卵巢上皮肿瘤每种均分为良性、交界性、恶性三种。浆液癌是卵巢上皮癌最常见的组织学类型，其次为黏液腺癌、子宫内膜样癌。

FIGO Ⅰ期～Ⅱa期上皮性卵巢癌患者的最佳治疗方案仍有争议。Ⅰ A或Ⅰ B期伴肿瘤分化G_1～G_2的卵巢癌患者术后的生存率可达90%以上，对这类人群建议在术后仅予观察随访。

FIGO Ⅱ b期～Ⅲc期的患者，首先应最大限度地行肿瘤细胞减灭术达到无残余病灶，之后常规行以铂类为基础的术后联合化疗。卡铂＋紫杉醇静脉化疗6周期是推荐的标准化疗方案，也是首选方案。对于初次未达到肿瘤细胞减灭术标准但化疗后疾病稳定或化疗有效的患者，宜再次行肿瘤细胞减灭术，最好在3个周期化疗后或肿瘤不再缩小时进行，术后再行3周期同样方案的化疗或共6周期的化疗。手术达到满意减瘤和残余病灶较小的患者推荐使用腹腔化疗（铂类联合方案）。

FIGO Ⅳ期的患者可从最大限度的减瘤术中获益，如患者不适合行手术，则建议给予Ⅱ b～Ⅲc期的标准化疗方案。

对复发病例首选的联合方案包括：卡铂/紫杉醇、卡铂/紫杉醇周疗、卡铂/多西他赛、卡铂/吉西他滨、卡铂/脂质体多柔比星、或顺铂/吉西他滨。

初次含铂方案化疗后6个月或更长时间复发的患者被认为是"铂类敏感"，含铂的联合化疗方案仍是治疗首选。含铂方案化疗后6个月内复发的患者称为"铂类耐药"，首选非铂类单药（如多西他赛、口服依托泊苷、吉西他滨、脂质体多柔比星、紫杉醇周疗、培美曲塞、托泊替康）。经连续2种方案化疗失败者从后续治疗中获益的可能性小，此时应建议临床试验、支持治疗。连续2种方案化疗失败者及一线化疗后6个月内复发的患者对于初始的诱导化疗是耐药的，故而再次治疗不推荐使用含铂类或者紫杉醇的化疗方案，但改变紫杉醇的给药方案可能获得再次缓解。多个周期的化疗后复发的卵巢癌患者（尤其是对于经多周期序贯化疗后的患者），当给予后继的化疗时应特别关注化疗毒副反应，应根据临床判断选择合适的化疗剂量。

对于化疗周期数，早期病例（Ⅰ～Ⅱa期）推荐给予3～4个周期化疗。晚期病例（Ⅱb～Ⅳ期）推荐给予6～8个周期化疗，也可予化疗（3～6个周期）→手术→化疗的策略。

对于化疗途径的选择，所推荐的化疗方式包括静脉化疗或腹腔化疗，采用腹腔化疗还是静脉化疗现在仍有争议。

2.处方

（1）术后辅助化疗方案

▶ **处方一**：紫杉醇＋卡铂（PC_{BP}）方案（21d/周期×6周期）

5% GS	500ml	iv gtt（持续3h）
紫杉醇	175mg/m²	d1

5% GS	500ml	iv gtt
卡铂	AUC＝5～6	d1

说明：a.紫杉类和铂类化疗药物均有致超敏反应的可能，表现为气短、全身荨麻疹/瘙痒、血压改变等症状。前者多发生在化疗的前几个周期，用药前应给予抗过敏预处理，包括：地塞米松、苯海拉明、西咪替丁等药物。用药全程应给予心电、血压监护。后者超敏反应多发生于反复应用铂类药物化疗的患者中。

b.紫杉醇致吐率10%～30%，卡铂致吐率30%～90%，应按中度化疗止吐方案处理。

c.稀释的紫杉醇药液应储藏在瓶内或塑料袋，采用聚氯乙烯给药设备滴注。

d.卡铂与紫杉醇间隔1h。

▶ **处方二**：多西他赛＋卡铂（DC_{BP}）方案（21d/周期×6周期）

5% GS	250ml	iv gtt　d1
多西他赛	60～75mg/m²	（1h）

| 5% GS | 500ml | iv gtt |
| 卡铂 | AUC＝5～6 | d1 |

说明：a.使用多西他赛时应给予糖皮质激素类（常用地塞米松8mg bid）以减轻体液潴留的发生，地塞米松自化疗前1d开始服用，连用3d。

b.多西他赛使用中可能发生严重的过敏反应，故使用时应具备相应的急救设施，常规心电监护2h。过敏反应常发生在开始滴注的最初几分钟内，故用药前10min应有医护人员床边密切观察，如发生过敏反应的症状轻，仅表现为面部潮红或局部皮肤反应，不需要停止治疗，如发生严重的过敏反应，如血压下降超过30mmHg、支气管痉挛或全身皮疹或红斑，需立即停止滴注并予抗过敏反应治疗。

c.多西他赛应在卡铂前用，因为卡铂会使多西他赛清除率明显下降，而造成严重的骨髓抑制。

d.多西他赛可用5% GS或NS配制。

▶ **处方三**：紫杉醇＋顺铂静脉（PC）方案＋腹腔化疗方案（21d/周期×6周期）

5% GS	500ml	iv gtt（持续2～4h）
紫杉醇	135mg/m^2	d1
NS	1000ml	iv gtt（避光）
顺铂	75mg/m^2	d2
NS	1000ml	腹腔灌注
顺铂	60mg/m^2	d8（3h）

说明：a.紫杉类和铂类化疗药物均有致超敏反应，监护原则见PC$_{BP}$方案。

b.顺铂＞50mg/m^{2}致吐风险＞90%，应联合应用5HT3阻滞药、H2受体阻滞药、糖皮质激素、神经激肽1阻滞药、镇静药等强止吐方案。

c.参考顺铂剂量给予不同程度的水化：当顺铂＞80mg/m^{2}时每日输液量不少于4000ml，当顺铂剂量在60～80mg/m^{2}时每日输液量不少于2000ml。

d.DDP应在紫杉醇后用，若先给DDP，可产生严重的骨髓抑制。

e.顺铂有较强的神经毒性，听神经损害致耳鸣、听力下降较常见，故治疗前应行听力和神经系统检查。

f.腹腔输注结束后患者应采取不同体位，包括左、右侧卧位，仰、俯卧位，头低脚高、头高脚低位各数分钟，以便让腹腔化疗药物均能够到达腹腔内的各个间隙。

g.腹腔化疗同时进入腹腔生理盐水总量建议为2000ml。

▶ **处方四**：紫杉醇＋卡铂（PC）静脉密集化疗方案（21d/周期×6周期）

5% GS	250ml	iv gtt　d1、d8、d15
紫杉醇	80mg/m²	（持续1h）
5% GS	500ml	iv gtt
卡铂	AUC＝5～6	d1

说明：a.注意过敏反应的预处理和监护。

b.中度致吐药，应给予包括5-HT3受体阻滞药、地塞米松、西咪替丁、苯海拉明等药物以减少暴发性呕吐的发生。

（2）姑息化疗方案

铂类敏感肿瘤

▶ **处方一**：吉西他滨＋卡铂（GC_BP）方案（21d/周期×6周期）

NS	100ml	iv gtt
吉西他滨	1.0g/m²	d1、d8（30min）
5% GS	500ml	iv gtt
卡铂	AUC＝5	d1

说明：吉西他滨的剂量限制性毒性为骨髓抑制，血小板减少常见，需密切监测血常规，化疗后每周查2次血常规，如出现Ⅱ度以上骨髓抑制，应予以相应治疗。吉西他滨只能用生理盐水配制。输注时间为半小时，若延长输注时间会增加其毒性，尤其是骨髓抑制毒性。

▶ **处方二**：PC_BP静脉化疗

参见辅助化疗。

▶ **处方三**：PC静脉密集化疗

参见辅助化疗。

▶ **处方四**：DC_BP静脉化疗

参见辅助化疗。

▶ **处方五**：卡铂＋脂质体多柔比星（CD）方案（28d/周期×6周期）

5% GS	500ml		iv gtt
卡铂	AUC＝5		d1
5% GS	100ml		iv gtt
甲泼尼龙	20mg		（PLD前30min）
5% GS	250ml		iv gtt
脂质体多柔比星	30mg/m^2		d1（30～60min）

说明：a.脂质体多柔比星致心肌损伤概率与多柔比星相近，使用蒽环类化疗药物累积剂量达400mg/m^{2}时就注意心脏毒性的发生。当心电图出现QRS复合波减小时应及时复查心脏彩超及心肌酶学以明确是否发生心脏毒性。

b.发泡性化疗药物，化疗时应常规行深静脉置管以减少药物渗漏所致化学性损伤。

c.少数患者输注的第1周期可能出现潮红、气短、面部水肿、头痛、寒战、背痛、胸部和喉部收窄感等输液反应，此时减慢输液速度并予对症处理。在使用脂质体多柔比星时建议给予甲泼尼龙以减少输液反应。

▷ **处方六**：吉西他滨＋顺铂（GP）方案（21d/周期×6周期）

NS	100ml		iv gtt
吉西他滨	800～1000mg/m^2		d1、d8（30min）
NS	500ml		iv gtt
顺铂	60～75mg/m^2		d1 （避光）

说明：a.注意监控血象，特别是血小板下降。

b.顺铂60mg/m^{2}应给予高致吐化疗止吐方案处理，参见PC静脉＋腹腔化疗止吐方案。

▷ **处方七**：卡铂单药（21d/周期×6周期）

5% GS	500ml		iv gtt
卡铂	AUC＝5～6		d1

说明：按中度致吐药处理。

▷ **处方八**：顺铂单药（21d/周期×6周期）

NS	500ml		iv gtt
DDP	70～100mg/m^2		d1

说明：a.按高致吐化疗止吐方案处理。

b.水化3d，每日量不少于2000ml。

铂类耐药肿瘤

▶ **处方一**：多西他赛单药（21d/周期×6周期）

NS	250ml	iv gtt d1
多西他赛	100mg/m²	（1h）

说明：a.用药前24h开始给予地塞米松（8mg bid）至化疗后48h，共3d，预防水钠潴留。

b.注意过敏反应的预处理和监控（参见DC$_{BP}$方案）。

▶ **处方二**：依托泊苷单药（28d/周期×6周期）

依托泊苷　50mg　po　qd×21

▶ **处方三**：吉西他滨单药（21d/周期×6周期）

NS	100ml	iv gtt
吉西他滨	1.0g/m²	d1、d8（30min）

说明：注意骨髓抑制，特别是血小板下降。

▶ **处方四**：脂质体多柔比星单药（28d/周期×6周期）

5% GS	100ml	iv gtt
甲泼尼龙	20mg	（PLD前30min）

5% GS	250ml	iv gtt
脂质体多柔比星	40mg/m²	d1（30～60min）

说明：注意输液反应及预处理，参见CD方案。

▶ **处方五**：紫杉醇周疗法（21d/周期×6周期）

5% GS	500ml	iv gtt d1、d8、d15
紫杉醇	80mg/m²	（持续3h）

说明：a.理论上可以用至肿瘤进展或出现无法耐受的副反应（如3～4度神经毒性）停药。

b.用药前应给予地塞米松、苯海拉明、西咪替丁/雷尼替丁等预防超敏反应。

c.本方案糖皮质激素使用频率较高，应注意给予制酸剂及胃黏膜保护剂等预防消化道溃疡。

▶ **处方六**：托泊替康单药（21d/周期×6周期）

NS	100ml	iv gtt
托泊替康	1.5mg/m²	d1～5

说明：本方案骨髓抑制明显，东方人建议剂量减少20%～40%。

▶ **处方七**：紫杉醇＋卡铂＋贝伐组单抗组方案（21d/周期）

| 5% GS | 5000ml | iv gtt（持续3h）d1 q3w |
| 紫杉醇 | 175mg/m² | |

| 5% GS | 500ml | iv gtt |
| 卡铂 | AUC＝5～6 | d1 |

| NS | 100ml | iv gtt |
| 贝伐组单抗 | （7.5/15）mg/kg | d1 |

说明：a.21d为1周期，后续5～6个周期。

b.注意过敏反应的预处理和监护。

c.中度致吐药，应给予包括5-HT3受体阻滞药、地塞米松、西咪替丁、苯海拉明等药物以减少暴发性呕吐的发生。

d.贝伐组单抗用7.5mg/kg时需连用18个周期（基于ICON-7数据）；用15mg/kg时需连用22个周期（基于GOG-218数据）。

▶ **处方八**：激素治疗

可选择乙酸孕酮、甲地孕酮、他莫昔芬、来曲唑、阿那曲唑、醋酸亮丙瑞林等，具体剂量如下：

乙酸孕酮（250mg，3次/周，im，2～3月后改为2次/周）

甲地孕酮（160mg/d）

他莫昔芬（20mg qd）

来曲唑（2.5mg qd）

阿那曲唑（1mg qd）

醋酸亮丙瑞林（3.75mg H q4w）

说明：a.单纯激素治疗主要用于晚期肿瘤复发转移，对化疗抗拒或不宜化疗的患者，多为姑息治疗，有效率为8%～32%。

b.卵巢内膜样腺癌对高剂量孕激素治疗疗效相对比其他类型好，可辅助激素治疗。

（二）卵巢上皮交界瘤

生物学行为特殊，其肿瘤细胞具有明显的恶性特征，少有浸润，可有淋巴转移，但转移和分期无关。疗效较好，5年生存率＞90%（Ⅰ期99%，Ⅱ、Ⅲ期92%）。肿瘤生长缓慢，晚期复发为其特点。Ⅰc、Ⅱ、

Ⅲ期仍有晚期复发的可能，特别是浆液性交界瘤，应采用术后治疗，此瘤对化疗和放疗均不敏感。化疗参见卵巢上皮癌。

▷ 第二节　卵巢生殖细胞肿瘤

　　卵巢生殖细胞肿瘤少见，占全部卵巢肿瘤的3％～5％，属侵袭性肿瘤。其中最常见的是无性细胞瘤和内胚窦瘤，后者又被称为卵黄囊瘤。卵巢生殖细胞肿瘤主要发生于青春期或年轻女性，对化疗更为敏感。

一、诊断要点

1.症状

　　恶性生殖细胞瘤由于肿瘤恶性度高，生长快，早期即出现症状，患者就诊时60％～70％属早期。除腹部包块、腹胀外，常可因肿瘤内出血或坏死感染而出现发热，或肿瘤扭转而出现急腹症的症状。

2.体征

　　腹盆腔包块、腹部增大和腹水是较为常见的体征。胸腔积液亦偶尔可见。

3.检验及检查

　　（1）常规检查项目　三大常规、生化全套、凝血功能、相关肿瘤标志物（CEA、CA125等）、AFP、β-HCG，胸部CT平扫、全腹部ＣＴ平扫＋增强、全身骨显像、病理学检查（粗针活检或细针穿刺活检）。

　　（2）必要时选择性检查项目　如有胸腹水，可行胸腹水找瘤细胞检查。如有使用博来霉素方案建议查肺功能，使用含顺铂方案建议行听力检测。剖腹探查或腹腔镜探查和肿瘤的组织学检查是最后的诊断及分期依据。

4.分期

　　同上文卵巢癌分期。应根据开腹探查所见并采用国际妇产科联盟（FIGO）分期系统进行分期。

二、治疗原则

卵巢恶性生殖细胞瘤过去被认为是预后最差的肿瘤，现已被认为是继子宫绒癌之后的第二种可手术、化疗治愈的肿瘤。目前认为恶性生殖细胞瘤中，除Ⅰ期Ⅰ级未成熟畸胎瘤，内胚窦瘤、无性细胞瘤都应行术后辅助化疗。BEP方案是国际上治疗各期卵巢恶性生殖细胞瘤的标准一线化疗方案。

三、处方

▶ **处方一**：博来霉素＋依托泊苷＋顺铂（BEP）方案（21d/周期）

NS	500ml	iv gtt（避光）
顺铂	20mg/m²	d1 ～ 5
NS	500ml	iv gtt
依托泊苷	100mg/m²	d1 ～ 5
NS	100ml	iv gtt
博来霉素	15mg	d1 ～ 3

说明：a.Ⅰ期患者术后常用BEP方案3 ～ 4周期，Ⅱ期以上晚期患者应根据肿瘤残留情况用4 ～ 6周期，或化疗前肿瘤标记物阳性，则在标记物转阴后再用2 ～ 3周期。

b.顺铂注射液在光照下会发生很强的光降解反应直至金属铂析出，从而使疗效下降。所以，在使用顺铂注射液时应注意避光。

c.高致吐剂量，应给予高致吐化疗止吐方案处理。

d.博来霉素给药4 ～ 5h后可能会出现发热现象，部分病例不用特殊治疗可自然消退。如发热≥38℃，可给予解热镇痛药治疗。因其肺毒性，终身累积总量应在300mg以下，并定期行肺功能测定或放射性检查，当累积量较大且有干咳、低热、气短症状时应注意是否发生肺纤维化。

e.顺铂具较强的神经毒性，听神经损害致耳鸣、听力下降较常见，故治疗前应行听力检查。

f.对于内胚窦瘤、Ⅱ ～ Ⅳ期的无性细胞瘤、Ⅰ期（G2 ～ 3）或Ⅱ ～ Ⅳ期未成熟畸胎瘤的患者应该接受3 ～ 4个周期的博来霉素/依托泊苷/铂类（BEP）化疗。

▶ **处方二**：卡铂＋依托泊苷（$C_{BP}E$）方案（28d/周期×3周期）

NS	500ml	iv gtt
依托泊苷	120mg/m²	d1～3
5% GS	250ml	iv gtt
卡铂	AUC＝5～6	d1（1h）

说明：a.卡铂致吐率为30%～90%（部分病人极为敏感），按中度致吐化疗止吐方案处理。卡铂虽无需水化，但为仍应鼓励患者多饮水，使尿量保持在2000ml/d以上。

b.为减少化疗毒性反应，对部分Ⅰb～Ⅲ期的无性细胞瘤可予3个周期的依托泊苷/卡铂化疗。

▶ **处方三**：BEP治疗失败后化疗，紫杉醇＋异环磷酰胺＋顺铂（TIP）方案（21d/周期）

5% GS	500ml	iv gtt（24h）d1
紫杉醇	135～175mg/m²	
NS	500ml	iv gtt（1h）
异环磷酰胺	1.5/m²	d2～5
NS	100ml iv gtt d2～5（冲管）	
NS	500ml	iv gtt（避光）
顺铂	25mg/m²	d2～5

说明：a.对一线化疗后AFP和（或）β-HCG水平持续升高的患者，推荐采用TIP（紫杉醇、异环磷酰胺，顺铂）方案化疗。

b.骨髓抑制是该方案的主要毒性，中性粒细胞减少性发热（伴或不伴败血症）发生率为48%，故应给予预防性升白细胞治疗，当白细胞计数＞$10×10^9$/L超过2d时可停用G-CSF。

c.异环磷酰胺在体内代谢产物为丙烯醛，此化合物通过膀胱排泄时可以造成膀胱壁的损伤出血，故应给予足量的美司钠解毒以减少此并发症的发生率。美司钠的用量为异环磷酰胺总量的60%，分3次使用，分别为异环磷酰胺时0h、4h、8h。

d.紫杉醇用药时应注意抗过敏预处理，用药时注意监护。

e.鉴于东西方人体质差异故将原方案紫杉醇剂量250mg/m²推荐降低为135～175mg/m²。

▶ **处方四**：高剂量卡铂＋依托泊苷（$C_{BP}E$）静脉化疗＋外周造血干细

胞移植

外周造血干细胞动员及采集

第1周期高剂量$C_{BP}E$化疗

NS	500ml	iv gtt	
卡铂	700mg/m²	d5～3	
NS	500ml	iv gtt	
依托泊苷	750mg/m²	d5～3	

外周造血干细胞移植

第2周期高剂量$C_{BP}E$化疗

NS	500ml	iv gtt	
卡铂	700mg/m²	d1～3	
NS	500ml	iv gtt	
依托泊苷	750mg/m²	d1～3	

维持治疗（28d/周期×3周期）

依托泊苷　50mg　po　qd×21d

说明：a.适用于一线化疗后AFP和（或）β-HCG水平持续升高的患者。

b.毒性大，病死率较高，建议在有经验的三甲医院使用。

c.第一周期化疗开始于外周期造血干细胞移植前5d至移植前3d使用。

d.在外周期血粒细胞及血小板恢复后方可给予第2周期高剂量$C_{BP}E$方案化疗。

e.对于达到RECIST完全/部分缓解标准或β-HCG、AFP生化完全缓解的病例，给予3个周期的依托泊苷单药口服巩固化疗。

▶ 处方五：依托泊苷＋异环磷酰胺＋顺铂（VIP）静脉化疗方案（21d/周期）

NS	500ml	iv gtt	
依托泊苷	75mg/m²	d1～5	
NS	500ml	iv gtt	
异环磷酰胺	1.2g/m²	d1～5	
NS	500ml	iv gtt（避光）	
顺铂	20mg/m²	d1～5	

说明：a.该方案骨髓毒性大，应预防性给予G-CSF支持。

b.应给予美司钠预防出血性膀胱炎。

c.应给予水化保护肾脏功能。

▶ **处方六**：长春花碱＋异环磷酰胺＋顺铂（VeIP）静脉化疗方案（21d/周期）

NS	30ml	iv
长春花碱（VLB）	0.11mg/kg	d1～2
NS	500ml	iv gtt
异环磷酰胺	1.2g/m^2	d1～5
NS	500ml	iv gtt（避光）
顺铂	20mg/m^2	d1～5

说明：a.药物外渗可引起局部组织坏死、溃疡等；神经毒性较VCR低，但仍可引起腱反射减弱或消失、四肢麻木或疼痛、肌肉震颤、手指/足趾尖发麻，若出现严重感觉异常及肌肉乏力则应予减量。

b.异环磷酰胺代谢物4-羟基异环磷酰胺和丙烯醛可致出血性膀胱炎，使用异环磷酰胺时需予美司钠解毒。

c.顺铂注射液在光照下会发生很强的光降解反应直至金属铂析出，从而使疗效下降。所以，在使用顺铂注射液时应注意避光。

▶ **处方七**：紫杉醇＋吉西他滨方案（28d/周期）

5% GS	500ml	iv gtt
紫杉醇	110mg/m^2	d1、d8、d15
NS	100ml	iv gtt（30min）
吉西他滨	1.0g/m^2	d1、d8、d15

说明：a.使用紫杉醇时应予预防超敏反应预处理；剂量根据各单位使用经验酌减，以减少Ⅲ～Ⅳ度骨髓抑制发生率。

b.为减轻吉西他滨的副作用，输注时间多控制在30min左右。使用吉西他滨时注意血小板下降。

▶▶ 第三节　子宫颈癌

子宫颈癌（简称宫颈癌）是发生于子宫颈上皮的恶性肿瘤，实际上所有的宫颈癌的发生都源于高危致癌性人乳头瘤病毒（HPV）的感染，其中以HPV16、18、31、45、52、58型最为常见。大部分感染为亚临床性的，并可被宿主的免疫系统所清除。其余的受感染者发生低级别或高级别鳞状上皮内病变（SILs），又称宫颈上皮内瘤变（CIN）。持续的高级别SIL是宫颈癌的癌前病变，进展至宫颈癌与病毒DNA的整合、病毒癌基因表达上调和染色体重排有关。宫颈癌的筛查制度能够早期发现肿瘤，可大大降低患者的病死率。但从全球来看，晚期宫颈癌仍是妇女最主要的癌症死因。现在可以通过接种HPV疫苗进行一级预防，从而降低宫颈癌的发病率。

一、诊断要点

1.症状

主要为接触性阴道出血，阴道分泌物增多伴腥臭味。晚期患者由于病灶侵犯范围，可出现继发性症状，如尿频、尿急、肛门坠胀、大便秘结、里急后重、下肢肿痛等。

2.体征

窥视阴道可见宫颈原型丧失，为肿瘤所取代。表面可呈结节、菜花、溃疡或空洞状，并可累及阴道壁。

3.检验及检查

（1）常规检查项目　三大常规、生化全套、凝血功能、相关肿瘤标志物（CEA、CA125、CA153、SCC等）、胸部CT平扫、全腹部CT/MR平扫＋增强、乙肝病毒检测、HPV相关抗原检测、阴道滴虫、真菌检查、病理学检查（阴道细胞学涂片、阴道镜、宫颈活检）。

（2）必要时选择性检查项目　胸腹水细胞学检查、膀胱镜、静脉肾盂造影、阴道彩超、骨ECT检查等。

4.分期

宫颈癌的分期采用国际妇产科联盟（FIGO）分期系统进行分期（表12-2）。

表 12-2 FIGO 宫颈癌分期

分期	定义
0	原位癌
I	肿瘤局限于宫颈（不考虑是否累及宫体）
I a	镜下浸润癌，最大浸润深度不超过 5mm，宽度不超过 7mm
I a1	间质浸润深度不超过 3mm，宽度不超过 7mm
I a2	间质浸润深度大于 3mm，但不超过 5mm，宽度不超过 7mm
I b	局限于宫颈的临床可见病灶，或超过 I a 期的临床前病变，所有肉眼可见病灶属于 I b 期
I b1	临床可见病灶最大直径小于等于 4cm
I b2	临床可见病灶最大直径大于 4cm
II	肿瘤侵及宫颈外，但未达盆壁，累及阴道，但未达到下 1/3
II a	无宫旁组织浸润
II a1	临床可见病灶最大直径小于等于 4cm
II a2	临床可见病灶最大直径大于 4cm
II b	有宫旁组织浸润
III	肿瘤浸润达盆壁，直肠检查时与盆壁间无间隙；肿瘤累及阴道下 1/3；肾盂积水或肾无功能者均属 III 期，除外因其他原因引起的肾盂积水或肾无功能
III a	累及阴道下 1/3，但未达盆壁
III b	以下任何一项：侵及盆壁、肾盂积水或肾无功能
IV	肿瘤已超出真骨盆，或临床已侵犯直肠或膀胱黏膜，黏膜泡状水肿不属于 IV 期
IV a	肿瘤扩散邻近器官
IV b	转移至远处器官

二、治疗原则

手术、放疗和化疗可单独或联合应用于各种程度的病变，从而改善宫颈癌患者的结局。宫颈癌早期（I～II a 期），主要采用手术治疗（子宫根治切除＋盆腔淋巴结清扫术）。宫颈鳞癌是放疗敏感肿瘤，对早期不宜采用手术治疗的患者，放疗可取得与手术相同的治疗效果。局部晚期宫颈癌（II b～III b 期），目前采用放化疗同步治疗。晚期转移及治疗后肿瘤未控制或复发的多采用化疗或加放疗。对于局部晚期的Ⅰb和Ⅱb期（局部肿瘤＞4cm）的患者，新辅助治疗可提高局部肿瘤的控制率并改善疗效，一般在术前或放疗前先化疗3个疗程。新辅助化疗还适用于组织学分化差、宫颈腺癌、黏液腺癌、透明细胞癌等病理类型宫颈癌。术后同步放疗适用于术后病理发现淋巴结和宫旁转移、切缘肿瘤细胞阳性、脉管浸润等病例，还适用于组织学分化差、腺癌、腺鳞癌等具有复发高危因素患者。

三、处方

（一）化疗方案

▶ **处方一（新辅助化疗方案一）**：PB方案（21d/周期×3周期）

NS	500ml	iv gtt（避光）
顺铂	50mg/m²	d1、d2

NS	100ml	iv gtt
博来霉素	30mg	d2

说明：a.注意避光、止吐治疗、水化3d（液体量在2000ml/d以上）。

b.博来霉素有致肺纤维化可能，应给予肺功能检查；博来霉素给药4～5h后可能会出现发热现象，部分病例不用特殊治疗可自然消失。如发热程度使患者无法忍受时，可给予解热镇痛药治疗。剂量应在300mg以下，并定期行肺功能测定或放射性检查，当累积量较大且有干咳、低热、气短症状时应注意是否发生肺纤维化。

▶ **处方二（新辅助化疗方案二）**：BIP方案（21d/周期）

NS	500ml	iv gtt（6h）
博来霉素	15mg	d1～3

美司钠单次量为异环磷酰胺的20%　iv　tid
d1～5（用异环磷酰胺时0h、4h、8h）

NS	500ml	iv gtt
异环磷酰胺	1～1.2g/m²	d1～5

NS	500ml	iv gtt（避光）
顺铂	50mg/m²	d1

说明：博来霉素、异环磷酰胺、顺铂用药注意事项参见前文。

▶ **处方三（同步放化疗方案一）**：FP方案＋同步放疗（28d/周期×2周期）

NS	100ml	iv gtt（避光）
顺铂	50～70mg/m²	d1
5-FU	1.0g/（m²·d）	civ（96h）

说明：a.注意避光，按高致吐化疗止吐方案处理，水化3d，每日液体量不少于2000ml。

b.氟尿嘧啶输注时间较长，静脉血栓形成风险较高，可考虑给予华法林1mg qd 口服。

▶ **处方四（同步放化疗方案二）**：FP方案＋同步放疗

0.9%氯化钠注射液	100ml	iv gtt（避光）
顺铂	40mg/m²	d8、d15、d22、d29、d35
5-FU	1.0g/m²	civ（96h）d1、d29

说明：同处方三。

▶ **处方五（同步放化疗方案三）**：顺铂单药＋同步放疗

0.9%氯化钠注射液	100ml	iv gtt　qw×6周
顺铂	40mg/m²（避光）	

说明：同处方三。

▶ **处方六（姑息联合化疗方案）**：PC方案（21d/周期）

5% GS	500ml	iv gtt（3h）
紫杉醇	175mg/m²	d1
NS	1000ml	腹腔灌注
顺铂	50mg/m²	d2

说明：注意事项参见PC静脉＋腹腔化疗方案。

▶ **处方七（姑息联合化疗方案）**：PC$_{BP}$方案（21d/周期）

5% GS	500ml	iv gtt（3h）
紫杉醇	175mg/m²	d1
5% GS	250ml	iv gtt
卡铂	AUC＝5～6	d1

说明：Robert等设计此方案时卡铂用量AUC＝7.5，国内多建议AUC＝5～6。卡铂用药顺序在紫杉醇之后，以减少血液学毒性。

▶ **处方八（姑息联合化疗方案）：TP方案（21d/周期）**

NS	100ml	iv gtt　qd
托泊替康	0.75mg/m²	d1～3（30min）

NS	250ml	iv gtt
顺铂	50mg/m²	d1

说明： a.注意避光，按高致吐化疗止吐方案处理，水化3d，每日液体量不少于2000ml。

b.注意骨髓抑制情况。

▶ **处方九（姑息联合化疗方案）：GP方案（21d/周期）**

NS	100ml	iv gtt（30min）
吉西他滨	1000mg/m²	d1、d8

NS	500ml	iv gtt（避光）
顺铂	70mg/m²	d1

说明： a.顺铂注意避光，按高致吐化疗止吐方案处理，水化3d，每日液体量不少于2000ml。

b.此方案骨髓抑制明显，特别是血小板，注意监测血象情况。

▶ **处方十：单药一线方案：顺铂单药（21d/周期）**

NS	500ml	iv gtt（避光）
顺铂	50～100mg/m²	d1

说明： 注意避光，按高度致吐化疗止吐方案处理，应给予水化，每日液体量不少于2000ml。

▶ **处方十一（单药一线方案一）：卡铂单药（21d/周期）**

5% GS	250ml	iv gtt
卡铂	AUC＝5	d1

说明： 注意骨髓抑制情况。

▶ **处方十二（单药一线方案二）：紫杉醇单药（21d/周期）**

5% GS	500ml	iv gtt（持续3h）
紫杉醇	175mg/m²	d1

说明： 应给予抗过敏预处理。

▶ **处方十三（单药二线方案一）：吉西他滨单药（28d/周期）**

NS	100ml	iv gtt（30min）
吉西他滨	800mg/m²	d1、d8、d15

说明：输注时间过长将增加药物毒性；注意骨髓抑制，特别是血小板减少。

▶ **处方十四（单药二线方案二）：多西他赛单药（21d/周期）**

5% GS	250ml	iv gtt（1h）
多西他赛	100mg/m²	d1

说明：注意过敏反应的预处理和监护，注意水钠潴留。

▶ **处方十五（单药二线方案三）：异环磷酰胺单药（21d/周期）**

NS	1000ml	iv gtt
异环磷酰胺	1.5g/m²	d1～3

说明：应给予美司钠预防出血性膀胱炎。

▶ **处方十六（单药二线方案四）：5-氟尿嘧啶单药（28d/周期）**

亚叶酸钙	200mg/m²	bolus d1～5
5-氟尿嘧啶	370mg/m²	bolus d1～5

▶ **处方十七（单药二线方案五）：伊立替康单药（42d/周期）**

NS	500ml	iv gtt（90min）
伊立替康	125mg/m²	d1、d8、d15、d22

说明：a.使用伊立替康时迟发性腹泻发生率约为20%。当发生此并发症时除注意维持水电解质平衡外，还应给予蒙脱石散及洛哌丁胺止泻（洛哌丁胺2mg q2h至腹泻停止后12h）。若使用洛哌丁胺48h后腹泻未中止，应考虑加用抗生素治疗。

b.伊立替康另一独特的不良反应为拟胆碱能综合征，当发生时给予阿托品可缓解。

▶ **处方十八（二线方案一）：MC方案（21d/周期）**

NS	30ml	iv
MMC	6mg/m²	d1
NS	500ml	iv gtt（避光）
DDP	50mg/m²	d1

说明：注意水化与止吐治疗。

▶ **处方十九（二线方案二）：培美曲塞单药（21d/周期）**

NS	100ml	iv gtt qd
培美曲塞	900mg/m²	d1

说明：a.使用培美曲塞治疗时给予糖皮质激素预处理可降低皮疹发

生率：地塞米松4mg口服每天2次，本品给药前1d、给药当天和给药后1d连服3d。

b.培美曲塞为抗叶酸制剂，本品治疗必须同时服用低剂量叶酸或其他含有叶酸的复合维生素制剂。维生素补充为了减少毒性反应，服用时间：第一次给予本品治疗开始前7d至少服用5次日剂量的叶酸，一直服用整个治疗周期，在最后1次本品给药后21d可停服。患者还需在第一次本品给药前7d内肌内注射维生素B_{12}1次，以后每3个周期肌注一次，以后的维生素B_{12}给药可与本品用药在同一日进行。叶酸给药剂量：350～1000μg，常用剂量是400μg；维生素B_{12}剂量1000μg。

▶ **处方二十（二线方案三）：托泊替康单药（21d/周期）**

| NS | 100ml | iv gtt qd |
| 托泊替康 | 1.5mg/m^2 | d1～5 |

说明：注意骨髓抑制情况。

▶ **处方二十一（二线方案四）：长春瑞滨单药（21d/周期）**

| NS | 40ml | iv d1 |
| 长春瑞滨 | 25mg/m^2 | |

说明：注意粒细胞减少、贫血（常见）、深腱反射消失（神经毒性）、感觉异常，四肢无力、小肠麻痹（便秘）、麻痹性肠梗阻（罕见）、恶心、呕吐呼吸困难、支气管痉挛、脱发、下颌痛，静滴药液外漏可致组织坏死等不良反应。

（二）靶向治疗

▶ **处方：贝伐组单抗（21d/周期）**

| NS | 100ml | iv gtt |
| 贝伐组单抗 | 7.5～15mg/kg | d1 |

说明：a.可联合紫杉醇加卡铂方案化疗。

b.最严重的不良反应为胃肠穿孔（发生率为2%～4%）、出血、高血压危象、肾病综合征、充血性心力衰竭。

c.首次应用贝伐组单抗应静脉输注90min以上。如果第一次输注耐受良好，第二次输注可为60min以上。如果60min也耐受良好，以后的输注可控制在30min以上。

d.国内未批准用于宫颈癌。

　　子宫内膜癌又称子宫体癌，是继宫颈癌之后的第二个最常见的妇科恶性肿瘤，占女性生殖系统恶性肿瘤的15％～20％。好发于围绝经期和绝经后女性。子宫内膜癌的原因迄今尚不明确，目前认为除了年龄因素外，危险因素还包括肥胖、长期接触雌激素等。子宫内膜癌根据发病机制和生物学行为特点可分为雌激素依赖型（Ⅰ型）和非雌激素依赖型（Ⅱ型）。雌激素依赖型子宫内膜癌绝大部分为子宫内膜样癌，少部分为黏液腺癌，受雌激素相关途径影响，往往发生于子宫内膜增生的基础上，有分化良好和恶性度低的倾向；非雌激素依赖型子宫内膜癌包括浆液性癌、透明细胞癌等，和雌激素影响无关，发生于萎缩的子宫内膜，通常分化差、恶性度高。

一、诊断要点

1.症状

　　极早期患者可无明显症状，仅在普查或妇科检查时偶然发现。一旦出现症状，多表现为绝经后阴道出血或出现血性白带，部分患者有不同程度的阴道排液。晚期患者可出现腹痛、腹部包块等。

2.体征

　　（1）全身表现　早期患者可无临床症状。但很多患者同时合并肥胖、高血压和（或）糖尿病；长期出血患者可继发贫血；合并宫腔积脓者可有发热；晚期患者可触及腹部包块，下肢水肿或出现恶病质状态，也可触及锁骨上、腹股沟等处肿大或融合的淋巴结等转移灶。

　　（2）妇科检查　早期患者常无明显异常。宫颈常无特殊改变，如果癌灶脱落，有时可见癌组织从宫颈口脱出。子宫可正常或大于相应年龄，合并肌瘤或宫腔积脓时，子宫可有增大。晚期宫旁转移时子宫可固定不动。有卵巢转移或合并分泌雌激素的卵巢肿瘤时卵巢可触及增大。

3. 检验及检查

（1）常规检查项目　三大常规、生化全套、凝血功能、相关肿瘤标志物（CEA、CA125、CA153等）、阴道B超、胸部CT平扫、全腹部CT/MRI平扫＋增强，子宫内膜活检或分段诊断性刮宫。

（2）必要时选择性检查项目　宫腔镜检查、骨ECT检查、PET/CT检查等。

4. 分期

子宫内膜癌的分期采用国际妇产科联盟（FIGO）分期系统进行分期（表12-3）。

表12-3　FIGO子宫内膜癌分期（2009）

分期	定义
I	肿瘤局限于宫体
I a	肿瘤未侵及子宫肌层或肌层受侵小于1/2
I b	肌层受侵超过1/2
II	肿瘤累及宫颈间质，但未扩散至子宫外
III	肿瘤局限性和（或）区域性扩散
III a	肿瘤侵及子宫浆膜和（或）附件
III b	阴道和（或）宫旁受侵
III c	转移至盆腔和（或）腹主动脉旁淋巴结
III c1	盆腔淋巴结阳性
III c2	腹主动脉旁淋巴结阳性，伴或不伴盆腔淋巴结阳性
IV	肿瘤累及膀胱和（或）肠黏膜，和（或）远处转移
IV a	肿瘤累及膀胱和（或）肠黏膜
IV b	远处转移，包括腹腔转移和（或）腹股沟淋巴结转移

二、治疗原则

手术和放疗是子宫内膜癌的主要治疗手段，除晚期不能手术或不能耐受手术的患者外，子宫内膜癌的患者均应行分期性剖腹探查，基本的术式是全子宫＋双附件切除，必要时行根治性子宫切除、淋巴结取样或清扫。Ⅰ～Ⅱ期患者以手术为主，对于有复发高危因素（子宫深肌层受侵、淋巴结转移、脉管瘤栓、肿瘤切除不干净、肿瘤分化差或预后差的病理类型）的患者，术后应考虑放疗（阴道近距离放疗或盆腔体外放疗）和（或）全身化疗。晚期和复发的患者，应根据个体预后因素、病变范围和初始治疗方式采用手术、放疗或全身化疗以及各种方式联合应用的综合治疗。

三、处方

▷ **处方一**：联合化疗-AP方案（21d/周期）

注射用水	50ml	iv
多柔比星	50mg/m²	d1
NS	500ml	iv gtt（避光）
顺铂	50mg/m²	d1

说明：a.多柔比星总量不超过450～550mg/m²，注意心脏毒性，必要时复查心脏彩超和心肌酶学。当心电图显示室上性心动过速、P波低平、ST段降低、心律失常（房性或室性早搏）；继发性弥漫性心肌病变及充血性心力衰竭。应考虑停用蒽环类药物。

b.注意避光，按高度致吐化疗止吐方案处理，应给予水化，每日液体量不少于2000ml。

▷ **处方二**：TAP方案（21d/周期）

5% GS	500ml	iv gtt
紫杉醇	175mg/m²	d1（3h）
注射用水	50ml	iv
多柔比星	45mg/m²	d1
NS	500ml	iv gtt（避光）
顺铂	60mg/m²	d2

说明：a.注意紫杉醇的抗过敏预处理和监护。

b.多柔比星总量不超过450～550mg/m²，注意心脏毒性，必要时复查心脏彩超和心肌酶学。当心电图显示室上性心动过速、P波低平、ST段降低、心律失常（房性或室性早搏）；继发性弥漫性心肌病变及充血性心力衰竭。应考虑停用蒽环类药物。

c.注意避光，按高度致吐化疗止吐方案处理，应给予水化3d，每日液体量不少于2000ml。

▷ **处方三**：PC_{BP}方案（21d/周期）

参见卵巢化疗。

▷ **处方四**：AEP方案（28d/周期）

注射用水	50ml	iv
多柔比星	40mg/m²	d1
NS	500ml	iv gtt
依托泊苷	75mg/m²	d1～3
NS	500ml	iv gtt（避光）
顺铂	20mg/m²	d1～3

说明：a.口服甲地孕酮160mg/d内分泌治疗。

b.发泡性化疗药物，应经深静脉导管给药以减少化学性烧伤可能，注意心脏毒性。

c.注意避光，按高度致吐化疗止吐方案处理，应给予水化3d，每日液体量不少于1000ml。

▷ **处方五**：CAP方案（21d/周期）

注射用水	50ml	iv
多柔比星	50mg/m²	d1
NS	50ml	iv
环磷酰胺	500mg/m²	d1
NS	500ml	iv gtt（避光）
顺铂	20mg/m²	d1～3

说明：a.发泡性化疗药物，应经深静脉导管给药以减少化学性烧伤可能，注意心脏毒性。

b.注意避光，按高度致吐化疗止吐方案处理，应给予水化3d，每日液体量不少于1000ml。

▷ **处方六**：包括顺铂、卡铂、多柔比星、脂质体多柔比星、紫杉醇等，但有效率较联合化疗低。

▷ **处方七**：内分泌治疗

甲孕酮　100mg　pov　bid

说明：客观反应率28.5%。

他莫昔芬　20mg　pov　bid

说明：反应率20％。

第五节　子宫肉瘤

子宫肉瘤（sarcoma of uterus）是一组起源于子宫平滑肌组织、子宫间质、子宫内组织或子宫外组织的恶性肿瘤。组织学起源多是子宫肌层，亦可是肌层内结缔组织或子宫内膜的结缔组织。发病率在20％～40％，多见于30～50岁的妇女，肉瘤可见于子宫各个部位，宫体部远较宫颈部常见约为15：1。子宫肉瘤占子宫恶性肿瘤的2％～5％，好发年龄为50岁左右，而宫颈葡萄状肉瘤多见于幼女。因早期无特异症状，故术前诊断率仅30％～39％。对于盆腔的良性病变，应避免不加选择地采用放射治疗，过多接触放射线，有可能导致肉瘤的发生，不宜忽视。

一、诊断要点

1.症状和体征

（1）阴道异常出血为最常见的症状，表现为月经异常或绝经后阴道流血。占65.5％～78.2％。

（2）腹部包块多见于子宫肌瘤肉瘤变者，包块迅速增大，若肉瘤向阴道内生长、常感阴道内有块物突出。子宫常增大，外形不规则，质地偏软。

（3）腹痛亦是较常见的症状。由于肌瘤迅速生长令患者腹部胀痛或隐痛。

（4）阴道分泌物增多，可为浆液性、血性或白色，合并有感染时可为脓性、恶臭。

（5）若肿瘤较大，可压迫膀胱或直肠出现刺激症状，压迫静脉可出现下肢浮肿。

（6）晚期患者可有消瘦、贫血、发热、全身衰竭、盆腔包块浸润盆壁，固定不能活动。

2.检验及检查

（1）常规检查项目 三大常规、生化全套、凝血功能、相关肿瘤标志物（CEA、CA125、CA153等）、阴道B超、胸部CT平扫、全腹部CT/MR平扫＋增强，子宫内膜活检或分段诊断性刮宫。

（2）必要时选择性检查项目 宫腔镜检查、骨ECT检查、PET/CT检查等。主要依靠术后石蜡病理确诊。

3.分期

子宫肉瘤预后与肿瘤的大小、扩散的范围有关，以血行转移和远处扩散为主，其分期采用2009年国际妇产科联盟（FIGO）分期系统进行分期（表12-4）

表12-4　FIGO子宫肉瘤分期（2009）

分期	定义
I	肿瘤局限于宫体
I a	小于5cm
I b	大于5cm
II	肿瘤扩散至盆腔
II a	肿瘤累及附件
II b	肿瘤扩散到子宫外的盆腔组织
III	肿瘤浸润腹腔组织（并非仅仅突向腹腔）
III a	肿瘤浸润一侧
III b	肿瘤浸润多于一侧
III c	转移至盆腔和（或）腹主动脉旁淋巴结
IV	肿瘤累及膀胱和（或）直肠，和（或）远处转移
IV a	肿瘤累及膀胱和（或）直肠
IV b	远处转移

二、治疗原则

子宫肉瘤以手术治疗为主，单纯子宫全切除＋双侧附件切除是其手术治疗的标准术式，但关于具体术式仍然存在一些争议，主要体现在是否可以保留卵巢、淋巴结切除有何临床意义、是否必须行淋巴结切除以及肿瘤细胞减灭术在晚期病变中的作用等方面。由于子宫肉瘤对放射线敏感性较低，文献报道单独应用放疗很少有5年生存者。

放疗对子宫内膜间质肉瘤及子宫混合性中胚层肉瘤的疗效比平滑肌肉瘤为佳。Gilbert认为，子宫内膜间质肉瘤术前、术后应辅以放疗。不少专家认为术后辅以放疗比单纯手术好。Badib报告各种子宫肉瘤（临床Ⅰ期）患者的手术合并放疗和单纯手术治疗比较，5年存活率由57%提高为74%。对转移或复发的晚期肉瘤患者，可考虑放疗作为姑息治疗，以延长生命。

化疗对子宫肉瘤的转移与复发有一定疗效。化疗药物可单用或联合，推荐联合化疗方案包括多西他赛/吉西他滨（子宫平滑肌肉瘤首选）、多柔比星/异环磷酰胺、多柔比星/达卡巴嗪、吉西他滨/达卡巴嗪、吉西他滨/长春瑞滨等，可选择的单药有达卡巴嗪、多柔比星、表柔比星、吉西他滨、异环磷酰胺、脂质体多柔比星、帕唑帕尼、替莫唑胺、长春瑞滨（证据等级2B级）及多西他赛（证据等级3级）等。激素治疗仅适用于子宫内膜间质肉瘤，包括醋酸甲羟孕酮、醋酸甲地孕酮、芳香酶抑制剂、GnRH拮抗剂（证据等级2B级）。

三、处方

▶ **处方一（化疗）**：多西他赛＋吉西他滨方案（21d/周期）

5% GS	250ml	iv gtt
多西他赛	75mg/m²	d1
NS	100ml	iv gtt
吉西他滨	1.0g/m²	d1、d8

说明：a.多西他赛前1d开始口服地塞米松8mg bid，连用3d。

b.本方案骨髓毒性大，注意监测血象情况。必要时可于第4天开始给予G-CSF支持治疗。

▶ **处方二（联合化疗一）**：多柔比星＋异环磷酰胺方案（21d/周期）

注射用水	50ml	iv
多柔比星	50mg/m²	d1
NS	1000ml	iv gtt
异环磷酰胺	1.6g/（m²·d）	d1～3
NS	20ml	iv（于IFO时0h、4h、8h）
美司钠	300mg/m²	d1～3

说明：a.骨髓抑制是该方案的主要毒性，中性粒细胞减少性

发热（伴或不伴败血症）发生率为48%，故应给予预防性升白细胞治疗，当白细胞计数＞10×10^9/L超过2d时可停用G-CSF。

b.异环磷酰胺在体内代谢产物为丙烯醛，此化合物通过膀胱排泄时可以造成膀胱壁的损伤出血，故应给予足量的美司钠解毒以减少此并发症的发生率。美司钠的用量为异环磷酰胺总量的60%，分3次使用，分别为IFO时0h、4h、8h。

c.多柔比星总量不超过450～550mg/m²，注意心脏毒性，必要时复查心脏彩超和心肌酶学。当心电图显示室上性心动过速、P波低平、ST段降低、心律失常（房性或室性早搏）；继发性弥漫性心肌病变及充血性心力衰竭。应考虑停用蒽环类药物。

▶ **处方三（联合化疗二）**：多柔比星＋达卡巴嗪方案（21d/周期）

注射用水	50ml	iv
多柔比星	50mg/m²	d1
5% GS	250ml	iv gtt
达卡巴嗪	200mg/m²	d1～4

说明：a.注意监测血象情况。

b.多柔比星注意事项同上。

▶ **处方四（联合化疗三）**：吉西他滨＋达卡巴嗪方案（21d/周期）

NS	100ml	iv gtt
吉西他滨	1.0g/m²	d1、d8
5% GS	250ml	iv gtt
达卡巴嗪	200mg/m²	d1～4

说明：该方案骨髓抑制明显，注意监测血象情况。

▶ **处方五（联合化疗四）**：吉西他滨＋长春瑞滨方案（21d/周期）

NS	100ml	iv gtt
吉西他滨	1.0g/m²	d1、d8
NS	125ml	iv gtt
长春瑞滨	25mg/m²	d1

说明：注意监测血象情况。

▶ **处方六（联合化疗五）**：PAD方案（28d/周期）

| NS | 500ml | iv gtt |
| 顺铂 | 15mg/（m²·d） | d1～4 |

注射用水	50ml	iv
多柔比星	20mg/m²	d1～2
5% GS	250ml	iv gtt
达卡巴嗪	200mg/m²	d1～4

说明：a. 多柔比星注意事项同上。

b. 胃肠道反应大，注意止吐对症处理，化疗过程中注意水化，每日液体量不少于2000ml。

c. 该方案骨髓毒性大，注意监测血象情况。

▶ **处方七（联合化疗六）**：CYVADIC方案（28d/周期）

NS	20ml	iv
长春新碱	1mg/(m²·d)	d1、d4
注射用水	50ml	iv
多柔比星	40mg/m²	d2
NS	100ml	iv
环磷酰胺	400mg/m²	d2
5% GS	250ml	iv gtt
达卡巴嗪	200mg/m²	d1～4

▶ **处方八**：多柔比星单药方案（21d/周期）

| 注射用水 | 50ml | iv |
| 多柔比星 | 60mg/m² | d1 |

说明：同以上多柔比星注意事项。

▶ **处方九**：异环磷酰胺单药方案（21d/周期）

NS	1000ml	iv gtt
异环磷酰胺	1.5g/(m²·d)	d1～5
NS	20ml	iv于IFO时0、4、8h/d
美司钠	300mg/m²	d1～5

说明：要点同上。

▶ **处方十**：吉西他滨单药方案（21d/周期）

| NS | 100ml | iv gtt |
| 吉西他滨 | 1.0g/m² | d1、d8 |

说明：注意监测血象情况。

▶ **处方十一**：脂质体多柔比星单药方案（28d/周期）

5% GS	100ml	iv gtt
甲泼尼龙	20mg/m^2	（PLD前30min）
5% GS	250ml	iv gtt
脂质体多柔比星	40mg/m^2	d1（30～60min）

说明：注意输液反应及监测血象情况。

▷ **处方十二**：替莫唑胺单药方案（28d/周期）

替莫唑胺　150mg/m^2　qd　d1～5

说明：对达卡巴嗪过敏者禁用本药。用药过程中注意监测血象情况。

▷ **处方十三**：帕唑帕尼单药方案

帕唑帕尼　800mg　po　qd

说明：a.不能和食物一起服用（至少在进餐前1h或餐后2h服用）。

b.监测血清转氨酶及胆红素水平，如发生中度肝功能异常，可减量至200mg每天1次使用。严重肝功能损伤患者不建议使用。

c.较高危发生QT间隔延长患者慎用。应用过程中注意监测心电图及电解质情况。

d.可能发生甲状腺功能减退，建议监测甲状腺功能。

e.曾发生高血压，用药过程中注意监测和治疗高血压。

f.曾报道致死性出血事件，有出血风险的患者不建议使用。

g.过程中注意监测蛋白尿，对4级蛋白尿应中断药物。

h.妊娠妇女应忠告对胎儿的潜在危害以及服用期间避免受孕。

（林小燕　杨宝玉）

参考文献

[1] 梁健，邓鑫.肿瘤治疗与进展［M］.北京：人民军医出版社，2013.

[2] 徐瑞华，姜文奇，管忠震.临床肿瘤内科学［M］.北京：人民卫生出版社，2014.

[3] （美）Martha Polovich 著.丁玥等译.化学治疗与生物治疗实践指南及建议（第3版）.北京：北京大学出版社，2013.

[4] （美）Roland T.Skeel 著.于世英译.癌症化疗手册（第8版）.北京：科学出版社，2012.

[5] 孙燕，石远凯.临床肿瘤内科手册［M］.北京：人民卫生出版社，2010.

[6] 胡宏祥，王学清，张华，等.分子靶向抗肿瘤药物的作用机制及临床研究进展［J］.药学学报，2015, 50（10）：1232-1239.

[7] 徐波.化学治疗所致恶心呕吐的护理指导［M］.北京：人民卫生出版社，2015.

[8] Greipp P，San Miquel J，Durie B，et al. International staging system for multiple myeloma.J Clin Oncol .2005, 23：3412-3420.

[9] Vij R，Wang M，Kaufman JL，et al.An open-label，single-arm，phase 2（PX-171-004）study of single-agent carfilzomib in bortezomibnaive patients with relapsed and/or refractory multiple myeloma. Blood.2012, 119：5661-5670.

[10] Kneppers E，van der Holt B，Kersten MJ，et al. Lenalidomide maintenance after nonmyeloablative allogeneic stem cell transplantation in multiple myeloma is not feasible：results of the HOVON 76 Trial. Blood. 2011, 118（9）：2413-2419.

[11] Kumar S，Giralt S，Stadtmauer EA，et al. Mobilization in myeloma revisited：IMWG consensus perspectives on stem cell collection following initial therapy with thalidomide-，lenalidomide-，or bortezomib-containing regimens. Blood. 2009, 114（9）：1729-1735.

[12] 李进等.肿瘤内科诊治策略［M］.第2版.上海：上海科学技术出版社，2010.

[13] 汤钊猷等.现代肿瘤学［M］.第3版.上海：复旦大学出版社，2011.

[14] 陈强等.肿瘤内科医嘱速查手册［M］.第2版.北京：化学工业出版社，2015.

[15] 戴刚毅，王仁生，覃玉桃，等.鼻咽癌2008分期和第7版UICC分期的比较研究［J］.中国肿瘤临床.2011（04）：204-206.

[16] 高黎，易俊林，黄晓东，等.鼻咽癌根治性放疗10年经验总结 [J].中华放射肿瘤学杂志.2006（04）：249-256.

[17] 储大同等.当代肿瘤内科治疗方案评价 [M].第3版.北京：北京大学医学出版社，2010.

[18] A prospective, randomized, double-blind, placebo controlled trial on the efficacy of ethanol celiac plexus neurolysis in patients with operable pancreatic and periampullary adenocarcinoma. J Am Coll Surg 2015；220：497-508.

[19] Neoptolemos JP, Stocken DD, Friess H, et al.A randomized trial of chemoradiotherapy and chemotherapy after resection of pancreatic cancer [J]. N Engl J Med, 2004, 350（12）：1200-1210.

[20] Neoptolemos JP, Moore MJ, Cox TF, et al.Effect of adjuvant chemotherapy with fluorouracil plus folinic acid or gemcitabine vs observation on survival in patients with resected periampullary adenocarcinoma：the ESPAC-3 periampullary cancer randomizedtrial [J]. JAMA, 2012, 308（2）：147-156.

[21] von Hoff DD, Ervin TJ, Arena FP, et al. Randomized phaseⅢ study of weekly nab-paclitaxel plus gemcitabine versus gemcitabine alone in patients with metastatic adenocarcinoma of the pancreas（MAPACT）[C].ASCO Meeting Abstracts, 2013：LBA148.

[22] Conroy T, Desseigne F, Ychou M, et al. FOLFIRINOX versus gemcitabine for metastatic pancreatic cancer [J].N Engl J Med, 2011, 364：1817-1825.

[23] 王理伟，陈栋晖，李琦，等.胰腺癌综合诊治中国专家共识（2014年版）[J].临床肿瘤学杂志，2014，19（04）：358-370.

[24] 孙燕.临床肿瘤学高级教程 [M].北京：人民军医出版社主编，2014.

[25] Kudo M, Ueshima K, Arizumi T. Real-life clinical practice with sorafenib in advanced hepatocellular carcinoma：a single-center experience. Dig Dis, 2012, 30（6）：609-616.

[26] QIN S, BAI Y, LIM HY, et al.Randomized, multicenter, open-label study of oxaliplatin plus fluorouracil/leucovorin versus doxorubicin as palliative chemotherapy in patients with advanced hepatocellular carcinoma from Asia.[J] J Clin Oncol.2013, 31（30）：3501-3508.

[27] 龚新雷，秦叔逵.系统化疗治疗晚期肝细胞癌的现状和研究进展 [J].中国新药志，2014，17：2008-2017.

[28] Edge SB, Byrd DR, Compton CC, et al.AJCC Cancer Staging Manual（ed7）. New York：Springer, 2010.

[29] Valle J.Wasan H，Palmer DH，et a1.ABC-02 Trial Investigators.Cisplatin plus gemcitabine versus gemcitabine for biliary tract cancer [J] .N Eng J Med, 2010，362（14）：1273-1281.

[30] Siegel R，Ma J，Zou Z，et al.Cancer statistics，2014 [J] .CA Cancer J Clin, 2014，64（1）：9-29.

[31] Chaiteerakij R，Harmsen WS，Marrero CR，et al.A New Clinically Based Staging System for Perihilar Cholangiocarcinoma [J] .Am J Gastroenterol, 2014，109（12）：1881-1890.

[32] 刘连新，李轲宇.2015年胆道肿瘤NCCN临床实践指南更新与解读，中国实用外科杂志，2015，35（3）：287-290.